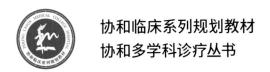

协和临床系列规划教材
协和多学科诊疗丛书

转移性结直肠癌
诊疗规范与实践

名誉主编　张抒扬　白春梅
主　　编　吴　斌　赵　林　肖　毅

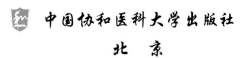
中国协和医科大学出版社
北　京

图书在版编目（CIP）数据

转移性结直肠癌诊疗规范与实践 / 吴斌，赵林，肖毅主编. —北京：中国协和医科大学出版社，2023.6

ISBN 978-7-5679-2178-8

Ⅰ.①转… Ⅱ.①吴… Ⅲ.①结肠癌－肿瘤转移－诊疗 ②直肠癌－肿瘤转移－诊疗 Ⅳ.①R735.3

中国国家版本馆CIP数据核字（2023）第055151号

转移性结直肠癌诊疗规范与实践

名誉主编：张抒扬　白春梅
主　　编：吴　斌　赵　林　肖　毅
责任编辑：沈冰冰
封面设计：邱晓俐
责任校对：张　麓
责任印制：张　岱

出版发行：中国协和医科大学出版社
　　　　　（北京市东城区东单三条9号　邮编100730　电话010-65260431）
网　　址：www.pumcp.com
经　　销：新华书店总店北京发行所
印　　刷：小森印刷（北京）有限公司

开　　本：787mm×1092mm　　1/16
印　　张：16.5
字　　数：280千字
版　　次：2023年6月第1版
印　　次：2023年6月第1次印刷
定　　价：150.00元

ISBN 978-7-5679-2178-8

编者名单

名誉主编

张抒扬　中国医学科学院北京协和医院

白春梅　中国医学科学院北京协和医院肿瘤内科

主　　编

吴　斌　中国医学科学院北京协和医院基本外科

赵　林　中国医学科学院北京协和医院肿瘤内科

肖　毅　中国医学科学院北京协和医院基本外科

编　　者（按姓氏笔画排序）

王　湘　中国医学科学院北京协和医院肿瘤内科

公小蕾　中国医学科学院北京协和医院肿瘤内科

白春梅　中国医学科学院北京协和医院肿瘤内科

刘　媛　中国医学科学院北京协和医院肿瘤内科

刘洪生　中国医学科学院北京协和医院胸外科

杜顺达　中国医学科学院北京协和医院肝脏外科

李　斌　中国医学科学院北京协和医院放射科

李宁宁　中国医学科学院北京协和医院肿瘤内科

肖　毅　中国医学科学院北京协和医院基本外科

程午樱　中国医学科学院北京协和医院核医学科

吴　斌　中国医学科学院北京协和医院基本外科

吴香安　中国医学科学院北京协和医院肝脏外科

张智旸　中国医学科学院北京协和医院肿瘤内科

陆君阳　中国医学科学院北京协和医院基本外科

苗　政　中国医学科学院北京协和医院放疗科

周　慷　中国医学科学院北京协和医院放射科

周建凤　中国医学科学院北京协和医院肿瘤内科

周皎琳　中国医学科学院北京协和医院基本外科

赵　宏　中国医学科学院肿瘤医院肝胆外科

赵　林　中国医学科学院北京协和医院肿瘤内科

胡　克　中国医学科学院北京协和医院放疗科

钟敏儿　广东省人民医院胃肠外科

秦应之　中国医学科学院北京协和医院胸外科

耿瑞璇　中国医学科学院北京协和医院国际医疗部

徐　徕　中国医学科学院北京协和医院基本外科

徐　源　中国医学科学院北京协和医院胸外科

徐海峰　中国医学科学院北京协和医院肝脏外科

葛郁平　中国医学科学院北京协和医院肿瘤内科

潘　杰　中国医学科学院北京协和医院放射科

序

  多学科诊疗模式（multi-disciplinary team, MDT）以患者为中心，针对特定疾病，依托多学科团队，制定规范化、个体化、连续性的综合治疗方案，旨在为患者设计最佳治疗方案，确保疗效，提升学科诊疗能力和学术水平，推动医学科学进步。国家卫健委于2018年1月印发《进一步改善医疗服务行动计划（2018—2020年）》，要求医疗机构针对肿瘤、疑难复杂疾病、多系统多器官疾病等，推广MDT，以通过应用创新医疗服务模式，不断满足人民群众医疗服务新需求。

  北京协和医院作为国内顶尖的综合医院之一，一直致力于以最先进的医学理念和最优质的医疗资源为患者服务。北京协和医院在临床方面积累了丰富的经验，特别是在治疗复杂疾病方面有着独特的优势。但我们深知，在医疗领域，仅仅依靠单一学科的技术和经验是远远不够的，多学科交叉合作才是提高诊疗水平和疾病治愈率的必由之路。北京协和医院自2013年成立疑难病诊疗中心以来，至今已有37个MDT团队针对不同的疾病开展常规的诊疗工作，已服务上万名患者，改善了患者的生存和生活质量。

  《转移性结直肠癌诊疗规范与实践》一书，主要由来自北京协和医院的多位专家共同编写，是北京协和医院结直肠癌MDT团队多年工作经验的积累和总结。本书整合了结直肠癌相关诊疗科室专家的临床经验和专业技术，在保持学术性和严谨性的同时，也注重临床实践的可操作性和可推广性。我们相信，通过多学科的协作和共同努力，一定可以为结直肠癌的防治做出更积极的贡献。

  希望本书能够为广大医务工作者提供有价值的信息和指导，为推进医学科技的发展和服务患者贡献力量。

中国医学科学院北京协和医院院长　张抒扬

2023年3月

前　言

　　结直肠癌是世界第三大恶性肿瘤，在我国的发病率也快速升高。20% ～ 30% 的结直肠癌患者就诊时已经发生远处转移，其中大多数不能治愈。所幸的是，随着基础医学的发展和手术、药物及放疗等治疗技术的进步，一些晚期患者拥有了治愈的机会。但是，转移性结直肠癌的治疗仍是一个漫长而复杂的过程，往往涉及多个学科。以往是沿袭单个手段治疗的方式，肿瘤相关科室之间缺乏沟通和联系，导致患者反复辗转于不同科室，有时甚至因为接受了不适当的治疗而错失最佳治疗时机。20 世纪 90 年代，多学科诊疗模式（multi-disciplinary team, MDT）于欧美医疗机构应运而生，并逐渐发展为肿瘤治疗的常规和主流，部分国家甚至已经通过立法进行保障。

　　肿瘤的 MDT，即由多学科专家应用循证医学原理，在讨论并综合各科意见的基础上为患者制订科学、合理、规范的治疗计划的模式。MDT 特别适用于恶性肿瘤等复杂疾病的诊治，其基本组成包括外科医生、肿瘤内科医生、放射科医生、放疗科医生、病理科医生和核医学科医生等。MDT 不仅为患者缩短了等候时间，减少了治疗费用，而且使医生收获了交叉学科的知识和理念，促进了不同学科间的交流。更加重要的是，已有研究表明 MDT 可改善结直肠癌患者的生存质量，降低癌症相关的死亡率。由于我国区域医疗水平差异很大，医疗资源有限，MDT 的大面积推广受限，质量也良莠不齐，一定程度上制约了肿瘤治疗水平的提高。

　　北京协和医院结直肠癌 MDT 开始于 2011 年，当时还是每月一次，以多学科会诊的方式开展。随着协和疑难病会诊中心的开创，结直肠癌 MDT 团队于 2016 年 5 月 6 日正式在协和疑难病会诊中心成立，每周五中午 12 : 30，相关科室专家必准时会集于门诊楼四层会议室。大家引经据典各抒己见，多数病例经过讨论很快达成共识，少数病例会引发唇枪舌剑争论不已，从而掀起一阵学术上的头脑风暴。迄今为止，团队共讨论 1000 余例病例，为更多的结直肠癌患者带来了治愈的机会。

　　作为全国疑难病诊治中心的一份子，协和结直肠癌 MDT 团队非常愿意与全国同人分享我们的经验和体会，于是就有了您眼前这本书。本书编者主要由北京协和医院结直肠癌治疗相关科室的临床医生来担任，感谢他们工作之余抽出宝贵时间，认真仔细地完成稿件的撰写；也特别感谢中国医学科学院肿瘤医院肝胆外科赵宏教授的大力支持。

全书围绕转移性结直肠癌，分别论述了系统治疗（化疗、靶向和免疫治疗）、局部治疗（手术、消融和放疗）、肝/肺转移的治疗和分子分型指导下的个体化治疗。最后部分是主编精选的多学科病例讨论，其诊治经过或跌宕起伏，或峰回路转，或令人叫绝，相信您读后一定会印象深刻。本书内容全面，体例精当，可读性强，适合从事结直肠癌治疗与研究的内科、外科、放疗科医生以及研究生和医学生阅读参考。当然，由于时间有限，书中难免会有纰漏之处，敬请各位读者不吝批评与指正。

希望本书的出版能为提升我国转移性结直肠癌治疗水平做出一份贡献，也为广大结直肠癌患者带来更多福音。

最后，再次向所有为此书付出辛苦努力的专家们表示感谢，感谢您们对患者的无私奉献和对医学的不断探索，使得此书成为一部有益于临床实践的精品佳作。

赵　林

2023 年 3 月 11 日

于北京

目　录

第一章

总　　论

一、流行病学

结直肠癌是全球最常见的恶性肿瘤之一，发病率位居第三，癌症相关死亡率位居第四[1]。结直肠癌好发于发达国家，并在50岁以上的人群高发，但近年来在发展中国家的发病率也逐渐升高，且50岁以下患者发病率呈逐渐上升趋势[2]。2015年中国恶性肿瘤流行情况分析结果显示：中国结直肠癌发病率为28.20/10万，位居第三；城镇人口发病率为33.51/10万，位居第二；农村人口发病率为21.41/10万，位居第五[3]。中国结直肠癌患者死亡率为13.61/10万，位居第五；城镇死亡率为16.08/10万，位居第四；农村死亡率为10.47/10万，位居第五[3]。50%以上的结直肠癌是由吸烟、不健康的饮食、过量饮酒、缺乏体育锻炼和超重等可改变的危险因素引起[4]。50%～60%的结直肠癌患者会出现转移，最常见转移部位为肝，20%～34%的患者确诊时存在同时性肝转移[5]。由于治疗方法的不断进步，结直肠癌患者的预后有了很大提高。20世纪90年代，Ⅳ期结直肠癌患者的2年总生存率（overall survival，OS）仅为21%，而近10年来患者的5年OS增加至35%～40%[6]。

二、病理学

（一）组织学分型

根据世界卫生组织（World Health Organization，WHO）结直肠肿瘤的组织学分类，结直肠癌可分为腺癌、黏液腺癌、印戒细胞癌、腺鳞癌、髓样癌、未分化癌等类型[7]。腺癌是最常见的类型，依据腺样结构形成的程度，又分为高分化、中分化、低分化和未分化；若癌存在异质性，分级应根据最低分化的成分来确定[8]。

（二）部位分布分型

结直肠按解剖学部位可分为盲肠、升结肠、横结肠、降结肠、乙状结肠、直肠和肛门，可以根据结直肠癌发生部位的不同来命名。

近年来，人们逐渐发现右半结肠和左半结肠在胚胎学起源和血液供应方面存在不同，盲肠、阑尾、升结肠、结肠肝曲和近端2/3的横结肠起源于中肠，而远端1/3横结肠、结肠脾曲、乙状结肠、降结肠和直肠起源于后肠。从血供角度，右半结肠的血供来自肠系膜上动脉，左半结肠和上段直肠的血供来自肠系膜下动脉，中下段直肠的血供来源于肠系膜下动脉和髂动脉[9]。左半结肠癌与右半结肠癌在流行病学、生物学特性、预后等方面存在差异，因此，临床治疗中大多按部位将结直肠癌分为右半结肠癌、左半结肠癌。

（三）分子病理

分子病理是指应用分子生物学技术，从基因水平上检测细胞和组织的分子遗传学变化，以协助病理诊断和分型、指导靶向治疗、预测治疗反应及判断预后，是分子生物学、分子遗传学和表观遗传学的理论在临床病理中的应用。结直肠癌的分子病理诊断主要包括微卫星（microsatellite，MS）稳定性、*RAS*、*BRAF* 及 *HER2* 基因检测等方面，有助于指导个体化治疗。

1. *RAS*（*KRAS*、*NRAS*）及 *BRAF* 基因检测　表皮生长因子受体（epidermal growth factor receptor，EGFR）是结直肠癌发生发展过程中重要的因素之一，49%～82% 的结直肠癌中存在 *EGFR* 过表达，但结直肠癌组织的 EGFR 检测并未被证实对抗 EGFR 治疗的疗效具有预测价值[10]。随后研究者探索了 EGFR 下游的 RAS/RAF/MAPK 通路，RAS 家族包括 KRAS、NRAS 和 HRAS。转移性结直肠癌（metastatic colorectal cancer，mCRC）患者中约有 40% 发生 *KRAS* 突变，特别是外显子 2 的 12 密码子（70%～80%）和 13 密码子（15%～20%），3%～5% 的患者存在 *NRAS* 基因外显子 2、3、4 突变，具有 *KRAS* 或 *NRAS* 突变的人群已被证实对抗 EGFR 治疗不敏感，生存期较野生型 mCRC 更短[11, 12]。结直肠癌中有 5%～9% 的患者具有 *BRAF* 基因（V600E）特定突变，*BRAF* 突变与 mCRC 患者的临床和病理特征相关，在 70 岁以上的女性和位于右半结肠的肿瘤中更为常见，约 60% 的 *BRAF* 突变的结直肠癌为低分化癌，*BRAF* 基因突变也被认为是 mCRC 预后的阴性预测因子[13]。因此，对 mCRC 患者的肿瘤组织进行 *RAS*（*KRAS*、*NRAS*）和 *BRAF* 基因检测以指导抗 EGFR 治疗的选择十分重要。

2. MS 稳定性　MS 又称短串联重复，指基因组中由短的重复结构组成的脱氧核糖核酸（deoxyribonucleic acid，DNA）串联重复序列，分布在整个基因组的 DNA 序列中。DNA 错配修复（mismatch repair，MMR）是机体 DNA 修复机制的一种形式，主要纠正碱基错配。MMR 表达缺失（dMMR）可引起 DNA 复制错误，导致微卫星序列的错配累积，称为微卫星不稳定（microsatellite instability，MSI），分为高度 MSI（MSI-H）和低度 MSI（MSI-L），约 15% 的结直肠癌经由 MSI 途径导致[14, 15]。与之相反的是微卫星稳定（microsatellite stability，MSS），或错配修复表达正常（mismatch repair proficiency，pMMR）。约20%的Ⅱ期和Ⅲ期结直肠癌表现为dMMR/MSI-H，并且与pMMR/MSS肿瘤相比预后更好。此外，Ⅱ期dMMR/MSI结直肠癌不能从单药氟嘧啶辅助化疗中受益[16]。在mCRC中，dMMR/MSI-H仅占3%～5%，且与不良预后和对标准治疗的化疗耐药有关[17]。dMMR/MSI-H会导致多种体细胞突变，产生多种免疫原性新抗原和抗原，此外，dMMR/MSI-H肿瘤被免疫细胞大量浸润，特别是CD8+肿瘤浸润淋巴细胞（tumor infiltrating lymphocyte，TIL）、辅助性T细胞1型（type 1 helper T cell，Th1）、CD4+TIL和巨噬细胞，从而增加免疫检查点抑制剂对化疗耐药的mCRC的有效率[18]。因此，MSI/dMMR状态对Ⅱ期结直肠癌的辅助化疗以及复发/转移性结直肠癌免疫治疗的决策具有重要意义。

3. 共识分子亚型　根据基因表达，结直肠癌被分为4个分子亚型，即共识分子亚型（consensus molecular subtypes，CMS）1～4。CMS1（MSI免疫型）的特点是高微卫星不稳定性、高突变和免疫热微环境；CMS2（经典型）表现为上皮表型，染色体不稳定，有Wnt和MYC信号激活；CMS3（代谢型）表现为上皮表型，伴有明显的代谢失调；CMS4（间叶细胞型）表现为间充质表型，伴有转化生长因子-β活化、间质浸润和血管生成[19]。

CALGB/SWOG 80405对比了mCRC一线化疗联合靶向治疗的有效性，Lenz等对CMS分型在这部分患者中的预测价值进行了分析。结果显示，相比于其他亚型的患者，CMS2型患者的进展和死亡风险最低，而CMS1型患者的无进展生存期（progress free survival，PFS）和OS最短。表明CMS是mCRC患者接受一线化疗联合靶向治疗的独立预后标志物，可以帮助抗血管靶向治疗的选择[20]，但仍需更进一步的前瞻性试验验证CMS分型的预测价值。

4. 其他　人表皮生长因子受体2（human epidermal growth factor receptor 2，HER2）是乳腺癌和胃癌的致癌驱动因子，也是重要的治疗靶点。最新研究表明，*HER2*扩增约占所有结直肠癌的2%，在*KRAS*野生型的Ⅲ/Ⅳ期结直肠癌中占5%[21, 22]。Seo等发现，*HER2*过表达与性别、微卫星状态无关，但与肿瘤侵袭性行为有关，包括深度浸润、淋巴转移、远处转移、神经周围浸润等[23, 24]。部分临床研究结果显示，接受西妥昔单抗治疗的mCRC患者中，存在*HER2*扩增的中位PFS及OS较无扩增者显著减少[25, 26]，表明*HER2*状态可以作为抗EGFR的负性预测因子。

神经营养酪氨酸受体激酶（neurotrophin tyrosine receptor kinase，NTRK）

基因可以与多种基因发生融合，促进多种肿瘤的发生。*NTRK*融合在结直肠癌中非常罕见，在一项纳入2314例结直肠癌患者的研究中，*NTRK*融合总发生率约为0.35%，仅限于*RAS*和*BRAF*泛野生型的结直肠癌，其中7例表现为dMMR/MSI-H[27]。因此，尽管*NTRK*融合基因较罕见，仍应该对*KRAS/NRAS/BRAF*野生型且伴有dMMR/MSI-H的结直肠癌患者进行*NTRK*融合基因检测，为标准治疗失败的mCRC患者提供新的治疗选择。

三、诊断

（一）临床症状

结直肠癌患者可出现消瘦、乏力、便血、排便习惯及性状改变、腹痛、腹部包块、肠梗阻、肠穿孔等表现。

（二）实验室检查

结直肠癌患者通常需要进行血常规、大便常规＋隐血、血生化、血清癌胚抗原（carcinoembryonic antigen，CEA）检测。

（三）内镜检查

结肠镜检查是诊断结直肠癌的首选方法，通过结肠镜可以观察到细微的黏膜病变或新生病变，并对病变进行活检。若患者存在临床显性肠梗阻，原则上禁止行结肠镜检查。

（四）影像学检查

胸腹盆腔增强CT是结直肠癌分期诊断的重要检查方法。在直肠癌中，局部分期通常推荐使用盆腔高分辨率磁共振成像（magnetic resonance imaging，MRI）。盆腔高分辨率MRI可以从多角度追踪判断壁外血管侵犯（extramural vascular invasion，EMVI）情况，血管形态不规则、血管流空征象部分或全部为肿瘤信号所代替诊断为EMVI阳性。盆腔高分辨率MRI还是判断直肠系膜筋膜（mesorectal fascia，MRF）的最优手段，当肿瘤边缘与MRF之间的距离＜1mm，即为直肠癌环周切缘（circumferential resection margin，CRM）阳性。EMVI、CRM均是直肠癌风险度分层的重要指标。当CT不能确诊结直肠癌肝转移瘤时，或肝转移瘤存在手术切除机会时，建议行腹部增强MRI。若患者存在静脉造影的禁忌证，建议行腹盆腔增强MRI加胸部CT平扫。正电子发射计算机体层显像（positron emission tomography and computed tomography，PET-CT）的使用也逐渐增多，但其费用高昂，在晚期病例的分期和疾病负荷评估中的确切作用仍存在争议。

（五）组织病理学检查

组织病理学检查是结直肠癌诊断的金标准，是病理分期和后续治疗的基础。除组织学证实为原发于结直肠的恶性肿瘤外，还应对手术标本的肿瘤分级、浸润深度、评估的淋巴结数目和阳性数目、切缘状态、淋巴脉管浸润、神经周围浸润、肿瘤种植、肿瘤出芽等情况进行判读[8]。

美国国立综合癌症网络（National Comprehensive Cancer Network，NCCN）2022 V1版结直肠癌指南推荐对所有mCRC患者进行 RAS（$KRAS$、$NRAS$）和 $BRAF$ 突变检测，对所有新确诊的患者进行MSI/MMR检测，还可进行 $HER2$ 检测和 $NTRK$ 融合基因检测。

RAS 基因突变检测位点包括 $KRAS$ 和 $NRAS$ 基因的第2、3、4号外显子，$BRAF$ 基因突变检测 $BRAF$ V600E突变，检测样本采用原发病灶或转移灶标本均可。

MMR状态可以通过两种不同的方法来确定，即肿瘤组织的MSI检测和MMR蛋白的免疫组化（immunohistochemistry staining，IHC）检测。MSI一般采用聚合酶链反应（polymerase chain reaction，PCR）方法检测BAT25、BAT26、D5S346、D2S123和D17S250 5个微卫星位点，5个位点中≥2个位点不稳定为高度不稳定性，1个位点不稳定则为低度不稳定性（MSI-L），5个位点均稳定则为微卫星稳定（MSS）。MMR蛋白的免疫组化检测需同时检测4个常见MMR蛋白（MLH1、MSH2、MSH6和PMS2）的表达，任意蛋白完全缺失则为dMMR，若无蛋白缺失，则为pMMR[15]。

$HER2$ 检测主要的检测方法有IHC和荧光原位杂交（fluorescence in situ-hybridization，FISH）。IHC检测 $HER2$ 阳性的定义：大于50%的肿瘤细胞呈现3＋阳性着色，即细胞膜的基底和侧边或侧边或整个胞膜呈强阳性着色。HER2评分为2＋的患者应通过FISH检测进一步明确 $HER2$ 基因状态。$HER2$ 基因扩增的阳性定义为大于50%的肿瘤细胞 $HER2$/CEP17比值≥2.0[28]。

四、分期

结直肠癌采用美国癌症联合委员会（American Joint Committee on Cancer, AJCC）TNM分期（2017年第8版）[29]，具体见表1-1、表1-2。

表1-1 结直肠癌TNM分期定义

分 期	定 义
原发肿瘤（T）	
T_x	原发肿瘤无法评价
T_0	无原发肿瘤证据
Tis	原位癌：局限于上皮内或侵犯黏膜固有层
T_1	肿瘤侵犯黏膜下层
T_2	肿瘤侵犯固有肌层
T_3	肿瘤穿透固有肌层到达浆膜下层，或侵犯无腹膜覆盖的结直肠旁组织
T_{4a}	肿瘤穿透腹膜脏层
T_{4b}	肿瘤直接侵犯或粘连于其他器官或结构
区域淋巴结（N）	
N_x	区域淋巴结无法评价
N_0	无区域淋巴结转移
N_1	有1～3枚区域淋巴结转移
N_{1a}	有1枚区域淋巴结转移
N_{1b}	有2～3枚区域淋巴结转移
N_{1c}	浆膜下、肠系膜、无腹膜覆盖结肠/直肠周围组织内有肿瘤种植，无区域淋巴结转移

续　表

分　期	定　义
N_2	有4枚以上区域淋巴结转移
N_{2a}	4～6枚区域淋巴结转移
N_{2b}	7枚及更多区域淋巴结转移
远处转移（M）	
M_0	无远处转移
M_1	有远处转移
M_{1a}	远处转移局限于单个器官或部位（如肝、肺、卵巢、非区域淋巴结），但无腹膜转移
M_{1b}	远处转移分布于1个以上的器官
M_{1c}	腹膜转移有或无其他器官转移

表1-2　结直肠癌TNM解剖分期/预后组别

T	N	M	分期
Tis	N_0	M_0	0
T_1、T_2	N_0	M_0	Ⅰ
T_3	N_0	M_0	Ⅱ A
T_{4a}	N_0	M_0	Ⅱ B
T_{4b}	N_0	M_0	Ⅱ C
$T_1 \sim T_2$	N_1/N_{1c}	M_0	Ⅲ A
T_1	N_{2a}	M_0	Ⅲ A
$T_3 \sim T_{4a}$	N_1/N_{1c}	M_0	Ⅲ B
$T_2 \sim T_3$	N_{2a}	M_0	Ⅲ B

T	N	M	分期
$T_1 \sim T_2$	N_{2b}	M_0	ⅢB
T_{4a}	N_{2a}	M_0	ⅢC
$T_3 \sim T_{4a}$	N_{2b}	M_0	ⅢC
T_{4b}	$N_1 \sim N_2$	M_0	ⅢC
任何T	任何N	M_{1a}	ⅣA
任何T	任何N	M_{1b}	ⅣB
任何T	任何N	M_{1c}	ⅣC

五、治疗

结直肠癌治疗方法包括手术、药物治疗、放疗和局部介入治疗（射频消融、肝动脉栓塞化疗等）。手术方式按照临床分期分为内镜下切除、结肠肠段切除加区域淋巴结清扫、中上段直肠癌推荐行低位前切除术、低位直肠癌推荐行腹会阴联合切除术或慎重选择保肛手术、新辅助治疗转化后切除（原发灶和/或转移灶切除）等。

药物治疗包括化疗、靶向治疗和免疫治疗。按药物治疗时机可分为术前转化治疗、术后辅助治疗和晚期转移性结直肠癌姑息治疗。靶向治疗和免疫治疗是近10余年结直肠癌领域取得的重要进展。抗EGFR单抗用于 *RAS*、*BRAF* 野生型结直肠癌患者；BRAF抑制剂和MEK抑制剂用于 *BRAF* V600E突变患者；程序性死亡受体-1（programmed death-1，PD-1）/细胞毒性T淋巴细胞相关抗原-4（cytotoxic T lymphocyte-associated antigen-4，CTLA-4）抑制剂用于错配修复（MMR）蛋白缺失或微卫星高度不稳定（MSI-H）患者；对于HER2阳性的肠癌患者，选择抗HER2的靶向治疗。抗VEGF单抗以及抗VEGFR-TKI也是治疗晚期结直肠癌重要的靶向抗血管生成的药物。化疗、靶向治疗和免疫治疗如何选择和应用在本书其他章节有详细介绍，供读者参考。

在晚期结直肠癌治疗过程中需要多科合作、全程管理，及时评价疗效和不良反应，并根据患者病情及体力评分，调整治疗方式，如手术、介入治疗和联合放疗。注重患者生活质量改善及合并症处理，包括镇痛、营养支持等。

（一）手术治疗

1. 初始可切除性mCRC的治疗　对于可切除的转移性结直肠癌，外科手术切除是潜在的根治性治疗方法。研究显示接受肝转移灶切除的患者的5年生存率可达50%以上[30]，因此选定合适的可切除的mCRC患者尤为重要。

指南推荐多学科诊疗团队会诊以评估可切除性，确定患者是否适合手术切除肝转移灶的标准：①结直肠癌原发灶能够或已经根治性切除。②根据肝解剖学基础和病灶范围，肝转移灶可完全（R0）切除，且要求保留足够的功能性肝组织（肝残留体积≥原体积30%～40%）。③患者全身状况允许，没有不可切除或毁损的肝外转移病变，或仅为肺部结节性病灶，但不影响肝转移灶切除决策[31]。可以根据转移灶大小、部位、患者身体状况等情况，选择原发灶和肝转移灶一期同步切除或二期分阶段切除，术后需要接受辅助治疗，但也有研究者认为一期同步切除的并发症和死亡率可能高于二期分阶段手术[32]。

若患者复发风险评分越高，则术后复发风险越大，围手术期化疗获益越大。因此，指南建议临床风险评分（clinical risk score，CRS）3～5分的患者进行2～3个月的新辅助治疗，首选FOLFOX/XELOX方案，以减小术前肿瘤的体积及降低体内微小转移的发生，提高手术根治性切除率[32, 33]。CRS的具体参数：原发肿瘤淋巴结阳性，同时性转移或异时性转移距离原发灶手术时间<12个月，肝转移肿瘤数目>1个，术前CEA水平>200ng/ml，转移肿瘤最大直径>5cm，每个项目为1分。

2. 潜在可切除　部分患者最初存在无法切除的转移性病灶，在接受化疗后转化为可切除病灶，可以进行手术治疗，即潜在可切除病灶。但大多情况下，同时存在肝外转移灶会降低手术治疗的可能性；因此一般情况下，转化可切除是指局限于肝的病变因为累及关键结构而无法切除的患者，只有在化疗实现消退后才能切除。

对于被评估为转移灶可能转化的患者，应该选用FOLFOX/FOLFIRI/XELOX/FOLFOXIRI±靶向治疗的方案进行术前化疗，然后每6～8周进行一次影像学检查，评估转移灶可切除性，如转移灶转变成可切除时，即予以手术治疗[31]。如果化疗方案中使用了贝伐珠单抗，则最后一次使用贝伐珠单抗和手术之间的间隔至少为6周，且术后6～8周才可以重新使用贝伐珠单抗[34]。

转化成功获得原发灶和转移灶R0切除的患者，一般建议术后继续辅助化疗完成围手术期总共半年治疗[31]。如果患者接受转化治疗超过半年后转移灶仍无法R0切除，姑息治疗组一线治疗4～6个月后疾病有效或稳定但仍然没有R0手术机会者，可考虑进入维持治疗（如采用毒性较低的氟尿嘧啶/叶酸或卡培他滨单药±贝伐珠单抗）或暂停全身系统治疗，以降低持续高强度联合化疗的不良反应[35, 36]。

结直肠癌也会转移至肺部，针对结直肠癌肝转移的治疗方案部分也适用于结直肠癌肺转移的治疗[37]。目前已有针对可切除的转移性病灶患者合并肺和肝切除术的报道[38]。

（二）局部治疗

mCRC可切除的转移性病灶首选手术切除，针对不可切除病灶的局部治疗手段也在不断进展，可以选择肝动脉灌注化疗（hepatic arterial infusion chemotherapy, HAIC）、射频消融等方法。

1. 肝动脉灌注化疗　由于肝转移瘤主要由肝动脉供血，而正常肝组织主要由门静脉供血，通过放置肝动脉泵并通过肝动脉进行灌注化疗，即肝动脉灌注化疗（HAIC），可以提高肝转移瘤局部药物浓度。HAIC早已成为不可切除性CRLM的一种可行的治疗方法，HAIC联合全身化疗可使化疗初治者的有效率提高到92%，单独HAIC的肿瘤应答率和中位生存期分别为22%～62%和12.6～24.4个月[39, 40]。氟尿嘧啶类药物以其半衰期短、首经肝代谢的特点，成为HAIC常用的药物。但由于氟尿嘧啶类药物需要持续性输注，且存在一定的胆道毒性，临床使用存在一定限制，部分医生选择在化疗药物中增加类固醇药物或奥沙利铂等药物。在一项回顾性研究中，研究者使用静脉氟尿嘧啶联合HAIC奥沙利铂，最终24%的患者成功地由不可切除性CRLM转化为可切除的CRLM，在接受手术的患者中完全病理应答率为19%[41]。

2. 动脉导向栓塞治疗

（1）经导管动脉栓塞化疗术。常规经导管动脉栓塞化疗（transcatheter arterial chemoembolization, TACE）通常指经肝动脉插管，先采用带有化疗药物的碘化油乳剂对肝癌供血动脉末梢进行栓塞，然后用明胶海绵、聚乙烯醇等加强栓塞效果。TACE主要应用于手术或全身化疗失败后以肝为主的结直肠转移瘤患者，可以适当延长患者的OS[40]。近年来，新兴的药物洗脱球囊（drug eluting balloon, DEB）TACE（DEB-TACE）也取得了一定成效，DEB-TACE是指采用化疗药物洗脱球囊栓塞肝癌供血动脉。一项荟萃分析评价了经导管动脉药物洗脱球囊伊立替康（DEBIRI）治疗经治性CRLM的安全性和有效性，结果显示OS为16.8个月，PFS为8.1个月，平均缓解率为56.2%，严重不良反应发生率为10.1%[42]。另一项纳入90项临床研究的荟萃分析表明，HAIC和TACE对于存在不可切除的CRLM病灶的患者治疗效果相近[43]。

（2）经导管放射性栓塞。经导管放射性栓塞是指通过导管向肝动脉输注放射性球囊来杀灭肿瘤细胞，一般使用钇90。文献报道钇90经导管放射性栓塞治疗多线化疗后的结直肠癌肝转移有效率为10%～48%[44]。SIRFLOX、FOXFIRE和FOXFIRE Global三项前瞻性试验评价了钇90经导管放射性栓塞治疗联合化疗对比化疗的疗效，尽管钇90治疗组PFS有延长趋势，但两组间OS和PFS并没有显著差异。但在右半结肠癌亚组中，与单纯化疗组相比，放射性栓塞加化疗组存在生存获益，但仍需试验数据支持[45, 46]。尽管经导管放射性栓塞对患者的生存影响有限，但不良反应相对较低，NCCN、欧洲肿瘤内科学会（European Society for Medical Oncology，ESMO）指南仍推荐钇90经导管放射性栓塞作为高度选择的化疗耐药/难治性结直肠癌肝转移患者的一种选择。

3. 消融治疗　消融治疗包括射频消融（radiofrequency ablation，RFA）、微波消融、冷冻消融、经皮无水乙醇注射和电凝，RFA的应用相对较为广泛。较早的一些回顾性研究比较了RFA和切除术在治疗肝或肺转移病灶中的作用，接受RFA的患者局部复发率更高，5年OS更短。另一项Ⅱ期试验评估了化疗联合RFA与单纯化疗的有效性，最初两组OS并无差异，但治疗3年后化疗联合RFA组无进展生存率有所改善（27.6% vs 10.6%；$P = 0.025$），长期结果显示了联合治疗组有显著生存获益，3年、5年和8年的总生存率分别为56.9%、43.1%和35.9%，而单纯化疗组则分别为55.2%、30.3%和8.9%[47]。对于不适合手术、病灶较小或术后复发的肝、肺转移患者，RFA是一种安全有效的治疗选择[48, 49]。

4. 局部定向放疗　局部定向放疗包括球囊动脉放射性栓塞和适形（立体定向）外照射（external-beam radiation therapy，EBRT）。NCCN指南推荐针对转移部位的EBRT可以在肝或肺转移数目有限或在临床试验中严格选择的病例中适用，并且应该以高度适形的方式实施，如三维适形放疗（three-dimensional conformal radiation

therapy, 3D-CRT)、体部立体定向放疗（stereotactic body radiation therapy, SBRT）以及调强放疗（intensity-modulated radiotherapy, IMRT），以降低对健康组织的毒性作用，并且不应该代替手术治疗。

（三）全身治疗

1. 传统化疗 化疗是 mCRC 的主要治疗手段之一。长期以来，mCRC 一直依赖以氟尿嘧啶类药物为基础的化疗方案，奥沙利铂、伊立替康等药物的应用显著提高了疗效，延长了患者的生存期。依据患者具体情况，使用氟尿嘧啶类药物单药化疗或者联合奥沙利铂或者伊立替康化疗，甚或三药联合化疗，目前常用的化疗方案包括 FOLFOX、FOLFIRI 等。但同时化疗也存在严重的不良反应，如乏力、恶心、呕吐、中性粒细胞减少、肝肾毒性、神经毒性等。因此，化疗对患者的体能情况、器官功能等存在一定要求，一般要求体能状态评分 $\leqslant 2$、绝对中性粒细胞计数 $\geqslant 1.5 \times 10^9$/L、内生肌酐清除率 $\geqslant 60$ml/min（Cockcroft-Gault 公式法）、血清总胆红素 $\leqslant 1.5$ 倍正常值上限等。

2. 靶向治疗

（1）抗血管靶向治疗。贝伐珠单抗是针对血管内皮生长因子的单克隆抗体，是目前唯一被批准用于一线治疗结直肠癌的抗血管生成药物。多项随机临床研究已证实，与接受不含贝伐珠单抗治疗方案的患者相比，在一线氟尿嘧啶/叶酸治疗中加入贝伐珠单抗可改善无法切除的转移性结直肠癌患者的 OS。这些试验结果的综合分析表明，联合贝伐珠单抗组的中位生存期为 17.9 个月，不含贝伐珠单抗组的中位生存期为 14.6 个月[50]。目前推荐 *RAS* 或 *BRAF* 突变型或原发灶位于右半结肠的患者使用贝伐珠单抗联合化疗。但贝伐珠单抗可能会影响伤口愈合，指南推荐最后一次使用贝伐珠单抗和手术之间的间隔至少为 6 周，术后 6～8 周后才可以重新使用贝伐珠单抗[34]。

（2）抗 EGFR 治疗。西妥昔单抗和帕尼单抗是作用于 EGFR 的单克隆抗体，多项随机对照试验和荟萃分析结果表明 EGFR 抑制剂可使 *KRAS/NRAS*、*BRAF* 野生型 mCRC 患者有明显临床获益，被推荐用于 *KRAS/NRAS* 野生型 mCRC 的一线治疗，但目前国内仅有西妥昔单抗上市。指南推荐 *RAS* 和 *BRAF* 均野生型、原发灶位于左半结直肠的患者使用西妥昔单抗。不推荐贝伐珠单抗与西妥昔单抗联合使用[36]。

（3）抗 VEGFR 小分子抑制剂。瑞戈非尼是一种多激酶的小分子抑制剂，包括 VEGFR、成纤维细胞生长因子受体、血小板衍生生长因子受体、BRAF、KIT 和 RET。

CORRECT、CONCUR试验对比了瑞戈非尼与安慰剂对标准治疗后进展的结直肠癌的疗效，结果显示OS分别为6.4个月 *vs* 5个月、8.8个月 *vs* 6.3个月[51, 52]。2017年，瑞戈非尼已被批准用于治疗既往接受过以氟尿嘧啶/奥沙利铂和伊立替康为基础的化疗，以及既往接受过或不合适接受抗VEGF治疗、抗EGFR治疗（*RAS* 野生型）的mCRC患者。

呋喹替尼是选择性抗VEGFR的小分子酪氨酸激酶抑制剂。FRESCO研究对比了呋喹替尼与安慰剂对接受过二线或二线以上治疗后进展的中国mCRC患者的疗效[53]，结果显示中位OS为9.30个月 *vs* 6.57个月，中位PFS 3.71个月 *vs* 1.84个月，均显著延长。基于FRESCO试验，呋喹替尼已在中国上市，是mCRC标准的三线治疗方案之一。

（4）抗HER2治疗。HERACLES研究评估了曲妥珠单抗和拉帕替尼治疗*HER2*阳性、*KRAS*外显子野生型的mCRC的有效性，最终完全缓解2例（6.1%），部分缓解8例（24.2%），总有效率为30.3%。*HER2*拷贝数≥9.6的患者的OS和PFS较拷贝数＜9.6者明显延长[54]。MyPathway研究中招募了37例*HER2*扩增的经治性mCRC患者，接受曲妥珠单抗和帕妥珠单抗治疗，结果显示患者中位OS为10.3个月，中位PFS为4.6个月，客观反应率（objective response rate，ORR）为38%，*KRAS*野生型患者的ORR高于*KRAS*突变型患者（分别为52.0%和0），左半结肠癌患者（42.9%）或直肠癌患者（45.5%）的ORR高于右半结肠癌患者（12.5%）[55]。目前指南建议抗*HER2*治疗仅适用于*HER2*扩增且*RAS*和*BRAF*野生型的肿瘤。由于*HER2*靶向疗法仍在研究中，因此鼓励患者参加临床试验。

（5）抗NTRK治疗。尽管*NTRK*融合基因较为少见，但针对*NTRK*融合基因的治疗仍取得了一定进展。拉罗替尼是第一个被批准用于携带*NTRK*融合基因的泛实体瘤靶向药物，Dorilon等使用TRK抑制剂拉罗替尼治疗存在*NTRK*融合基因的实体瘤患者，结果显示拉罗替尼的有效率为75%，在治疗1年后，仍有71%的患者持续有效，55%的患者未出现进展[56]。2020年ASCO GI上公布了一项拉罗替尼治疗携带*NTRK*融合基因的消化道肿瘤的研究结果，14例患者的总体ORR为43%，其中8例结肠癌患者的ORR为50%，4名患者达到部分缓解（partial response，PR），另外4例病情稳定（stable disease，SD），所有结肠癌患者的肿瘤都出现了不同程度的回缩[57]。

3. 免疫治疗 免疫检查点抑制剂（immune checkpoint inhibitor，ICI）可以增强T细胞的激活，防止T细胞功能障碍和凋亡，增加对肿瘤细胞的细胞毒性杀伤作用。2015年首次报道了ICI对MSI-H/dMMR人群敏感[58]，随后多个试验也显示出ICI对dMMR/MSI-H mCRC的疗效。Keynote-164试验表明帕博利珠单抗在MSI-H/dMMR mCRC二线或后线治疗中ORR均为33%[59]。Check Mate-142试验评价了纳武利尤单抗和伊匹木单抗在dMMR/MSI-H mCRC中的有效性，结果显示纳武利尤单抗单药组二线及后线治疗ORR为31.1%，双免疫联合组ORR为55%。亚组分析显示，合并*BRAF*突变患者的ORR和疾病控制率（disease control rate，DCR）分别为55%和79%[60, 61]。Check Mate-142在双免疫联合治疗在一线mCRC中的探索显示，ORR为60%，DCR为84%[62]。目前，纳武利尤单抗和帕博利珠单抗已被批准用于dMMR/MSI-H mCRC二线治疗。

早期免疫治疗在pMMR/MSS mCRC人群中的研究均以失败而告终，近年来相关研究有所进展。REGONIVO研究使用了瑞戈非尼联合纳武利尤单抗治疗MSS晚期胃癌和结直肠癌，结直肠癌患者的ORR达36%，最新随访结果显示，结直肠癌中位PFS为7.9个月，OS未达到，预计1年OS率达68%[63]。该项研究为pMMR/MSS mCRC的免疫治疗带来了希望，但仍需大型III期临床试验进一步验证。

六、随访

CRC的随访监测有助于及早发现复发转移病灶，及时接受治疗。具体随访方案还需做到个体化，主要参考NCCN指南和中国临床肿瘤学会（Chinese Society of Clinical Oncology，CSCO）指南，基本随访方案如下。①病史及体格检查：最初2年每3～6个月1次，然后每6个月1次，共5年。②CEA检测：最初2年每3～6个月1次，然后每6个月1次，共5年。③影像学检查：最初2年内每3～6个月对胸部、腹部和盆腔进行1次增强CT扫描，然后每6～12个月进行1次CT扫描，共5年。④结肠镜检查：推荐术后1年内进行结肠镜检查，如果术前因肿瘤肠梗阻无法行全结肠镜检查，应在术后3～6个月检查；每次结肠镜检查若发现进展期腺瘤（绒毛状腺瘤，直径＞1cm，或有高级别不典型增生），需在1年内复查；若未发现进展期腺瘤，则3年内复查，然后每5年1次。

（高 洋 白春梅）

参考文献

［1］DEKKER E, TANIS P J, VLEUGELS J, et al. Colorectal cancer［J］. Lancet, 2019, 394（10207）: 1467-1480.

［2］BAILEY C E, HU C Y, YOU Y N, et al. Increasing disparities in the age-related incidences of colon and rectal cancers in the United States, 1975-2010［J］. JAMA Surg, 2015, 150（1）: 17-22.

［3］郑荣寿, 孙可欣, 张思维, 等. 2015年中国恶性肿瘤流行情况分析［J］. 中华肿瘤杂志, 2019, 41（1）: 19-28.

［4］ISLAMI F, GODING S A, MILLER K D, et al. Proportion and number of cancer cases and deaths attributable to potentially modifiable risk factors in the United States［J］. CA Cancer J Clin, 2018, 68（1）: 31-54.

［5］KOW A. Hepatic metastasis from colorectal cancer［J］. J Gastrointest Oncol, 2019, 10（6）: 1274-1298.

［6］KOW A. Hepatic metastasis from colorectal cancer［J］. J Gastrointest Oncol, 2019, 10（6）: 1274-1298.

［7］NAGTEGAAL I D, ODZE R D, KLIMSTRA D, et al. The 2019 WHO classification of tumours of the digestive system［J］. Histopathology, 2020, 76（2）: 182-188.

［8］WASHINGTON M K, BERLIN J, BRANTON P, et al. Protocol for the examination of specimens from patients with primary carcinoma of the colon and rectum［J］. Arch Pathol Lab Med, 2009, 133（10）: 1539-1551.

［9］MIK M, BERUT M, DZIKI L, et al. Right-and left-sided colon cancer-clinical and pathological differences of the disease entity in one organ［J］. Arch Med Sci, 2017, 13（1）: 157-162.

［10］KHAN K, VALERI N, DEARMAN C, et al. Targeting EGFR pathway in metastatic colorectal cancer-tumour heterogeniety and convergent evolution［J］. Crit Rev Oncol Hematol, 2019, 143: 153-163.

［11］GONG J, CHO M, SY M, et al. Molecular profiling of metastatic colorectal tumors using next-generation sequencing: a single-institution experience［J］. Oncotarget, 2017, 8（26）: 42198-42213.

［12］SCHIRRIPA M, CREMOLINI C, LOUPAKIS F, et al. Role of NRAS mutations as prognostic and predictive markers in metastatic colorectal cancer［J］. Int J Cancer, 2015, 136（1）: 83-90.

［13］CHEN D, HUANG J F, LIU K, et al. BRAFV600E mutation and its association with clinicopathological features of colorectal cancer: a systematic review and meta-analysis［J］. PLoS One, 2014, 9（3）: e90607.

［14］TARIQ K, GHIAS K. Colorectal cancer carcinogenesis: a review of mechanisms［J］. Cancer Biol Med, 2016, 13（1）: 120-135.

［15］EVRARD C, TACHON G, RANDRIAN V, et al. Microsatellite Instability: Diagnosis, Heterogeneity, Discordance, and Clinical Impact in Colorectal Cancer［J］. Cancers（Basel）, 2019, 11（10）: 1567.

［16］TOUGERON D, MOUILLET G, TROUILLOUD I, et al. Efficacy of Adjuvant Chemotherapy in Colon Cancer With Microsatellite Instability: A Large Multicenter AGEO

Study [J]. J Natl Cancer Inst, 2016, 108 (7).

[17] LE D T, URAM J N, WANG H, et al. PD-1 Blockade in Tumors with Mismatch-Repair Deficiency [J]. N Engl J Med, 2015, 372 (26): 2509-2520.

[18] OVERMAN M J, LONARDI S, WONG K, et al. Durable Clinical Benefit With Nivolumab Plus Ipilimumab in DNA Mismatch Repair-Deficient/Microsatellite Instability-High Metastatic Colorectal Cancer [J]. J Clin Oncol, 2018, 36 (8): 773-779.

[19] GUINNEY J, DIENSTMANN R, WANG X, et al. The consensus molecular subtypes of colorectal cancer [J]. Nat Med, 2015, 21 (11): 1350-1356.

[20] LENZ H J, OU F S, VENOOK A P, et al. Impact of Consensus Molecular Subtype on Survival in Patients With Metastatic Colorectal Cancer: Results From CALGB/SWOG 80405 (Alliance) [J]. J Clin Oncol, 2019, 37 (22): 1876-1885.

[21] RICHMAN S D, SOUTHWARD K, CHAMBERS P, et al. HER2 overexpression and amplification as a potential therapeutic target in colorectal cancer: analysis of 3256 patients enrolled in the QUASAR, FOCUS and PICCOLO colorectal cancer trials [J]. J Pathol, 2016, 238 (4): 562-570.

[22] SIENA S, SARTORE-BIANCHI A, Marsoni S, et al. Targeting the human epidermal growth factor receptor 2 (HER2) oncogene in colorectal cancer [J]. Ann Oncol, 2018, 29 (5): 1108-1119.

[23] SEO A N, KWAK Y, KIM D W, et al. HER2 status in colorectal cancer: its clinical significance and the relationship between HER2 gene amplification and expression [J]. PLoS One, 2014, 9 (5): e98528.

[24] INGOLD H B, BEHRENS H M, BALSCHUN K, et al. HER2/neu testing in primary colorectal carcinoma [J]. Br J Cancer, 2014, 111 (10): 1977-1984.

[25] MARTIN V, LANDI L, MOLINARI F, et al. HER2 gene copy number status may influence clinical efficacy to anti-EGFR monoclonal antibodies in metastatic colorectal cancer patients [J]. Br J Cancer, 2013, 108 (3): 668-675.

[26] YONESAKA K, ZEJNULLAHU K, OKAMOTO I, et al. Activation of ERBB2 signaling causes resistance to the EGFR-directed therapeutic antibody cetuximab [J]. Sci Transl Med, 2011, 3 (99): 86r-99r.

[27] COCCO E, BENHAMIDA J, MIDDHA S, et al. Colorectal Carcinomas Containing Hypermethylated MLH1 Promoter and Wild-Type BRAF/KRAS Are Enriched for Targetable Kinase Fusions [J]. Cancer Res, 2019, 79 (6): 1047-1053.

[28] VALTORTA E, MARTINO C, SARTORE-BIANCHI A, et al. Assessment of a HER2 scoring system for colorectal cancer: results from a validation study [J]. Mod Pathol, 2015, 28 (11): 1481-1491.

[29] AMIN M B. AJCC cancer staging manual [M]. Eight edition /editor-in-chief, Mahul B. Amin, MD, FCAP; editors, Stephen B. Edge, MD, FACS [and 16 others]; Donna M. Gress, RHIT, CTR-Technical editor; Laura R. Meyer, CAPM-Managing editor. 2017: 1024.

[30] HOUSE M G, ITO H, GONEN M, et al. Survival after hepatic resection for metastatic colorectal cancer: trends in outcomes for 1, 600 patients during two decades at a single institution [J]. J Am Coll Surg, 2010, 210 (5): 744-752, 752-755.

[31] XU J, FAN J, QIN X, et al. Chinese guidelines for the diagnosis and comprehensive

treatment of colorectal liver metastases (version 2018)［J］. J Cancer Res Clin Oncol, 2019, 145（3）: 725-736.

［32］VAN CUTSEM E, CERVANTES A, ADAM R, et al. ESMO consensus guidelines for the management of patients with metastatic colorectal cancer［J］. Ann Oncol, 2016, 27（8）: 1386-1422.

［33］AYEZ N, VAN DER STOK E P, DE WILT H, et al. Neo-adjuvant chemotherapy followed by surgery versus surgery alone in high-risk patients with resectable colorectal liver metastases: the CHARISMA randomized multicenter clinical trial［J］. BMC Cancer, 2015, 15: 180.

［34］SHARMA K, MARCUS J R. Bevacizumab and wound-healing complications: mechanisms of action, clinical evidence, and management recommendations for the plastic surgeon［J］. Ann Plast Surg, 2013, 71（4）: 434-440.

［35］ESIN E, YALCIN S. Maintenance strategy in metastatic colorectal cancer: A systematic review［J］. Cancer Treat Rev, 2016, 42: 82-90.

［36］DIAGNOSIS A T G F. Chinese Society of Clinical Oncology（CSCO）diagnosis and treatment guidelines for colorectal cancer 2018（English version）［J］. Chin J Cancer Res, 2019, 31（1）: 117-134.

［37］GONZALEZ M, GERVAZ P. Risk factors for survival after lung metastasectomy in colorectal cancer patients: systematic review and meta-analysis［J］. Future Oncol, 2015, 11（2 Suppl）: 31-33.

［38］HADDEN W J, DE REUVER P R, BROWN K, et al. Resection of colorectal liver metastases and extra-hepatic disease: a systematic review and proportional meta-analysis of survival outcomes［J］. HPB（Oxford）,

2016, 18（3）: 209-220.

［39］DATTA J, NARAYAN R R, KEMENY N E, et al. Role of Hepatic Artery Infusion Chemotherapy in Treatment of Initially Unresectable Colorectal Liver Metastases: A Review［J］. JAMA Surg, 2019, 154（8）: 768-776.

［40］MASSMANN A, RODT T, MARQUARDT S, et al. Transarterial chemoembolization（TACE）for colorectal liver metastases--current status and critical review［J］. Langenbecks Arch Surg, 2015, 400（6）: 641-659.

［41］GOERE D, DESHAIES I, DE BAERE T, et al. Prolonged survival of initially unresectable hepatic colorectal cancer patients treated with hepatic arterial infusion of oxaliplatin followed by radical surgery of metastases［J］. Ann Surg, 2010, 251（4）: 686-691.

［42］AKINWANDE O, DENDY M, LUDWIG J M, et al. Hepatic intra-arterial injection of irinotecan drug eluting beads（DEBIRI）for patients with unresectable colorectal liver metastases: A systematic review［J］. Surg Oncol, 2017, 26（3）: 268-275.

［43］ZACHARIAS A J, JAYAKRISHNAN T T, RAJEEV R, et al. Comparative Effectiveness of Hepatic Artery Based Therapies for Unresectable Colorectal Liver Metastases: A Meta-Analysis［J］. PLoS One, 2015, 10（10）: e139940.

［44］KURILOVA I, BEETS-TAN R, FLYNN J, et al. Factors Affecting Oncologic Outcomes of 90Y Radioembolization of Heavily Pre-Treated Patients With Colon Cancer Liver Metastases［J］. Clin Colorectal Cancer, 2019, 18（1）: 8-18.

［45］VAN HAZEL G A, HEINEMANN V, SHARMA N K, et al. SIRFLOX: Randomized Phase III Trial Comparing First-Line mFOLFOX6（Plus or Minus Bevacizumab）Versus mFOLFOX6（Plus or Minus Bevacizumab）Plus Selective Internal Radiation Therapy in Patients With Metastatic Colorectal Cancer［J］. J Clin Oncol, 2016, 34（15）: 1723-1731.

［46］WASAN H S, GIBBS P, SHARMA N K, et al. First-line selective internal radiotherapy plus chemotherapy versus chemotherapy alone in patients with liver metastases from colorectal cancer（FOXFIRE, SIRFLOX, and FOXFIRE-Global）: a combined analysis of three multicentre, randomised, phase 3 trials［J］. Lancet Oncol, 2017, 18（9）: 1159-1171.

［47］RUERS T, PUNT C, VAN COEVORDEN F, et al. Radiofrequency ablation combined with systemic treatment versus systemic treatment alone in patients with non-resectable colorectal liver metastases: a randomized EORTC Intergroup phase II study（EORTC 40004）［J］. Ann Oncol, 2012, 23（10）: 2619-2626.

［48］SUCANDY I, CHEEK S, GOLAS B J, et al. Longterm survival outcomes of patients undergoing treatment with radiofrequency ablation for hepatocellular carcinoma and metastatic colorectal cancer liver tumors［J］. HPB（Oxford）, 2016, 18（9）: 756-763.

［49］GILLAMS A, KHAN Z, OSBORN P, et al. Survival after radiofrequency ablation in 122 patients with inoperable colorectal lung metastases［J］. Cardiovasc Intervent Radiol, 2013, 36（3）: 724-730.

［50］KABBINAVAR F F, HAMBLETON J, MASS R D, et al. Combined analysis of efficacy: the addition of bevacizumab to fluorouracil/leucovorin improves survival for patients with metastatic colorectal cancer［J］. J Clin Oncol, 2005, 23（16）: 3706-3712.

［51］GROTHEY A, VAN CUTSEM E, SOBRERO A, et al. Regorafenib monotherapy for previously treated metastatic colorectal cancer（CORRECT）: an international, multicentre, randomised, placebo-controlled, phase 3 trial［J］. Lancet, 2013, 381（9863）: 303-312.

［52］LI J, QIN S, XU R, et al. Regorafenib plus best supportive care versus placebo plus best supportive care in Asian patients with previously treated metastatic colorectal cancer（CONCUR）: a randomised, double-blind, placebo-controlled, phase 3 trial［J］. Lancet Oncol, 2015, 16（6）: 619-629.

［53］LI J, QIN S, XU R H, et al. Effect of Fruquintinib vs Placebo on Overall Survival in Patients With Previously Treated Metastatic Colorectal Cancer: The FRESCO Randomized Clinical Trial［J］. Jama, 2018, 319（24）: 2486-2496.

［54］SIENA S, SARTORE-BIANCHI A, TRUSOLINO L, et al. Abstract CT005: Final results of the HERACLES trial in HER2-amplified colorectal cancer［J］. Cancer Res, 2017, 77: T5.

［55］HAINSWORTH J D, MERIC-BERNSTAM F, SWANTON C, et al. Targeted Therapy for Advanced Solid Tumors on the Basis of Molecular Profiles: Results From MyPathway, an Open-Label, Phase IIa Multiple Basket Study［J］. J Clin Oncol, 2018, 36（6）: 536-542.

［56］DRILON A, LAETSCH T W, KUMMAR S, et al. Efficacy of Larotrectinib in TRK Fusion-Positive Cancers in Adults and Children［J］. N Engl J Med, 2018, 378（8）: 731-739.

［57］BERLIN J, HONG D S, DEEKEN J F, et al. Efficacy and safety of larotrectinib in patients with TRK fusion gastrointestinal cancer

[J]. J Clin Oncol, 2020, 38 (4 Suppl): 824.

[58] LE DT, URAM J N, WANG H, et al. PD-1 Blockade in Tumors with Mismatch-Repair Deficiency [J]. N Engl J Med, 2015, 372 (26): 2509-2520.

[59] LE D, KAVAN P, KIM T, et al. Safety and antitumor activity of pembrolizumab in patients with advanced microsatellite instability-high (MSI-H) colorectal cancer: KEYNOTE-164 [J]. Ann Oncol, 2018, 29 (Suppl 5): v107.

[60] OVERMAN M J, MCDERMOTT R, LEACH J L, et al. Nivolumab in patients with metastatic DNA mismatch repair-deficient or microsatellite instability-high colorectal cancer (CheckMate 142): an open-label, multicentre, phase 2 study [J]. Lancet Oncol, 2017, 18 (9): 1182-1191.

[61] OVERMAN M J, LONARDI S, WONG K, et al. Durable Clinical Benefit With Nivolumab Plus Ipilimumab in DNA Mismatch Repair-Deficient/Microsatellite Instability-High Metastatic Colorectal Cancer [J]. J Clin Oncol, 2018, 36 (8): 773-779.

[62] LENZ H, LONARDI S, ZAGONEL V, et al. Nivolumab (NIVO) + low-dose ipilimumab (IPI) as first-line (1L) therapy in microsatellite instability-high/DNA mismatch repair deficient (MSI-H/dMMR) metastatic colorectal cancer (mCRC): Clinical update [J]. Journal of Clinical Oncology, 2019, 37 (15 Suppl): 3521.

[63] HARA H, FUKUOKA S, TAKAHASHI N, et al. Regorafenib plus nivolumab in patients with advanced colorectal or gastric cancer: an open-label, dose-finding, and dose-expansion phase 1b trial (REGONIVO, EPOC1603) [J]. Ann Oncol, 2019, 30 (Suppl 4): v124.

第二章

多学科诊疗模式的历史及发展

概 述

多学科诊疗模式（multi-disciplinary team，MDT）是一种整合多学科专家团队以拟订患者诊疗计划的治疗组织模式。结直肠癌作为一种高发癌种，其诊疗为以外科手术为主体的综合治疗模式。尤其对于转移性结直肠癌患者而言，需要结直肠外科、肿瘤内科、放疗科、影像科等医生的密切配合。本章从结直肠癌的MDT理念的发展过程入手，介绍需要进行MDT的患者群体及MDT讨论的主要内容及目的，并设定了可行的MDT组织结构。

肿瘤的发生、发展过程十分复杂，涉及较多学科领域，不同的学科可能对恶性肿瘤的治疗存在不同见解和意见。医生如何制定最佳决策？如何才能使肿瘤患者得到最佳治疗方式，获得最佳生存？MDT应运而生。

20世纪90年代，英国学者最早认识到恶性肿瘤治疗的特殊性，建议采用多学科参与的综合治疗模式[1]。21世纪初，欧洲一些国家的学者发现，随着MDT的开展，对肿瘤的诊断、治疗或支持治疗的决策更趋合理[2, 3]。以MDT团队为基础的诊疗决策的制定已经在多种肿瘤中显示了优势，包括乳腺癌、妇科肿瘤、消化道肿瘤等。这样的决策制定模式已经在许多国家得到了卫生管理部门的大力提倡[4]，并且被纳入了当地的医疗保障体系。

一、结直肠癌的MDT

结直肠癌已成为一种全球范围内的高发恶性肿瘤，虽然发达国家的结直肠癌发病率呈现下降趋势，但是发展中国家的情况相反。我国人口众多，每年结直肠癌发病率约为$18.05/10^5$（年龄标化），死亡率约为$8.13/10^5$（年龄标化）[5]。结直肠癌的治疗已经成为我国肿瘤防治的重点方向。

近30年来，随着全直肠系膜切除理念的提出、中低位直肠癌新辅助治疗的应用、奥沙利铂等新一代化疗药物的推广应用、生物靶向制剂的问世、分子生物分型对临床诊治的指导、腹腔镜技术的广泛使用、影像技术在直肠癌分期评估中的应用，结直肠癌的诊疗领域发生了翻天覆地的变化。

外科手术在结直肠癌的治疗过程中发挥了重要作用，目前仍是谋求长期存活的首选方式。外科手术质量成为影响预后的关键因素，如直肠癌的全直肠系膜切除（total mesorectal excision，TME）理念的发展历程说明了这一切。欧洲许多国家在20世纪末建立了各自外科手术培训体系[6]，以规范手术操作，提高手术质量，并且取得了降低局部复发、提高远期生存率的效果[7, 8]。随着放疗在结直肠癌治疗模式中的探索、新型抗肿瘤药物的上市，以及影像学对肿瘤分期评估的不断发展，结直肠癌的诊疗过程演变为以外科切除为主体的综合治疗模式。但是，我们也注意到一些遗传因素相关的结直肠癌，以及转移性结直肠癌的诊疗过程，更大程度上依赖于相关学科的治疗手段。

与此同时，不同的国家和机构，基于不同的推广方向，对结肠癌、直肠癌、转移性结直肠癌的临床实践推荐了各自的治疗指南。治疗指南的制定为结直肠癌的规范化治疗和标准化治疗提供了循证医学证据支持的临床路径。这些指南的共同特点是遵循循证医学证据，总结归纳出诊疗路径，根据证据级别形成诊疗意见并给予推荐。美国的NCCN指南强调证据的更新，不断根据最新研究结果调整证据级别和推荐强度，因此一年数版。欧洲的ESMO指南强调指南的实用性和可行性，除非有重大研究结果的出现，一般数年一版。日本大肠癌规约和韩国指南，格式上类似于ESMO指南，主要证据来源于本国的临床研究，即使是回顾性的研究。国内指南方面，最早在2010年公布的《中国结直肠癌诊疗规范》是国家卫生和计划生育委员会组织制定的第一个恶性肿瘤单病种的诊疗规范，后每隔数年进行修订。中国临床肿瘤学会（CSCO）指南的更新则需要同我国临床药物适应证和医保目录的更新相同步，基本遵循约一年一版的更新规律，更加符合我国治疗方案选择的国情。因此，依据指南是规范治疗流程、提高治疗质量的重要手段。

以上各具特色的临床治疗指南均可作为临床实践的参考，但是结直肠癌的整体病程千变万化，很多临床过程、诊断方法、治疗方案并未有临床研究涉及。因此，对这些复杂病例的决策制定，MDT显示出强有力的优势。

由于对MDT理念的认识和接受程度不一，英国早在21世纪初即有80%的肿瘤患者接受了MDT[9]，而韩国至今仅有20%。

二、MDT 讨论的内容及目的

如上所述，时至今日，虽然外科医生不断地追求手术质量的提高、不断涌现高级别的循证医学证据来规范诊疗指南，仍有相当数量的结直肠癌患者在诊疗过程中没有采取规范化的最佳治疗方案。因此，MDT 的目的在于尽力避免非规范化诊疗给患者带来的治疗失败，提升生存获益和生活质量[10]。MDT 的开展可以扩大患者及家属对治疗模式的参与范围，多学科专业人士参与诊疗策略的制定，可以提升患者及家属的治疗满意度和治疗信心，制定进一步的治疗方案、解释疾病所处状态、评价疗效、评估预后等。

并非所有患者都需要接受 MDT，这取决于医院的诊疗条件和肿瘤的分期。早期和低风险的肿瘤患者，常规标准方案即可获得良好治疗预后，可以不必选择 MDT。当出现以下情况时应该提请 MDT 讨论。①当疾病状态发生显著变化或者恶化，如发生局部复发或远处脏器转移时。②患者存在较多合并疾病，影响或干扰肿瘤治疗方案制定时。③接诊医生发现治疗方案超越自身领域时。④患者已在其他医院接受治疗，但是病程控制不满意，需要进一步咨询时。⑤合并 1 处以上远处脏器转移的Ⅳ期病例，建议提交 MDT 讨论。⑥局部晚期患者，酌情提交 MDT 讨论。⑦遗传因素相关（如 Lynch 综合征）、现已明确影响预后的基因表型相关（如错配修复基因）的结直肠癌患者。

三、MDT 组织结构

学科的发展、专业的细化，结直肠癌 MDT 涉及不同的学科范畴。结直肠癌 MDT 团队的建立应该以患者为中心，召集肿瘤相关学科的专业人员，组建多学科综合讨论。这些学科包括外科（结直肠外科、肝外科、胸外科）、肿瘤内科、病理科、放疗科、影像科（直肠 MRI、全身 CT、直肠超声）、核医学科、介入科等。一个有效的 MDT 团队应该有完善的组织构架和明确的引导者。

建立统一共享数据库平台，以上科室均参与其中。按照各自领域的诊疗规范或指南，将各自的医疗文书进行结构化书写，方便数据库中字段的检索、共享。数据库与医院信息系统（hospital information system，HIS）相关联，对相关检查结果、报告、图像等数据，可以自由抓取，减少病历录入的时间和可能出现的错误。专职科研人员负责数据库的维护。

患者或主诊医生需提前数天提交患者信息，包括既往诊治过程和相关影像资料，由专科护士负责安排MDT讨论时间和顺序，各科医生在预定的讨论时间到场。每一次MDT讨论会均应该有一位主持医生，负责协调讨论方向，收集综合讨论意见，由医生或专科护士录入，形成最终推荐意见交付患者。在MDT意见的执行中，由主诊医生设计并制订后续诊疗计划，如有专科门诊就诊要求，可帮助患者转诊、提前预约，尽可能保持后续就诊渠道通畅。

四、患者获益情况

MDT团队可追踪治疗结果，密切随访、评估疗效。定期总结分析既往患者的生存情况，对比疗效。经过MDT讨论的病例可以得到各个专业学科的共同探讨，同时也会考虑到各专业领域的最新发展和治疗方法。因此，经过MDT讨论的治疗方案可以认为是相当全面、准确的，这种优势已经体现为患者生存期的获益，一项综合了11项研究共计30 814例结直肠癌患者的荟萃分析显示，进行MDT是OS的保护因素（HR 0.81，95%CI 0.69 ～ 0.94，$P = 0.005$）[11]。一家单位的医疗质量和水平可以从MDT团队的水平中反映出来。

现今，医患共同决策（shared decision making，SDM）的时代正在来临，提高肿瘤诊疗过程的透明度，可以增强医患配合，降低医疗风险。对于适合MDT讨论的病例，应该阐明MDT的过程和优势，鼓励其加入MDT讨论中来。

五、今后的发展方向

充分利用现有资源，建立MDT数据库，优化诊治流程，完善随访工作，收集每一例患者的完整资料。

提倡进行临床研究[12]，临床研究的目的是为最佳肿瘤治疗策略提供证据来源，改善肿瘤的治疗结局，提升患者的生活质量。随着科技和基础研究的不断发展，不断有新的化疗药物、靶向治疗药物、免疫治疗药物进入临床。参与MDT讨论的结直肠癌患者比较适合加入Ⅱ期或Ⅲ期的临床研究。此外，还可加入观察性研究、登记研究等，强调真实世界数据的收集。将临床项目与科研基金有效结合，形成良性循环，相互带动。通过临床研究结果分析，指导并规范临床实践。已经有数据显示，参加到临床研究中的结直肠癌患者术后并发症发生率明显降低，术后5年总生存率明显提高[13]。

建立以地域划分的MDT讨论中心，负责相关区域的结直肠癌患者。例如，联合周边医院，带动北京协和医院所在区域的MDT讨论，或者多个医学中心的联合讨论模式。

总　结

结直肠癌作为一种全球范围内的高发恶性肿瘤，其综合治疗受到充分重视。外科手术在结直肠癌诊疗中占据重要地位，但是对于进展或转移性结直肠癌、遗传因素相关结直肠癌、指南难以明确涵盖的复杂病例等情况而言，MDT具有优势。本章介绍了MDT理念的历史及发展过程，推荐了MDT讨论中需要重点关注的内容及需提请MDT讨论的7种情形，并且在学科范围、数据信息共享、讨论流程等方面进行了组织结构的介绍。最后，本章也介绍了目前MDT对于生存获益的相关研究，并且建议可推荐此部分患者加入临床研究，一方面使此部分患者能在研究中获益；另一方面以真实世界数据为基础，以研究成果促进临床实践的规范。

（肖　毅）

参考文献

［1］SELBY P，GILLIS C，HAWARD R. Benefits from specialised cancer care［J］. Lancet，1996，348（9023）：313-318.

［2］GOUVEIA J，COLEMAN M P，HAWARD R，et al. Improving cancer control in the European Union：conclusion from the Lisbon roundtable under the Portuguese EU presidency（2007）［J］. Eur J Cancer，2008，44（10）：1457-1462.

［3］HAWARD R. Organizing a comprehensive framework for cancer control［M］. In：Alexe D M，Albreht T，McKee M，Coleman M P，editors. Responding to the challenge of cancer care in Europe. Ljubljana：Institute of Public Health of the Republic of Slovenia and European Observatory on Health Systems and Policies（EOHSP），2008：113-134.

［4］KIM D Y，LEE Y G，KIM B S. Survey of medical oncology status in Korea（SOMOS-K）：a national survey of medical oncologists in the Korean association for clinical oncology（KACO）［J］. Cancer Res Treat, 2017, 49（3）: 588-594.

［5］ZHENG R, ZHANG S, ZENG H, et al. Cancer incidence and mortality in China, 2016［J］. J Nat Cancer Cent, 2022, 2（1）: 1-9.

［6］MARTLING A, HOLM T, RUTQVIST L E, et al. Impact of a surgical training programme on rectal cancer outcomes in Stockholm［J］. Br J Surg, 2005, 92（2）: 225-229.

［7］WIBE A, MØLLER B, NORSTEIN J, et al. A national strategic change in treatment policy for rectal Cancer-implementation of total mesorectal excision as routine treatment in Norway. A national audit［J］. Dis Colon Rectum, 2002, 45（7）: 857-866.

［8］IVERSEN L H, GREEN A, INGE-HOLM P, et al. Improved survival of colorectal cancer in Denmark during 2001-2012-The efforts of several national initiatives［J］. Acta Oncol, 2016, 55（Suppl 2）: 10-23.

［9］GRIFFITH C, TURNER J. United Kingdom national health service, cancer services collaborative "improvement part-ner-ship", redesign of cancer services: a national approach［J］. Eur J Surg Oncol, 2004, 30（Suppl 1）: 1-86.

［10］LAWLER M, BANKS M, LAW K, et al. The European Cancer Patient's Bill of Rights, update and implementation 2016［J］. ESMO Open, 2017, 1（6）: e000127.

［11］PENG D, CHENG Y X, CHENG Y. Improved Overall Survival of Colorectal Cancer under Multidisciplinary Team: A Meta-Analysis［J］. Biomed Res Int, 2021, 2021: 5541613.

［12］SELBY P, LIU L, DOWNING A, et al. How can clinical research improve European health outcomes in cancer?［J］. J Cancer Policy, 2019, 20: 100182.

［13］DOWNING A, MORRIS E J, CORRIGAN N, et al. High hospital research participation and improved colorectal cancer survival outcomes: a population-based study［J］. Gut, 2017, 66（1）: 89-96.

第三章

转移性结直肠癌的系统治疗

> ## 概　述
>
> 　　内科系统治疗对于转移性结直肠癌（mCRC）患者，无论其属于广泛性转移还是局限性、局部治疗可达无疾病状态（no evidence of disease，NED）可能的寡转移患者，都是整体治疗策略中的重要手段。随着抗肿瘤新药的不断成功研发及应用、新的治疗模式的探索及基于分子生物标志物的精准治疗等各方面的进步，mCRC的生存期得以显著延长。

　　mCRC的内科系统治疗方法跨越几十年的发展历程，已经从单纯的化疗时代到靶向治疗时代，再到如今的免疫治疗时代。在过去几十年，氟尿嘧啶曾是治疗mCRC唯一有效的药物，患者的总生存期仅接近1年。而现在，随着奥沙利铂和伊立替康等新的化疗类药物的加入，以及针对血管内皮生长因子（vascular endothelial growth factor，VEGF）及表皮生长因子受体（epidermal growth factor receptor，EGFR）通路的分子靶向药物在mCRC患者中的广泛应用，mCRC患者的中位生存期已接近3年。方兴未艾的免疫治疗目前主要应用于仅占5%左右的微卫星高度不稳定的mCRC患者，随着进一步研发其在mCRC中的价值，又将为mCRC治疗增加一把利器。

　　内科系统治疗在不同特点的mCRC人群中因为治疗目标不同起着不同的作用，也有着不同的定义。对于大多数广泛性转移患者，治疗旨在尽可能延长总生存期（OS）和尽可能提高生活质量（quality of life，QOL），内科系统治疗是这类患者主要的姑息治疗手段，医生需要根据患者的病情特点全程管理、将现有的药物进行合理组合以发挥每种药物的最大作用。而对于病灶潜在可切除的患者，应该先通过转化治疗，即内科化疗联合靶向治疗等手段缩小病灶，将潜在可切除的转移患者转化为可切除患者，从而达到NED的目标。而对于诊断时无论原发灶还是转移灶均明显可切除的患者，根据复发的风险可进行术前化疗，即新辅助治疗。对于可以达到NED的患者，术后应考虑辅助化疗，完成围手术期半年左右的内科系统治疗，以巩固手术等局部根治性手段的疗效。

　　本章将介绍目前在mCRC中应用的，包括化疗、靶向治疗和免疫治疗在内的全身系统治疗药物的经典临床试验数据，解读其临床应用。

第一节　化疗

全身化疗目前仍是大部分mCRC最主要和最基本的系统治疗方法。在本节，我们将首先介绍一下目前mCRC常用的化疗药物及其被批准用于临床的主要试验证据，之后简单地讨论一下mCRC化疗的基本原则。

一、mCRC的化疗药物

目前mCRC的化疗药物主要有以下几大类：氟尿嘧啶类药物、伊立替康、奥沙利铂、雷替曲塞及曲氟尿苷－替匹嘧啶。

（一）氟尿嘧啶类药物

氟尿嘧啶类药物用于mCRC的治疗已有40余年历史。目前认为其细胞毒性主要是通过抑制胸苷酸合成酶（thymidylate synthase，TS）损害DNA的合成来发挥作用。2000年以前，氟尿嘧啶是治疗mCRC唯一有效的药物，但患者的总生存期仅约1年。随着新药的研发应用，目前氟尿嘧啶类药物通常是mCRC联合治疗方案中不可或缺的基本药物，而氟尿嘧啶类单药主要应用于临床状况偏差、不适合使用含奥沙利铂或伊立替康的联合疗法进行强化治疗的患者，以及强化诱导治疗后的维持治疗。除了传统的静脉用氟尿嘧啶，几种口服氟尿嘧啶类药物在mCRC中的活性也被证实疗效相当，而口服给药更为方便。

1. 氟尿嘧啶（fluorouracil, FU）　研究发现[1]，在甲酰四氢叶酸（leucovorin, LV）的参与下，FU与TS结合，从而形成一个稳定的三元复合物，延长FU对TS的抑制时间，增强FU的细胞毒性。在一项荟萃分析中[2]，联合应用LV时缓解率是单纯FU快速推注方案的2倍左右（21% *vs* 11%），较高的缓解率转化为较小但具有统计学意义的OS获益（11.7个月 *vs* 10.5个月，$P = 0.004$）。因此，我们临床应用FU前一般均会给予LV。

FU的给药方式既可快速推注也可持续静脉输注。快速推注的方案有每月连续给药5天的梅奥诊所（Mayo clinic）方案[3]（简称梅奥方案）和每周给药的罗斯威尔·帕克纪念研究所（Roswell Park memorial institute）方案[4]。两项随机对照研究对比了两个方案的优劣，两者疗效相当，但不良反应有所区别，每月治疗方案中性粒细胞减少和口炎更常见，而每周治疗方案会导致更多的腹泻发生[5, 6]。但目前被广泛采用的FU用法是静脉持续输注，即de Gramont方案。法国的一项随机对照研究纳入448例患者[7]，将其随机分配至接受梅奥方案或持续输注2天的双周治疗方案，即de Gramont方案，结果提示de Gramont方案组总体缓解率（overall response rate, ORR）更高（32.6% vs 14.4%，$P = 0.0004$），中位无进展生存期（progression-free survival，PFS）更长（27.6周 vs 22周，$P = 0.0012$），且具有中位OS更长的趋势（62周 vs 56.8周，$P = 0.067$）。de Gramont方案组3～4级不良反应发生率明显更低（11.1% vs 23.9%，$P = 0.0004$），梅奥方案较de Gramont方案组严重粒细胞减少（7.3% vs 1.9%）、腹泻（7.3% vs 2.9%）和黏膜炎（7.3% vs 1.9%）发生率更高。鉴于上述研究数据，目前静脉推注FU的用法在临床上很少被采用，而含FU的以伊立替康和奥沙利铂为基础的方案现在也大多数采用FU持续输注方案。

2. 口服FU类药物　常用的口服FU类药物包括卡培他滨和替吉奥等。

卡培他滨是一种氟尿嘧啶氨基甲酸酯类抗肿瘤药物，它可完整地穿过肠壁被吸收，之后经过肝和肿瘤内的3级酶反应转换为FU。最后一步必需的胸苷磷酸化酶（thymidine phosphorylase，TP）在肿瘤中的水平始终高于正常组织，这是该药增强对肿瘤细胞的选择性并改善患者耐受性的基础[8]。一项对比卡培他滨及FU/LV梅奥方案的随机对照试验中，与FU/LV组相比，卡培他滨组的ORR有较小但具有统计学意义的提高（24.8% vs 15.5%，$P = 0.005$），但中位肿瘤进展时间（time to progression，TTP）（4.3个月 vs 4.7个月，$P = 0.72$）和中位OS（12.5个月 vs 13.3个月，$P = 0.974$）相近[9]。另一项同期进行的类似设计的随机试验中，卡培他滨单药治疗与梅奥方案组的ORR（18.9% vs 15.0%）、TTP（5.2个月 vs 4.7个月，$P = 0.65$）、OS（13.2个月 vs 12.1个月，$P = 0.33$）相似[10]。上面两项随机研究均提示，卡培他滨组3～4级口炎和中性粒细胞减少性脓毒症的发生率显著更低，但3～4级高胆红素血症和3级手足综合征的发生率更高。

替吉奥是另一类口服FU类药物，包含3种不同的成分：替加氟、吉美嘧啶和奥替拉西钾。替加氟是FU的前体药物，具有较好的口服生物利用度，能在体内转化为FU。吉美嘧啶能够抑制二氢嘧啶脱氢酶作用下FU的分解代谢，有助于长时间维持血和肿瘤组织中FU的有效浓度。而奥替拉西钾口服给药后主要分布在胃肠黏膜组织中，抑制乳清酸磷酸核糖转移酶，从而抑制5-FU转化为5-氟核苷酸，进而减轻5-FU胃肠道毒性作用。在对比替吉奥（S-1）和卡培他滨单药治疗mCRC的随机III期临床试验SALTO研究中[11]，两组的ORR、PFS及OS相似，而替吉奥组手足综合征发病率会更低。

（二）伊立替康

伊立替康是一种拓扑异构酶I抑制剂，单药对mCRC有效，与FU类药物联合的化疗方案，以及与靶向治疗药物贝伐珠单抗和西妥昔单抗联用时疗效更优。

几项关键的III期试验结果提示，伊立替康联合FU/LV的一线治疗与单纯应用FU/LV相比具有生存益处[12-14]。但对于希望避免FU持续输注所需要的中心静脉置管和输液泵的患者，常规应用卡培他滨与伊立替康联合在一线治疗中仍存在一定问题，卡培他滨与伊立替康的毒性有部分重叠，特别是在腹泻方面。BICC-C试验比较了3种方案，即伊立替康联合持续输注FU的FOLFIRI、伊立替康联合快速推注FU（改良的IFL）及伊立替康联合卡培他滨（XELIRI）[15]。XELIRI方案每3周为1个周期，采用伊立替康第1天给予250mg/m^{2}和卡培他滨1000mg/m^2，1天2次，第1～14天给药的治疗剂量。在3种方案的头对头比较中，FOLFIRI组在有效性和耐受性方面的优势无可争议，而XELIRI组的3～4级不良事件（adverse events，AEs）发生率更高，尤其是腹泻、恶心、呕吐、脱水和手足综合征。但现在我们知道卡培他滨耐受性存在地区差异[16]。其后欧亚的几项研究，如HORG[17]、AIO 0604[18]、ACCORD13[19]、BIX[20]研究，均探索了降低剂量和调整用法的改良XELIRI联合贝伐珠单抗一线治疗mCRC，结果提示疗效确切、安全性总体可控，但这种方法尚未被各大指南采用作为标准一线治疗方案。而关于伊立替康联合另一口服化疗药物S-1组成的IRIS方案，日本的TRICOLORE研究证实了一线IRIS联合贝伐珠单抗不劣于FOLFOX或XELOX联合贝伐珠单抗的治疗[21]。

奥沙利铂方案进展后二线治疗时，FOLFIRI方案是标准mCRC的二线化疗方案。在一项GERCOR的研究中，FOLFIRI方案组的缓解率为4%，PFS为2.5个月[22]，该研究提示FOLFIRI方案与奥沙利铂联合FU持续输注的FOLFOX方案在能接受强化治疗的mCRC患者中可互为一、二线治疗。在mCRC二线治疗中，亚洲的AXEPT研究[23]奠定了改良XELIRI方案的地位。该研究在650例二线治疗的mCRC患者中头对头比较了标准FOLFIRI方案与改良XELIRI方案（伊立替康一次200mg/m^2，第1天静脉给予，卡培他滨一次800mg/m^2，每天2次，第1～14天给予，每21天为一个周期），两种方案均联合或不联合贝伐珠单抗。结果提示改良的XELIRI方案耐受性良好，且疗效不劣于FOLFIRI方案。该研究为中国患者二线治疗增加了一个选择，但应用时应注意遵循该研究阐述的方案，即降低剂量、在开始治疗前检测尿苷二磷酸葡糖醛酸转移酶1A1（uridine diphospho glucuronosyl transferase 1A1，UGT1A1）状态，根据基因结果调整伊立替康用量，同时密切监测治疗相关不良反应。伊立替康与另一个口服FU类药物替吉奥联合的IRIS方案在日本的FIRIS研究中作为mCRC的二线治疗[24]，和FOLFIRI相比也获得了非劣效的阳性数据，在日本被认为是可替代FOLFIRI作为FOLFOX一线治疗失败后的二线治疗选择之一。

临床医生在应用伊立替康时需要特别关注其在药效动力学和药代动力学方面存在的个体差异，这种差异往往和以体表面积为基础的剂量相关性差。伊立替康代谢动力学差异与胆汁排泄相关，Ⅰ期研究提示即使是轻度的血清胆红素升高也会增加发生重度中性粒细胞减少和腹泻的风险，需根据不同胆红素水平决定伊立替康治疗的剂量[25]。一项Ⅲ期研究的后续分析提示[26]，即使胆红素都在正常范围中，伊立替康周疗的患者在总胆红素0～0.4mg/dl（1mg/dl=17.1μmol/L）、0.5～0.9mg/dl及1.0～1.5mg/dl 3组中随着胆红素升高，3～4级中性粒细胞减少发生率明显升高（$P=0.03$）。伊立替康药代动力学差异性也与其肝代谢途径酶的遗传性改变相关。这些药物遗传学因素中，目前研究得最充分的是UGT1A1的遗传多态性。伊立替康的活性形式SN-38由UGT1A1代谢为无活性的SN-38G。对于遗传UGT1A1*28等位基因纯合突变（UGT1A1 7/7）或杂合突变的患者，应用伊立替康时发生严重腹泻，尤其是严重中性粒细胞减少风险增加[27]。有研究表明，UGT1A1*6突变的患者伊立替康严重中性粒细胞减少等不良反应风险也增加[28]，UGT1A1*6等位基因突变目前仅在亚洲人群中被发现。目前大家普遍认为对于已知UGT1A1*28纯合突变的患者在伊立替康应用时应考虑降低初始剂量以减少严重不良反应的风险。然而，这部分患者合适的初始剂量尚未完全明确，并且UGT1A1多态性在观察到的影响伊立替康不良反应差异的因素中似乎只占一小部分。因此，对于所有计划接受伊立替康治疗的患者，将这种检测常规用于选择恰当药物剂量的做法尚未被广泛接受。

在伊立替康不良反应方面，除了化疗药物常见的骨髓抑制、恶心、呕吐外，迟发性腹泻是其剂量限制性毒性。迟发性腹泻中位发生时间为治疗第5天。与早发性腹泻的发生机制不同，迟发性腹泻可能主要由伊立替康的活性代谢产物SN38引起。早期使用洛哌丁胺可降低其严重程度，标准的治疗方法是腹泻开始后洛哌丁胺首剂4mg，每2小时2mg，至腹泻停止后的12小时，腹泻持续超过24小时的患者适当地静脉补液及开始抗生素治疗，使用洛哌丁胺时间最长不超过48小时，无效患者换用奥曲肽。但要注意有些患者经过上述处理后可能会出现顽固性便秘，因此有时腹泻停止后，如果监测肠鸣音减弱时停止洛哌丁胺而换用蒙脱石散可能是一种合理的改良方法。

另外，伊立替康还与肝脂肪变性、脂肪性肝炎有关。对于将要行肝转移瘤切除术的患者，尤其是肥胖的患者，需特别注意这一不良反应，化疗导致脂肪性肝炎可增加术后死亡率[29, 30]。

（三）奥沙利铂

奥沙利铂是目前唯一被批准与FU类药物联用治疗mCRC且具有显著活性的铂类药物。奥沙利铂单药治疗在随机试验中显示其活性相当低[31]，因此大多数临床医生认为奥沙利铂并不适合单药治疗mCRC。

奥沙利铂联合短期输注FU加LV的FOLFOX方案是mCRC一线治疗的标准方案，较单纯使用FU加LV的ORR（51% *vs* 22%）和PFS（9个月 *vs* 6.2个月）显著提高[32]，但两种方案的中位OS相似，FOLFOX组患者更常发生3～4级中性粒细胞减少（41.7% *vs* 5.3%）和腹泻（11.9% *vs* 5.3%）。两项欧洲的头对头对比试验的数据表明，FOLFOX与FOLFIRI一线治疗mCRC时疗效相当[22, 33]，而不良反应各有千秋，FOLFIRI组脱发及胃肠道反应更突出，而FOLFOX组神经毒性、中性粒细胞及血小板计数降低更明显。在每例患者选择化疗方案时，应考虑到具体患者的共存疾病背景下每种方案的预期毒性。

对于无法使用或不愿意使用便携式输液泵进行FU持续输注的mCRC患者，卡培他滨加奥沙利铂联合治疗（XELOX，又称CAPOX）是合理的一线治疗替代方案。多项随机试验对比了XELOX方案与其他奥沙利铂/FU联合方案[34, 35]，这些试验均表明XELOX方案与FU/奥沙利铂联合方案的有效性相似，但毒性情况不同。例如，TREE-1研究中[35]，FOLFOX组和CAPOX组的ORR及中位TTP和OS的差异无统计学意义，但CAPOX组患者更常出现因不良反应而停止治疗的情况，在后续联合贝伐珠单抗的TREE2研究中将卡培他滨剂量调整至1700mg/d时耐受性提高。西班牙的一项纳入348例患者的Ⅲ期研究[34]比较了XELOX方案和FUFOX方案（FU 2250mg/m^{2}持续给药48小时，第1、8、15、22、29、36天给药，奥沙利铂85mg/m^2，第1、15、

29天给药，每42天为1个周期）。结果显示XELOX和FUFOX组的ORR（37% *vs* 46%）、中位TTP（8.9个月 *vs* 9.5个月）和OS（18.1个月 *vs* 20.8个月）均相似，不良反应方面XELOX组3～4级腹泻（14% *vs* 24%）和口腔炎（28% *vs* 43%）发生率较低，而1～2级总胆红素升高（37% *vs* 21%）和手足综合征（14% *vs* 5%）发生率更高。一项系统评价纳入了对比一线CAPOX方案与FOFLOX方案治疗mCRC的8项试验的4000多例患者[36]，结果表明两个方案能带来类似的ORR和OS，CAPOX组的血小板减少、腹泻和手足综合征更为突出，但FOLFOX组的中性粒细胞减少更严重。

关于奥沙利铂联合另一个口服药物替吉奥的SOX方案一线治疗mCRC，目前仅有一些亚洲患者的数据。韩国的一项多中心随机Ⅲ期试验在340例初治的mCRC患者中对比了SOX与XELOX方案[37]，SOX与XELOX相比在中位PFS方面具有统计学上的非劣效性，并且ORR更高（48% *vs* 36%），但3～4级中性粒细胞减少、血小板减少和腹泻发生率更高，而任何级别的手足综合征在XELOX组更常见。在日本进行的SOFT研究纳入512例一线治疗的mCRC患者[38]，比较SOX与mFOLFOX6分别联合贝伐珠单抗，同样是非劣效性设计，结果提示SOX组中位PFS（11.5个月 *vs* 11.7个月）非劣效于FOLFOX组，两组ORR相近（61% *vs* 62%）。

伊立替康治疗失败后二线应用奥沙利铂在GERCOR研究中提示FOLFOX6二线治疗的ORR高达15%，中位PFS 4.2个月[22]。另一项Ⅲ期试验纳入627例初始伊立替康治疗失败的患者[39]，二线应用FOLFOX4或XELOX方案，XELOX组的中位PFS和OS并不劣于FOLFOX4方案。不良反应方面，3～4级中性粒细胞减少及发热性中性粒细胞减少在FOLFOX4组发生率更高，分别为35% *vs* 5%及4% *vs* 1%，而XELOX组3～4级腹泻（19% *vs* 5%）和3级手足综合征（4% *vs* <1%）发生率较高，其他不良反应两种方案相当。

奥沙利铂的剂量限制性毒性为蓄积性神经毒性。奥沙利铂的神经毒性有两种不同表现。一种是急性感觉神经毒性，常见症状为手足肢端和口周区域的感觉异常和感觉迟钝，或短暂的咽喉部感觉麻木/喉和腭的紧缩感，舌部感觉异常及随后出现语言障碍，以及胸闷、短暂的局部虚弱无力感等。急性感觉神经毒性通常发生在奥沙利铂治疗后的几个小时内，并且在结束治疗后数小时或数天完全恢复。将输注持续时间由2小时延长至6小时，并避免接触冷感物体时可以防止下次假性喉痉挛的复发。另一种为累积性的末梢感觉性神经病变，表现为远端感觉缺失和感觉倒错、本体感觉迟钝、精细分辨力减退，严重时书写和扣纽扣等精细动作有困难。当奥沙利铂累积剂量为850mg/m²时，3级神经病变的发生率为10%～15%，并且剂量越高发生率越高。冷刺激可诱发及加重奥沙利铂的神经毒性，应用奥沙利铂全程中需提醒患者日常生活中避免冷刺激。另外，多项随机试验对于是否可以通过间歇性停用一段时间奥沙利铂来减轻长期神经毒性的问题进行了研究[40, 41]，总的来说，试验结果提示在对治疗有反应的患者中，所有治疗完全中断与较差的结局相关，因此并不常规推荐这种方法，但建议一线含奥沙利铂治疗有效的患者在治疗3～6个月后考虑FU类药物维持治疗，维持治疗进展时根据维持时间长短选择奥沙利铂再应用或者其他药物进行二线治疗。

和伊立替康一样，奥沙利铂同样存在肝损伤，但表现不同。奥沙利铂引起肝窦损伤，可通过影像学检查发现脾大（门静脉压升高所致）来帮助识别[42]。对于将要行肝转移瘤切除术的患者，需特别注意这一不良反应。术前接受奥沙利铂化疗的CRC肝转移患者在接受肝转移灶切除术后发生出血的风险和术后并发症发生率均升高[43, 44]。Overman等的研究提示，同时使用贝伐珠单抗可能减少奥沙利铂诱导的肝窦损伤[45]，奥沙利铂方案同时应用贝伐珠单抗时患者的脾大程度和血小板减少的累积发生率均明显下降。

（四）曲氟尿苷-替匹嘧啶（TAS-102）

TAS-102是一种口服细胞毒性药物，包含核苷类似物曲氟尿苷和盐酸替吡嘧啶，前者在肿瘤细胞内修饰后取代胸腺嘧啶掺入DNA链，导致DNA功能障碍而发挥抗肿瘤作用，后者是一种强效胸苷磷酸化酶抑制剂，可以抑制曲氟尿苷降解，提高曲氟尿苷血药浓度[46]。TAS-102目前主要的适应证是一、二线标准化疗失败或不耐受的mCRC三线治疗。分别在全球和亚洲开展的Ⅲ期研究RECOURSE和TERRA试验均证实了该药在这些患者中的获益[47, 48]。RECOURSE试验中TAS-102组的中位OS较安慰剂组显著延长（7.1个月 *vs* 5.3个月，HR 0.68，95%CI 0.58～0.81，$P<0.001$），该获益与既往使用瑞格非尼与否无关，中位PFS也显著延长（2个月 *vs* 1.7个月，HR 0.48，95%CI 0.41～0.57，$P<0.001$）。在亚太的TERRA研究中，试验组的中位OS较安慰剂组也获得阳性结果（7.8个月 *vs* 7.1个月，HR 0.79，95%CI 0.62～0.99）。TAS-102常观察到的不良反应有乏力、虚弱，血液系统毒性如贫血、中性粒细胞减少和血小板减少，以及胃肠道毒性，包括恶心、食欲减退、腹泻、呕吐等。

（五）雷替曲塞

雷替曲塞为叶酸类似物，它是一种特异性的胸苷酸合成酶抑制剂[49]。一项研究将905例mCRC患者随机分配入de Gramont方案组、延长输液时间的FU输注组及雷替曲塞组。雷替曲塞组与de Gramont方案组相比，ORR和中位OS相似，而用药更便捷，但该研究中雷替曲塞组的不良反应最明显，且健康相关生活质量最差[50]。而ARCTIC研究结果表明[51]，既往FU或卡培他滨治疗带来心脏毒性的患者应用雷替曲塞仍具有很好的心脏安全性。在后线治疗中，一些Ⅱ期临床试验也证实了雷替曲塞联合伊立替康或奥沙利铂的疗效和可行性[52, 53]。目前，雷替曲塞被中国临床肿瘤学会（CSCO）推荐应用于mCRC二线以后FU类不耐受患者的治疗。

二、mCRC化疗的一般原则

对于每例mCRC患者，上述化疗药物的最佳组合和使用顺序需要结合患者个体的治疗目标及其体力状况等特征决定。

（一）化疗强度

在决定化疗方案时，我们首先要对患者年龄、体力状态、器官功能、合并疾病等临床特征进行评估，根据患者特征，结合肿瘤负荷、治疗目标和患者意愿决定化疗的强度。

对于体力状态较差不能耐受强化疗的患者，FU类单药联合或不联合靶向药物是合理的治疗选择，较最佳支持治疗可一定程度上延长患者的生存期[54]。而对于大部分体力状态好的mCRC患者，需要再结合患者肿瘤负荷和治疗目标来决定化疗强度。双药方案目前仍是一线姑息化疗的主要选择[55]，而奥沙利铂、伊立替康和FU三药联合的FOLFOXIRI方案对部分mCRC患者可能是更合适的选择，三药方案是近几年mCRC治疗领域的研究热点之一。

1. FOLFOXIRI±贝伐珠单抗　意大利GONO协作组较早的Ⅲ期临床研究对比了三药FOLFOXIRI和双药FOLFIRI方案[56]，三药组在ORR（66% vs 41%，P = 0.0002）、中位PFS（9.8个月 vs 6.9个月，HR 0.63，P = 0.0006）和OS（22.6个月 vs 16.7个月，HR 0.70，P = 0.032）方面均具有显著优势，两组转移灶R0切除率（15% vs 6%，P = 0.033）和仅肝转移患者的R0切除率（36% vs 12%，P = 0.017）均明显提高，而2～3级外周神经毒性（19% vs 0，P < 0.001）及3～4级中性粒细胞减少

（50% *vs* 28%，$P<0.001$）在三药组明显增加，但总体可控。其后中位随访期超过60个月时的更新数据显示[57]，FOLFOXIRI组较FOLFIRI组具有显著更长的中位PFS（9.8个月 *vs* 6.8个月）和OS（23.4个月 *vs* 16.7个月），5年生存率分别为15%和8%。随后，GONO进行的TRIBE试验比较了FOLFOXIRI或FOLFIRI分别联合贝伐珠单抗的方案[58]，中位随访48.1个月时FOLFOXIRI组的中位OS显著更长（29.8个月 *vs* 25.8个月，$P=0.03$）。值得注意的是，*BRAF* 突变型的亚组群体，中位OS从双药方案的10.7个月延长到19.0个月（HR跨线），成为目前指南推荐的一种标准方案。而后TRIBE2研究[59]证实FOLFOXIRI联合贝伐珠单抗一线治疗8个周期以内的有效患者，FU联合贝伐珠单抗维持治疗后进展再引入原诱导方案时，较我们临床实践中更为常用的按计划奥沙利铂、伊立替康方案联合贝伐珠单抗顺序应用在二次PFS和一线PFS、OS方面均具有显著优势。但TRIBE和TRIBE2研究提示一线三药方案时3～4级中性粒细胞减少、腹泻等发生率明显增高。

其他一些国家及地区进行的FOLFOXIRI方案联合贝伐珠单抗的研究也同样证实了其对部分患者是合适的可选方案。美国的多中心Ⅱ期随机试验STEAM研究比较了FOLFOXIRI与FOLFOX分别联合贝伐珠单抗[60]，结果同样提示三药方案组较FOLFOX组中位PFS明显延长（11.7个月 *vs* 9.5个月，HR 0.7，$P<0.01$），在ORR、肝转移瘤切除率方面也有一定优势，并未明显增加3级以上化疗相关不良反应。OLIVIA研究将80例肝转移瘤初始不可切除的mCRC患者随机分至FOLFOX或FOLFOXIRI分别联合贝伐珠单抗组[61]，FOLFOXIRI组的ORR更高（81% *vs* 62%，$P=0.061$），完全（R0）切除率更高（49% *vs* 23%，$P=0.017$），中位PFS显著更长（18.6个月 *vs* 11.5个月，HR 0.43，95%CI 0.26～0.72）。几项荟萃分析也提示FOLFOXIRI联合贝伐珠单抗是有效率和转化率高的方案[62, 63]，较双药方案可显著改善中位PFS和OS[62]。

从上面的研究数据看，FOLFOXIRI联合贝伐珠单抗一线治疗mCRC在疗效上较双药方案有一定优势，但不良反应也相应增加，那么到底什么样的患者适合该方案？TRIBE研究的回顾性分析提示右半结肠癌患者更能从三药治疗中获益[64]。Ⅲ期VISNU-1试验将349例70岁以下有3个或3个以上循环肿瘤细胞的患者随机分配至FOLFOXIRI或FOLFOX分别联合贝伐珠单抗组[65]，FOLFOXIRI联合贝伐珠单抗组的主要终点中位PFS显著更长（12.4个月 *vs* 9.3个月，$P=0.0006$），中位OS有改善趋势但无统计学意义（22.3个月 *vs* 17.6个月，$P = 0.1407$），三药治疗组的3～4级乏力、腹泻和发热性中性粒细胞减少的发生率显著更高。该研究也提示存在生存不良预后因素的患者初始进行强化疗有一定价值，当然，使用循环肿瘤细胞进行临床决策目前还不是标准方法，但人们正在对生物标志物指导治疗方案进行积极研究。

综上，我们推荐对于有转化治疗需求的患者，如果存在 *BRAF/RAS* 突变或右半结肠的不利因素，或无法应用靶向药物的患者，且能耐受强烈治疗的mCRC患者，应该考虑FOLFOXIRI±贝伐珠单抗方案；而对于以延长生存期、提高生活质量为目的的姑息治疗的患者，选择更需谨慎，在部分耐受性和依从性好且有 *BRAF* 突变或发展迅速需快速缓解症状的患者中可考虑该方案。该方案在中国患者中尚缺乏大型临床试验数据，应用时剂量方面可以酌情适当调整。

2. FOLFOXIRI＋抗EGFR单抗　相对于联合贝伐珠单抗，FOLFOXIRI联合抗EGFR单抗的研究数据较少。GONO协作组开展的Ⅲ期随机试验TRIPLETE研究[66]对比了改良FOLFOXIRI方案与改良FOLFOX方案分别联合帕尼单抗一线治疗 *RAS/BRAF* 野生型mCRC患者，研究中FOLFOXIRI剂量为伊立替康150 mg/m^2、奥沙利铂85 mg/m^2、亚叶酸钙200 mg/m^2、FU 2400 mg/m^2 48小时泵入，12周期治疗未进展的患者进入FU/LV联合帕尼单抗维持治疗，结果显示两组在ORR、R0切除率、早期肿瘤退缩率、缓解深度和PFS方面无差异。国内学者开展的TRICE研究对比FOLFOXIRI和FOLFOX分别联合西妥昔单抗的疗效，最终结果有待后续公布。而VOLFI研究[67]探讨的是另外一个问题，即对于 *RAS* 野生型的患者，FOLFOXIRI三药化疗方案是否需要联合抗EGFR单抗。总共入组63例患者，研究达到了主要终点：ORR联合帕尼单抗组87.3%对比FOLFOXIRI组60.6%，OR 4.469（95%CI 1.61～12.38，$P = 0.004$）。转移灶二次切除率也显著提高（33.3% *vs* 12.1%，$P = 0.02$），两组中位PFS相似，但中位OS有提高趋势。我国学者在初始不可切的晚期结直肠癌肝转移患者中开展的FOCULM研究结果，也同样提示FOLFOXIRI基础上联合西妥昔单抗可提高ORR和NED比例[68]。因此，2021年CSCO指南中将FOLFOXIRI联合西妥昔单抗的方案在转化治疗患者中作为Ⅲ级推荐。

（二）化疗药顺序

如前所述，FU类药物联合奥沙利铂或伊立替康的双药方案对于大部分mCRC患者是首选的主要方案。目前，含奥沙利铂和含伊立替康化疗方案的最佳使用顺序仍未确定。在晚期姑息性化疗的患者中，对患者给予所有活性药物可能比特定的给药顺序更为重要[69]。

一项GERCOR研究头对头对比FOLFIRI和FOLFOX互为一、二线的治疗[22]，发现两组在中位OS、一线的有效率及PFS方面均无显著差异。不良反应方面，一线FOLFOX组神经毒性、中性粒细胞减少更常见，而FOLFIRI组消化道毒性、脱发更突出。具体在不同的患者中，选择时可考虑结合个体对预期的不良反应的耐受性、药物遗传学状况、辅助治疗与否等情况决定。比如，对于胆红素水平异常的患者，应用伊立替康方案需要注意其更容易发生不良反应；对于肾功能受损的患者，若肌酐清除率＜30ml/min，奥沙利铂需要减量应用；如果患者奥沙利铂辅助失败时间在1年内，一线治疗不建议先选择奥沙利铂。

第二节　靶向治疗

目前，晚期结直肠癌中应用的靶向药物包括作用于VEGF/血管内皮生长因子受体（vascular endothelial growth factor receptor，VEGFR）通路的抗血管生成药物、作用于EGFR及其下游通路的药物、抗HER2扩增的药物，以及高度选择性NTRK抑制剂。

一、作用于VEGF/VEGFR通路的抗血管生成药物

血管生成是肿瘤生长的一个必要前提，VEGF/VEGFR通路是控制血管生成的主导因素，目前已有多个针对该通路靶点的抗血管生成药物被批准用于mCRC治疗。

（一）贝伐珠单抗

贝伐珠单抗是以VEGF为靶点的人源化单克隆抗体。

1. 贝伐珠单抗一线治疗　结直肠癌是最先经过随机试验证实抗VEGF单抗治疗获益的恶性肿瘤。一项关键性早期试验[70]显示贝伐珠单抗与伊立替康、静脉输注FU的IFL方案联用显著提高ORR（44.8% vs 34.8%，$P = 0.004$），并显著改善中位PFS（10.6个月 vs 6.2个月，$P < 0.001$）和OS（20.3个月 vs 15.6个月，$P < 0.001$）。这些数据公布后，贝伐珠单抗联合化疗作为mCRC的一线治疗在美国获得了广泛认可。但如前所述，IFL方案因疗效和安全性劣于FOLFIRI，目前已不再受到青睐。关

于贝伐珠单抗联合FOLFIRI方案现有数据有限且不一致。BICC C研究在中位随访34个月时[71]，贝伐珠单抗联合FOLFIRI组的中位生存期可达28个月，贝伐珠单抗联合IFL组为19.2个月。而欧洲另外两项Ⅲ期临床试验显示[72, 73]，在一线伊立替康方案如FOLFIRI方案基础上加用贝伐珠单抗，并没有明显的总生存获益。

奥沙利铂方案一线联合贝伐珠单抗是否进一步改善总生存期，在随机临床试验中结果也不一致。在TREE研究中[35]，贝伐珠单抗大幅改善了所有方案的缓解率，接受贝伐珠单抗的联合治疗组中位总生存期为23.7个月，而无贝伐珠单抗的治疗组为18.2个月。对比FOLFOX/XELOX基础上加或不加贝伐珠单抗治疗的NO16966试验也表明[74]，联合贝伐珠单抗时中位PFS 9.4个月，明显优于单纯化疗组8.0个月（$P = 0.0023$），但获益程度低于预期；中位总生存期延长，但未达统计学差异（21.3个月 *vs* 19.9个月，$P = 0.077$），两组缓解率也相似。不过该研究中，贝伐珠单抗组和单纯化疗组分别仅29%和47%的患者按照既定方案用药至疾病进展，贝伐珠单抗组更大比例的患者未能持续治疗至疾病进展，这一因素可能一定程度上抵消了联合贝伐珠单抗的获益。

对于体力状态不允许应用联合化疗方案的患者，应用FU类单药一线治疗时联合贝伐珠单抗也会增加获益[75]。在Ⅲ期AVEX研究中[76]，入组280例70岁以上、不适合含奥沙利铂或伊立替康的强联合治疗方案的mCRC患者，随机分为卡培他滨单药组或卡培他滨联合贝伐珠单抗组，联合组中位PFS明显改善（9.1个月 *vs* 5.1个月，HR 0.53，95%CI 0.41～0.69，$P < 0.0001$），联合组和单药组治疗相关3级以上不良反应分别为40%和22%，联合组总体耐受性可接受，治疗相关死亡率两组无明显差异。因此，对于不适合使用奥沙利铂或伊立替康的患者，贝伐珠单抗联合FU单药也是合理的方案。

虽然将贝伐珠单抗加入各种治疗mCRC的一线方案中获益程度不一，但总的来说还是能一定程度改善结局。一项汇总分析纳入了对比化疗联合或不联合贝伐珠单抗用于一线治疗的6项研究和二线治疗的1项研究[77]，结果显示加用贝伐珠单抗可显著降低死亡风险，降幅为20%（HR 0.80，95%CI 0.71～0.90），无进展生存期也有显著改善（HR 0.57，95%CI 0.46～0.71）。目前根据不同体力状态等患者特征选择化疗方案后联合贝伐珠单抗已经被全球各大指南广泛接受作为mCRC一线治疗的一部分。

与抗EGFR单抗类药物不同，迄今为止进行了很多研究，希望能找出可预测贝伐珠单抗这样抗血管生成药物疗效的分子学或病理学因素，但目前均未发现有临床意义的生物标志物可预测哪部分患者贝伐珠单抗获益最大。随着对mCRC生物学特点的进一步深入研究，现在需要根据肿瘤部位、分子分型指导患者个体化分子靶向治疗，这部分内容将在其他章节专门阐述。

2. 贝伐珠单抗维持治疗　对于伊立替康或奥沙利铂联合FU类药物一线治疗后缓解或稳定的患者，在治疗4～6个月后因不良反应往往需要停用奥沙利铂或伊立替康，继续应用FU类药物维持治疗。如果这些患者一线联合了贝伐珠单抗，那么继续维持抗血管生成药物治疗是合理的选择。抗血管生成药物维持治疗的理论基础主要来自这些药物的靶点不是肿瘤组织，而是宿主内皮细胞，在微环境水平上与肿瘤相互作用，不似直接作用于肿瘤细胞的药物容易产生耐药性。

一线贝伐珠单抗联合化疗后贝伐珠单抗的维持治疗有较多研究数据支撑。土耳其"STOP and GO"试验[78]证明了贝伐珠单抗联合FU类药物维持治疗较持续高强度治疗的优势，研究将123例接受XELOX联合贝伐珠单抗方案治疗6个周期后的患者随机分为两组，一组继续原方案直至病情进展，一组停用奥沙利铂并采用贝伐珠单抗联合卡培他滨维持治疗直至病情进展，维持治疗组较持续治疗组中位PFS显著延长（11个月 *vs* 8.3个月，$P = 0.002$），且3级或4级腹泻（3.3% *vs* 11.3%）、手足综合征（1.6% *vs* 3.2%）和神经病变（1.6% *vs* 8.1%）的发生率也更低。

荷兰CAIRO3试验和德国AIO KRK 0207试验证明了贝伐珠单抗联合FU类药物较完全停药的优势[79, 80]。CAIRO3研究纳入558例广泛转移患者，6个周期XELOX＋贝伐珠单抗治疗后病情稳定或改善的患者随机分为卡培他滨联合贝伐珠单抗维持治疗组或单纯观察组，第一次进展后两组患者均再接受XELOX联合贝伐珠单抗治疗，直至出现第2次进展，主要终点PFS在维持治疗组显著延长（11.7个月 *vs* 8.5个月，HR 0.67，$P < 0.0001$），OS有延长的趋势（中位OS 21.6个月 *vs* 18.1个月，HR 0.89，$P = 0.22$）。

另外，有几项试验探究了贝伐珠单抗单药维持治疗的作用，但各试验设计中对照组的设计不尽相同。西班牙MACRO试验将接受了6个周期XELOX联合贝伐珠单抗一线治疗的患者随机分为持续治疗组或贝伐珠单抗单药维持治疗组[81]，贝伐珠单抗单药维持治疗组的中位PFS和OS并未显著缩短，且重度神经毒性、手足综合征及乏力的发生率显著更低，但该试验未能证实其主要终点PFS的非劣效性。瑞士SAKK 41/06试验中比较了含贝伐珠单抗的一线治疗后贝伐珠单抗维持治疗和不维持治疗的差异[82]，维持组中位TTP更优（4.1个月 *vs* 2.9个月，HR 0.74，95%CI 0.57～0.95），但该试验存在持续时间长、入组人数有限且人群存在极大的异质性等问题。另外，上述德国AIO KRK 0207试验也设计了贝伐珠单抗单药维持治疗组[79]，证实了贝伐珠单抗单药维持治疗组的中位至治疗策略失败时间（TFS）非劣于FU类药物联合贝伐珠单抗维持组（6.1个月 *vs* 6.9个月，HR 1.08，95%CI 0.85～1.37）。但值得注意的是，该研究中联合维持治疗组再次应用诱导方案的患者仅为19%，而贝伐珠单抗单药维持组为43%，这可能也影响了TFS数据。

总体上，对于联合化疗＋贝伐珠单抗一线诱导治疗有效的患者，我们更推荐在治疗4～6个月后采用FU类药物联合贝伐珠单抗的维持治疗，而不推荐采用贝伐珠单抗单药进行维持治疗，ESMO的mCRC治疗共识指南和NCCN指南也未推荐贝伐珠单抗单药维持治疗的方案。

3. 贝伐珠单抗二线及跨线治疗　贝伐珠单抗二线治疗的随机对照研究是早期开展的ECOG3200试验[83]，该研究将829例既往FU或伊立替康治疗的mCRC患者随机分配至接受FOLFOX4、贝伐珠单抗单药或FOLFOX4联合贝伐珠单抗治疗，结果提示FOLFOX4联合贝伐珠单抗组比单纯FOLFOX4组中位PFS（7.3个月 *vs* 4.7个月，*P*＜0.0001）和OS（12.9个月 *vs* 10.8个月，*P*＝0.0011）显著延长，贝伐珠单抗单药治疗组劣于其他两组。

除一、二线治疗和维持治疗外，另一个重要的临床问题是含贝伐珠单抗的一线治疗失败后转用其他化疗方案时是否应该继续使用贝伐珠单抗。观察性注册登记研究BRiTE[84]及另一项来自美国社区肿瘤医疗实践的数据[85]均提示贝伐珠单抗跨线治疗（bevacizumab beyond first progression，BBP）是改善患者OS的独立因素。另外有2项随机试验直接探讨了该问题[86, 87]。欧洲的TML研究（ML18147）纳入820例在接受含贝伐珠单抗和化疗一线治疗停药3个月内发生疾病进展的不可切除mCRC患者[86]，患者被随机分配至二线化疗加或不加贝伐珠单抗，跨线使用贝伐珠单抗组中位PFS（5.7个月 *vs* 4.1个月）和总生存期（11.2个月 *vs* 9.8个月）有显著改善，并且跨线后贝伐珠单抗相关的不良事件与一线历史数据相比并无增加。另一项BEBYP试验纳入FU类为基础的一线化疗加贝伐珠单抗的患者[87]，随机分配至接受二线FOLFOX或FOLFIRI方案加或不加贝伐珠单抗，研究在纳入185例后因TML研究的结果发表而提前终止，二线方案继续使用贝伐珠单抗组显著改善了中位PFS（6.8个月 *vs* 5个月，

HR 0.70，95%CI 0.52～0.95，$P = 0.010$），但二线方案的ORR（21% *vs* 17%）和总体疾病控制率的差异均无统计学意义。

基于上述试验结果，对于不适合抗EGFR单抗治疗的不可切除mCRC，二线继续跨线应用贝伐珠单抗是合理选择。对于适合抗EGFR单抗治疗的左半 *RAS/BRAF* 野生型mCRC患者，一线抗EGFR单抗治疗进展后，换二线化疗联合贝伐珠单抗也是标准治疗。但对于一线贝伐珠单抗治疗后疾病进展的左半 *RAS/BRAF* 野生型mCRC，是换用西妥昔单抗还是继续二线跨线应用贝伐珠单抗治疗？Ⅱ期PRODIGE 18试验探讨了这方面的问题[88]。132例 *KRAS* 外显子2野生型的mCRC患者，在奥沙利铂或伊立替康方案联合贝伐珠单抗一线治疗进展后随机进入二线化疗联合西妥昔单抗或继续联合贝伐珠单抗，继续贝伐珠单抗治疗组的中位PFS（7.1个月 *vs* 5.6个月，$P = 0.06$）和总生存期（15.8个月 *vs* 10.4个月，$P = 0.08$）均长于西妥昔单抗组，但差异未达统计学显著性。这些结果似乎更支持二线跨线治疗而非更换靶向药物治疗，但PRODIGE 18研究纳入病例数有限，且开始时间较早，纳入的是 *KRAS* 外显子2野生型而非全 *RAS/BRAF* 野生型患者，也没有设定肿瘤左右半部位，可能影响最终的结论。

4. 贝伐珠单抗的不良反应　贝伐珠单抗属于分子靶向抗血管生成药物，要注意这类药物常见的不良反应，包括高血压、蛋白尿、胃肠道穿孔、影响伤口愈合、出血以及血栓栓塞事件。

贝伐珠单抗应用过程中需要进行尿液分析和血压的监测，蛋白尿≥2＋时一般需要暂停贝伐珠单抗，出现高血压予以药物对症降压治疗。

贝伐珠单抗影响外科伤口愈合情况，并且半衰期长（20天），除紧急情况外，手术与给予最后一剂贝伐珠单抗之间的间隔应至少为4周（最好是6～8周），而一些小操作，如静脉输液系统的置入，似乎不受该推荐限制。

应用贝伐珠单抗期间出现大出血、胃肠道穿孔和瘘管的比例较小，出现这些急症往往需要外科、介入科等科室协助治疗。

贝伐珠单抗还可增加发生动脉血栓栓塞事件的风险，过去6～12个月内发生过动脉血栓栓塞事件是贝伐珠单抗的相对禁忌证。而活动性出血，尤其是咯血的患者也禁用贝伐珠单抗。

贝伐珠单抗其他罕见的不良反应包括可逆性后部脑白质病、鼻中隔穿孔和颌部骨质坏死，临床上如果遇到，需想到这些罕见并发症。

（二）阿柏西普

阿柏西普是一种重组融合蛋白，由人VEGFR1和VEGFR2关键结构域中VEGF结合部位与人免疫球蛋白G1的Fc段融合而成，可阻止VEGF-A、VEGF-B和胎盘生长因子与其受体结合。阿柏西普目前尚未在国内上市，而该药在美国已被批准与FOLFIRI联合用于治疗对含奥沙利铂方案失败的mCRC患者，该用法的批准是基于VELOUR试验的结果[89]。该研究纳入1226例含奥沙利铂化疗联合或不联合贝伐珠单抗治疗期间或之后6个月内发生疾病进展的mCRC患者，将这些患者随机分配至FOLFIRI联合阿柏西普或安慰剂组，阿柏西普治疗组的患者中位OS（13.5个月 *vs* 12.1个月，$P = 0.0032$）和中位PFS（6.9个月 *vs* 4.7个月，$P < 0.0001$）显著延长。后续分析[90]提示，无论患者之前是否使用了贝伐珠单抗，阿柏西普的治疗获益相似，结果也为晚期肠癌维持抗血管生成治疗的必要性增添了新的证据。

阿柏西普的不良反应情况与其他以VEGF为靶点的药物较一致，包括出血、高血压、蛋白尿、伤口愈合不良、动脉血栓栓塞事件。VELOUR试验中阿柏西普治疗组3～4级AEs发生率更高，如3～4级高血压（19.3% *vs* 1.5%）、蛋白尿（7.8% *vs* 1.2%）、出血（3.0% *vs* 1.7%）、动脉血栓栓塞事件（1.8% *vs* 0.5%）和静脉血栓栓塞事件（7.8% *vs* 6.2%）在阿柏西普治疗组更多见。阿柏西普组3～4级腹泻、黏膜炎、感染和乏力/虚弱等发生率也高于对照组，比贝伐珠单抗治疗中通常所见的比例更高，因不良反应而停止治疗的患者比例高达27%。结合前面所述贝伐珠单抗跨线治疗的数据，一线FOLFOX加贝伐珠单抗治疗发生疾病进展后，目前尚不清楚换用阿柏西普二线治疗是否为更优选方案。

（三）雷莫芦单抗

雷莫芦单抗是针对VEGFR2的单克隆抗体，阻滞受体和VEGR结合后激活。基于RAISE Ⅲ期研究的结果[91]，雷莫芦单抗在2015年获准联合FOLFIRI方案治疗贝伐珠单抗、奥沙利铂和FU类一线方案后病情进展的患者。该试验共纳入1072例患者，雷莫芦单抗联合FOLFIRI组较FOLFIRI组的中位OS（13.3个月 *vs* 11.7个月）和PFS（5.7个月 *vs* 4.5个月）均具有轻度但有统计学意义的增加；不良反应方面，雷莫芦单抗组在3级及以上中性粒细胞减少、高血压和乏力方面发生率更高。鉴于该研究提示雷莫芦单抗组获益程度较小及贝伐珠单抗跨线治疗数据，和阿柏西普一样，目前不认为雷莫芦单抗是mCRC二线抗血管生成治疗的首选药物。

（四）瑞戈非尼

瑞戈非尼是一种小分子多激酶抑制剂，以参与血管生成通路和肿瘤生长促进通路中的多种激酶为靶点。

CORRECT试验纳入760例经多种标准治疗方案失败的mCRC患者[92]，随机分配至瑞戈非尼组（160mg，每天1次，口服，连续服用3周，4周为1个周期）或安慰剂组，瑞戈非尼组在研究的主要终点中位OS上有明显改善（6.4个月 *vs* 5个月，HR 0.77，95%CI 0.64～0.94，$P = 0.0052$）。中位PFS由1.7个月延长至1.9个月，疾病控制率（disease control rate，DCR）由15%提高至41%，但治疗组有效率也仅为1%。瑞戈非尼组最常见的3/4级不良反应为手足综合征（17%）、乏力（10%）、高血压（7%）、腹泻（7%）和皮疹（6%）。另外，需要注意的是，瑞戈非尼组中有1.6%的患者发生致死性肝衰竭，而安慰剂组的发生率为0.4%。

在亚洲开展的多中心CONCUR试验也证实了瑞戈非尼单药后线治疗的获益[93]，该试验纳入204例标准治疗后出现进展的mCRC患者，瑞戈非尼服用方法同CORRECT，该研究中不强制要求患者既往接受过抗VEGF或抗EGFR靶向治疗，每组中均有约40%的患者既往未接受过靶向治疗。结果显示瑞戈非尼组中位OS显著延长（8.8个月 *vs* 6.3个月），中位PFS由1.7个月显著延长至3.2个月，DCR由7%显著升高至51%，但仅取得4%部分缓解率，不良反应和全球CORRECT试验类似。

随着瑞戈非尼在实际的应用中越来越广泛，临床实践中发现CORRET和CONCUR研究中采用的剂量对许多患者来说可能过高而不耐受。ReDOS试验[94]设计的试验组为每周剂量递增：80mg/d起始剂量，若无严重治疗相关不良反应则每周增加40mg/d剂量，直至达到目标剂量160mg/d，试验组54例中43%的患者开始第3周期治疗，该比例明显高于62例标准剂量治疗的对照组（26%），达到研究主要终点，中位OS也有延长趋势（9.8个月 *vs* 6个月，$P = 0.12$），且不良反应更小。

基于CORRECT和CONCUR研究数据，瑞戈非尼是不可切除mCRC标准三线治疗方案之一，但需要注意药物的不良反应，我们推荐常规采用每周加量的方法开始瑞戈非尼的治疗，并在治疗中注意高血压、手足综合征、尿蛋白等不良反应的监测。

（五）呋喹替尼

呋喹替尼是具有较高选择性的口服抗肿瘤血管生成抑制剂，其主要作用靶点是VEGFR1、2和3的酪氨酸激酶。基于FRESCO试验[95]，呋喹替尼已在中国上市，是

mCRC标准的三线治疗方案之一。FRESCO研究纳入416例接受过两线或两线以上治疗后病情进展的中国患者，随机分为呋喹替尼组（一次5mg，每天1次，连用21天，以28天为一个周期）或安慰剂组。呋喹替尼组的中位OS（9.30个月 *vs* 6.57个月，HR 0.65，95%CI 0.51～0.83，*P*＜0.001）及中位PFS（3.71个月 *vs* 1.84个月，HR 0.26，95%CI 0.21～0.34，*P*＜0.001）均显著更长。呋喹替尼组ORR和DCR分别为4.7%和62.2%。在先前接受过抗VEGF靶向药物的患者中，疗效也得以维持。呋喹替尼最常见的3级及以上不良反应为高血压（21.2%）、手足综合征（11.8%）、蛋白尿（3.2%）、腹泻（2.9%）和血小板减少（2.5%）。治疗中AEs导致呋喹替尼组剂量中断或减量的比例是47.1%，治疗停止者占15.1%。

二、作用于EGFR及其下游通路的药物

（一）靶向EGFR的单抗

1. 西妥昔单抗　西妥昔单抗是一种小鼠/人嵌合单克隆抗体，结合细胞表面的EGFR，从而竞争性抑制配体结合，并诱导受体二聚化和内化。

和其他许多抗肿瘤药物一样，西妥昔单抗在mCRC中应用也经历了从单药到联合、从后线逐渐向前线推进的研究历程，并且后续研究发现其疗效受基因状态、肿瘤部位影响，*RAS/BRAF*野生型左半结直肠癌患者是EGFR单抗的获益人群。

BOND试验在伊立替康治疗后3个月内进展的mCRC患者中比较西妥昔单抗单药和西妥昔单抗联合伊立替康治疗[96]，联合治疗组的ORR（22.9% *vs* 10.8%）和中位TTP（4.1个月 *vs* 1.5个月）显著更高，中位OS仅有改善趋势（8.6个月 *vs* 6.9个月），结果提示西妥昔单抗单药有一定疗效，联合治疗疗效更优，并且联合治疗一定程度上逆转了伊立替康耐药性。EPIC试验在奥沙利铂一线治疗失败的患者中比较伊立替康单药和伊立替康联合西妥昔单抗二线治疗[97]，联合治疗组中位PFS显著更长（4个月 *vs* 2.6个月），ORR（16% *vs* 4%）显著更高，中位OS差异无统计学意义（10.7个月 *vs* 10个月），但OS可能受单纯伊立替康治疗组中46.9%的患者出组后接受了西妥昔单抗治疗的影响，并且尽管联合治疗组皮疹、腹泻、乏力的发生率更高，但生活质量更好。

其后，多项研究评价了西妥昔单抗联合化疗一线治疗mCRC的疗效。CRYSTAL试验评估了FOLFIRI基础上联合西妥昔单抗一线治疗mCRC的疗效[98]，西妥昔单抗组的中位PFS（8.9个月 *vs* 8个月）和ORR（47% *vs* 39%）有轻度但具有统计学意

义的增加，但中位OS未显著获益，并发现有效率和*KRAS*状态相关，*KRAS*野生型患者PFS获益更明显。不良反应方面，西妥昔单抗组明显增加3～4级腹泻（16% *vs* 11%）、皮肤毒性（19.7% *vs* 0.2%）和输液反应（2.5% *vs* 0）。CRYSTAL试验的一项后续分析进一步明确了*KRAS*野生型患者才能从联合西妥昔单抗的治疗中获益[99]，这组患者中位OS也获得明显改善。另外，*BRAF*突变的患者预后差。

评估一线西妥昔单抗联合奥沙利铂和FU类药物方案获益情况的几项研究结论并不完全一致。欧洲多中心Ⅱ期研究OPUS试验比较了FOLFOX4单用与联合西妥昔单抗[100]，联合治疗组在*KRAS*野生型患者中ORR显著更高、中位PFS显著延长，但中位OS仅有改善趋势。中国本土的TAILOR随机试验将393例*RAS*野生型mCRC患者随机分配至一线FOLFOX＋西妥昔单抗治疗组或一线FOLFOX单纯化疗组[101]，联合西妥昔单抗组显著改善了所有终点，包括中位PFS（9.2个月 *vs* 7.4个月）、中位OS（20.7个月 *vs* 17.8个月）和ORR（61.1% *vs* 39.5%）。英国MRC COIN试验在1630例mCRC患者中比较了一线FOLFOX/CAPOX联合或不联合西妥昔单抗治疗[102]，发现在729例*KRAS*野生型肿瘤患者中，加用西妥昔单抗的患者缓解率有显著改善（64% *vs* 57%），但中位PFS及OS无显著改善，亚组分析提示PFS从联合西妥昔单抗中获益在FOLFOX组大于CAPOX组、转移灶0～1个的患者大于2个以上者，最终在联合FOLFOX化疗、0～1个转移灶、*KRAS*野生型的mCRC患者中位PFS才有显著改善（$n=96$，HR 0.55，95%CI 0.35～0.87，$P=0.011$）。同样，NORDIC Ⅶ试验的结果也表明将西妥昔单抗加入快速推注FU/LV/奥沙利铂的FLOX方案并未改善中位PFS和OS[103]，即使单独分析348例*KRAS*野生型肿瘤患者结果也是如此。这些数据提示在使用非持续输注的FU类药物联合奥沙利铂的化疗方案中加入抗EGFR抗体似乎并无显著获益，其机制目前并不完全清楚，NCCN指南因此将CAPOX联合西妥昔单抗的方案从mCRC一线治疗推荐方案中去除，但CSCO指南2021版删除了"不推荐卡培他滨联合西妥昔单抗治疗"。

至于双药或三药化疗联合西妥昔单抗诱导之后维持治疗的策略，Ⅱ期COIN-B、MACRO-2、MACBETH、TIME UNICANCER、TJCC005等研究进行了探讨，这些研究结果提示应进行维持治疗，但最佳策略仍有待确定，目前正在进行的西妥昔单抗单药对比西妥昔单抗联合卡培他滨维持治疗的CLASSIC研究结果未来可能将较好地回答这个问题。

联合化疗基础上加用西妥昔单抗的方案有效率高，在临床研究中显示出较好的转化率。在CRYSTAL和OPUS试验中西妥昔单抗组患者R0手术切除率均有提高。Ⅱ期CELIM随机试验对最初不可切除的肝转移mCRC患者联用西妥昔单抗与FOLFIRI或FOLFOX[104]，FOLFOX组ORR为68%，FOLFIRI组ORR为57%，两组ORR和中位PFS无统计学差异，整个试验中46%的患者获得手术机会，入组111例患者中36例实现了R0切除，手术对这部分患者长期生存产生了积极影响，5年生存率为46.2%，中位OS达53.9个月[105]。而三药方案FOLOXIRI基础上联合西妥昔单抗有更高的ORR。意大利的一项Ⅱ期试验入组了143例RAS/BRAF野生型的mCRC[106]，该方案一线诱导治疗有效率达71.6%。而国内Ⅱ期FOCULM研究[68]中FOLFOXIRI联合西妥昔单抗治疗不可切除的肝转移mCRC时，ORR、切除率和NED率分别高达95.5%、55.2%和70.1%，均显著优于单纯FOLFOXIRI化疗组。

而对于一开始即可以达到R0手术切除的肝转移患者，则应避免化疗和抗EGFR单抗联合作为新辅助治疗的方案。这主要是基于新EPOC研究的结果[107, 108]。新EPOC随机试验评估了KRAS野生型可切除的肝转移mCRC患者使用FOLFOX方案联合或不联合西妥昔单抗治疗，结果提示加用西妥昔单抗治疗后中位PFS和OS明显更差。

另外，有几项试验头对头设计探讨了一线治疗中化疗联合贝伐珠单抗还是西妥昔单抗的问题，包括FIRE-3研究[109]，美国CALGB/SWOG 80405研究[110]，一项纳入了PEAK、CALGB/SWOG80405、FIRE3等6项研究的汇总回顾性分析[111]，均提示抗EGFR单抗疗效和RAS状态及肿瘤部位相关。这部分内容将在本书第八章"分子分型指导下的个体化治疗"中详细解读。

基于目前的研究数据，我们建议左半RAS/BRAF野生型mCRC患者靶向药物首选抗EGFR单抗，而右半原发肿瘤患者及RAS突变的左半结直肠癌患者选用贝伐珠单抗而不是抗EGFR药物。有贝伐珠单抗禁忌证的RAS/BRAF野生型右半肿瘤患者，如合并活动性出血、治疗前6～12个月内发生过动脉血栓栓塞等，考虑仅行化疗，如果需要转化治疗可考虑FOLFOXIRI方案。

2. 帕尼单抗　帕尼单抗是另一种针对EGFR细胞外结构域的全人源化单克隆抗体。在mCRC标准化疗失败的后线单药治疗中，几项研究结果证实了帕尼单抗的获益。最早的一项多中心试验将463例患者随机分配至单纯BSC组或帕尼单抗组[112]，帕尼单抗组的ORR为10%，单纯BSC组的ORR为0，8周时帕尼单抗组的PFS率显著更高（49% *vs* 30%），帕尼单抗组最常见的不良反应为皮肤毒性、腹泻、低镁血症，无3级以上输液反应，总体耐受性好。该研究中两组中位生存期无差异，其原因很可能是由于大部分单纯BSC组患者出组后交叉使用了帕尼单抗[113]。与西妥昔单抗相似，随后该研究的一项再分析也显示帕尼单抗仅对*KRAS*外显子2野生型肿瘤患者有效，野生型和突变型患者ORR分别为17%和0[114]。在另一项随机对比帕尼单抗和BSC在标准化疗失败且*KRAS*外显子2野生型mCRC疗效的研究中[115]，亚组分析结果显示帕尼单抗对扩大*RAS*野生型的患者疗效更显著，而*RAS*少见位点突变者不能获益。Ⅲ期ASPECCT试验在标准化疗失败的*KRAS*外显子2野生型mCRC中比较帕尼单抗和西妥昔单抗[116]，结果提示前者疗效非劣于后者，3～4级输液反应西妥昔单抗组更多见，而3～4级低镁血症帕尼单抗组更常见。

对于*RAS*野生型mCRC患者，帕尼单抗与以伊立替康为基础的方案联用进行一、二线治疗是安全有效的。比利时的一项Ⅲ期研究纳入一线治疗失败的mCRC患者随机接受FOLFIRI±帕尼单抗二线治疗[117]，在*KRAS*野生型患者中，ORR从单纯化疗的10%提高至帕尼单抗组36%（*P*＜0.0001），帕尼单抗组中位PFS显著延长（6.7个月*vs* 4.9个月，HR 0.82，95%CI 0.69～0.97，*P*＝0.023），中位OS有延长趋势（14.5个月*vs* 12.5个月，HR 0.92，95%CI 0.78～1.10，*P*＝0.37）。一线治疗时，一项Ⅱ期单臂研究的回顾性分析显示FOLFIRI联合帕尼单抗在*RAS*野生型患者ORR达59%，中位PFS达11.2个月[118]。

也有越来越多的数据支持帕尼单抗联合以奥沙利铂为基础的方案对*RAS*野生型mCRC患者有效。例如，在一线治疗中，Ⅲ期PRIME试验显示帕尼单抗加入FOLFOX4方案在*KRAS*外显子2野生型患者中可显著改善中位PFS（9.6个月*vs* 8个月，HR 0.80，95%CI 0.66～0.97，*P*＝0.02），而*KRAS*外显子2突变型患者接受帕尼单抗治疗后其中位PFS和OS反而缩短[119]。随着中位随访时间延长，该研究中*KRAS*野生型患者帕尼单抗组中位OS延长也达到统计学意义（死亡HR 0.83，95%CI 0.70～0.98）[120]。

与西妥昔单抗相似，帕尼单抗联合化疗因高有效率也成为高转化率的方案。Ⅱ期PLANET-TTD试验中FOLFOX4或FOLFIRI联合帕尼单抗治疗*KRAS*野生型的多发或不可切除肝转移的初治mCRC[121]，两种方案在ORR和R0/R1切除率上并无显著差异，总人群的ORR和R0/R1切除率分别为70%和40%，其中*RAS*野生型人群中分别达76%和40%。三药化疗方案联合帕尼单抗的VOLFI研究显示了更高的有效率[67]，FOLFOXIRI联合帕尼单抗组有效率为87.3%，转移灶二次切除率为33.3%，均较单纯FOLFOXIRI明显改善。

3. 抗EGFR单抗的不良反应　西妥昔单抗和帕尼单抗的常见不良反应有皮肤反应、乏力不适、电解质紊乱，输液反应在西妥昔单抗较为常见。

输液反应大多发生在输液3小时内，表现为发热、寒战、头晕、呼吸困难、支气管痉挛、荨麻疹、低血压、意识障碍或休克等。西妥昔单抗较帕尼单抗更容易出现输液反应，西妥昔单抗应用前建议采用H_1受体阻滞剂如苯海拉明进行前驱给药。在MABEL注册数据库中超过1000例接受西妥昔单抗联合伊立替康治疗的mCRC患者的一项报道显示[122]，在抗组胺药基础上加用糖皮质激素作为前驱用药可进一步获益：与单用抗组胺药物的前驱给药相比，使用抗组胺药物加糖皮质激素进行前驱给药的患者中，西妥昔单抗相关的任何级别输液反应的发生率显著较低（7.1% *vs* 21.8%），3级或4级发生率也显著降低（1.0% *vs* 4.7%）。在我们的临床实践中，大部分接受西妥昔单抗治疗的患者也同时联合化疗，推荐此类患者使用糖皮质激素加抗组胺药物进行输液反应的预防治疗。另外，刚开始应用西妥昔单抗时一般需要心电监护，出现严重输液反应立即停药。帕尼单抗因为是全人源化单克隆抗体，输液反应总发生率仅为4%，严重输液反应的发生率为1%，不常规推荐在输注帕尼单抗前常规抗过敏治疗。

接受抗EGFR单抗治疗的患者中皮肤反应常见，也可能较为严重。然而，皮疹的严重程度似乎与治疗结局较好呈正相关[123]。患者在开始接受抗EGFR单抗治疗之前，应得到关于皮肤一般护理措施的宣教，包括限制过度日光暴露，使用黏稠不含乙醇（酒精）的润肤剂，避免热水而用温水淋浴等。抗EGFR单抗最常见的皮肤不良反应是痤疮样皮疹，发生于多达2/3的治疗患者。1～2级皮疹一般可继续用药，3级皮疹发生时需要停药待恢复至2级才能继续用药，并根据3级皮疹发生次数酌情减量。重度皮疹除了局部对症外用药物，还应考虑口服四环素类抗生素，如多西环素或米诺环素，有时需要联合短期全身应用糖皮质激素治疗，并请皮肤科协助处理。另一种常见的皮肤不良反应是瘙痒，在接受帕尼单抗治疗的患者中尤为常见。在一项系统评价中[124]，帕尼单抗治疗中任何级别和高级别瘙痒的发生率分别为54.9%和2.6%，西妥昔单抗治疗中的发生率分别为18.2%和2.1%。皮肤瘙痒的处理措施包括宣教和外用润肤剂、糖皮质激素等，对于症状显著的患者，口服抗组胺药、阿瑞匹坦也可能会有一定帮助。

西妥昔单抗及帕尼单抗治疗期间还可能发生电解质紊乱，比较特殊的是可以引起低镁血症，这主要和抗EGFR单抗影响肾小管的镁重吸收有关。一项前瞻性分析发现高达97%的患者在抗EGFR单抗治疗过程中出现血镁下降，下降幅度明显大于单纯化疗[124]。在另一项报告中[125]，在西妥昔单抗治疗过程中至少检测过一次血镁的34例患者中出现6例3级、2例4级低镁血症。低镁血症可导致继发性低钙血症及乏力表现。因此在抗EGFR单抗治疗过程中，要注意包括血镁在内的电解质的监测，尤其对乏力较明显和出现低钙血症的患者要进行血镁的检测。

（二）作用于EGFR下游通路的药物

BRAF是EGFR下游RAS-RAF-MAPK信号通路中的一个组成部分。*BRAF* V600E突变的mCRC患者预后差，且这类患者即使是*RAS*野生型也无法从单纯抗EGFR单抗的靶向治疗中获得明显益处[126, 127]。

关于*BREF*突变患者的治疗将在第八章"分子分型指导下的个体化治疗"中详细解读。

目前对于*BRAF* V600E突变型mCRC患者，NCCN将抗EGFR单抗＋康奈非尼作为二线以后治疗的标准推荐。在国内考虑到药物的可及性，一线化疗＋贝伐珠单抗治疗后大多数*BRAF* V600E突变的患者目前仍在应用维莫非尼＋西妥昔单抗＋伊立替康的VIC方案或达拉非尼联合西妥昔单抗和曲美替尼的方案，或者参加临床研究。另外值得注意的是，*BRAF* V600E突变型mCRC患者有较大比例存在微卫星高度不稳定（microsatellite instability high，MSI-H），这些患者和非*BRAF* V600E突变的MSI-H患者一样，一般认为其一线标准治疗还是应用免疫检查点抑制剂。

三、抗*HER2*扩增的靶向治疗

*HER2*对于激活控制上皮细胞生长和分化的细胞信号传导途径也至关重要。阻滞*HER2*的靶向治疗已成为*HER2*过表达的乳腺癌和/或胃癌患者的重要治疗选择。从既往的研究看，CRC存在*HER2*扩增和/或突变发生率不足5%[128, 129]，在*RAS*野生型和左半结直肠癌中发生率相对更高。

关于*HER2*扩增患者的治疗将在第八章"分子分型指导下的个体化治疗"中详细解读。

目前对于*HER2*扩增且*RAS/BRAF*野生型的mCRC患者，NCCN推荐将抗*HER2*

治疗作为二线方案，但对于不能耐受强治疗的患者，也可作为一线方案选择。抗HER2治疗的方案包括针对HER2靶点的单抗或小分子酪氨酸激酶抑制剂的双靶联合方案，或HER2抗体偶联药物DS-8201。

四、高度选择性NTRK抑制剂

CRC中神经营养酪氨酸受体激酶（NTRK）融合基因阳性较为罕见，估计发生率在0.2%～1.0%[130, 131]。一项2314例CRC患者标本的检测结果显示，*NTRK*融合基因阳性发生率为0.35%[132]，全部发生在*RAS/BRAF*均野生型的患者，并且大部分是DNA错配修复表达缺失（dMMR）的患者。

关于*NTRK*融合基因阳性患者的治疗将在第八章中详细解读。对于存在*NTRK*融合基因阳性的mCRC患者可选用拉罗替尼（larotrectinib）或恩曲替尼（entrectinib）治疗。

第三节　免疫治疗

免疫检查点抑制剂（immune checkpoint inhibitor，ICI）是当今肿瘤治疗领域的革命性突破，相较于传统化疗的不良反应，ICI多数为较轻的低级别不良反应。ICIs目前主要包括针对细胞毒性T淋巴细胞相关抗原-4（CTLA-4）和程序性死亡受体-1（PD-1）及其配体（PD-L1）的抗体。不同于传统化疗药物和分子靶向药物，ICIs激活机体自身的抗肿瘤免疫，达到杀伤肿瘤、延长患者生存期的目的，在恶性黑色素瘤、非小细胞肺癌、淋巴瘤、尿路上皮癌等多种肿瘤中显示出很好的疗效。

CRC被认为是非免疫原性的肿瘤，能从ICI治疗中获益的mCRC目前主要还是dMMR/MSI-H的患者，而这部分患者仅占mCRC的5%左右[133-135]。与DNA错配修复表达正常（pMMR）的同类型肿瘤相比，dMMR肿瘤携带有更多突变。另外，POLE/POLD1的致病性突变可能也是ICI的获益人群，往往也伴随着高突变负荷。

关于dMMR/MSI-H患者的免疫治疗将在第八章中详细解读。

基于KEYNOTE-177[136]研究和CheckMate142[137]研究，目前帕博利珠单抗、

纳武利尤单抗±伊匹木单抗也已成为dMMR/MSI-H的mCRC标准一线治疗方案。

免疫治疗在dMMR/MSI-H的mCRC患者中显示了非常明确和持续的临床获益。而对于占mCRC 95%以上的pMMR/MSS患者，单纯免疫治疗并不获益。研究者们正在探索如何使得pMMR/MSS的mCRC患者也能从免疫治疗中获益，目前主要的方向还是免疫治疗与其他治疗方式的联合应用，如放疗、化疗、分子靶向治疗等。抗PD-L1单抗阿特珠单抗联合MEK抑制剂克吡替尼的Ⅰ期试验中看到了pMMR/MSS型mCRC患者的疗效，但在开放标签随机Ⅲ期对照研究IMBRAZE370试验中[138]，无论有效率、PFS还是OS，该方案在MSI状态未经选择的mCRC三线及之后治疗中均未显示出较瑞戈非尼显著的优势。2019年ASCO大会上公布的日本的REGONIVO研究中纳武利尤单抗联合瑞戈非尼治疗mCRC和晚期胃癌的结果令人惊喜。在25例肠癌患者中[139]，ORR达36%（24例pMMR/MSS患者ORR为33.3%），中位PFS达7.9个月，研究发现肺转移患者获益更大。随后，国内外多项瑞戈非尼或呋喹替尼联合PD-1单抗的Ⅰ/Ⅱ期研究相继公布结果，ORR多数在10%～20%，PFS结果均远不如REGONIVO研究结果，虽然ORR总体比单药抗血管小分子酪氨酸激酶抑制剂稍高，但目前研究证据尚不足以推荐后线mCRC患者均尝试该组合方案，而究竟哪些患者适合，目前尚不明确。另外，加拿大CO.26试验对比了抗PD-L1单抗联合抗CTLA-4单抗和最佳支持治疗在MSI状态未经选择的标准治疗失败的mCRC患者中的疗效[140]，试验组患者ORR为1%，两组PFS和OS无统计学差异，只有血液检查肿瘤突变负荷≥28的患者可以从免疫治疗中获得OS明显获益。

除了在pMMR/MSS患者后线治疗中的尝试，在一线及维持治疗中免疫治疗也还在探索中。在2018年ESMO大会上披露的MODUL研究的*BRAF*野生型患者队列中，在一线诱导治疗后FU联合贝伐珠单抗维持治疗基础上加阿特珠单抗维持，结果令人失望。AtezoTRIBE研究[141]在FOLFOXIRI联合贝伐珠单抗一线治疗基础上试验组加用了阿特珠单抗，该Ⅱ期研究中试验组中位PFS 13.1个月，显著优于对照组的11.5个月，但有效率并未提高。而另一探索一线FOLFOX联合贝伐珠单抗基础上加用纳武利尤单抗的Ⅱ期研究CheckMate 9X8在2022年ASCO GI上报道的初步研究结果，主要研究终点PFS没有达到预先设定的统计学显著性，探索性亚组分析中，在CMS1型和CMS3型患者以及CD8≥2%的患者中观察到加用纳武利尤单抗可能获益。

综上所述，对于dMMR/MSI-H的mCRC患者，ICIs已成为一线标准治疗，后续亟待解决的是这类患者中原发和继发耐药的问题。而pMMR/MSS的mCRC患者并非目前免疫治疗明显获益的人群，联合其他治疗方式和新机制的药物尚在探索中，在强有力的有效数据获得之前，在临床研究之外将免疫治疗用于这部分患者尚需慎重。

总　结

内科系统治疗是mCRC整体治疗策略中的重要手段，本章介绍了目前mCRC化疗、靶向治疗和免疫治疗药物的经典临床试验数据，解读其临床应用。总体而言，化疗是多数mCRC患者最基本的内科治疗方法，在此基础上酌情增加靶向治疗可进一步提高疗效，而目前免疫检查点抑制剂治疗仅作为存在dMMR/MSI-H或POLE、POLD致病性突变的少数患者的治疗首选。对于每一例结直肠癌患者，我们都应根据其不同疾病特点制定相应治疗目标，合理布局治疗策略，将现有药物用好，使患者获益最大化。

（周建凤）

参考文献

[1] MINI E, TRAVE F, RUSTUM Y M, et al. Enhancement of the antitumor effects of 5-fluorouracil by folinic acid [J]. Pharmacol Ther, 1990, 47 (1): 1-19.

[2] THIRION P, MICHIELS S, PIGNON J P, et al. Modulation of fluorouracil by leucovorin in patients with advanced colorectal cancer: an updated meta-analysis [J]. J Clin Oncol, 2004, 22 (18): 3766-3775.

[3] POON M A, O'CONNELL M J, MOERTEL C G, et al. Biochemical modulation of fluorouracil: evidence of significant improvement of survival and quality of life in patients with advanced colorectal carcinoma [J]. J Clin Oncol, 1989, 7 (10): 1407-1418.

[4] JÄGER E, HEIKE M, BERNHARD H, et al. Weekly high-dose leucovorin versus low-dose leucovorin combined with fluorouracil in advanced colorectal cancer: results of a randomized multicenter trial. Study Group for Palliative Treatment of Metastatic Colorectal Cancer Study Protocol 1 [J]. J Clin Oncol, 1996, 14 (8): 2274-2279.

[5] BUROKER T R, O'CONNELL M J, WIEAND H S, et al. Randomized comparison of two schedules of fluorouracil and leu-

covorin in the treatment of advanced colorectal cancer [J]. J Clin Oncol, 1994, 12 (1): 14-20.

[6] WANG W S, LIN J K, CHIOU T J, et al. Randomized trial comparing weekly bolus 5-fluorouracil plus leucovorin versus monthly 5-day 5-fluorouracil plus leucovorin in metastatic colorectal cancer [J]. Hepatogastroenterology, 2000, 47 (36): 1599-1603.

[7] DE GRAMONT A, BOSSET J F, MILAN C, et al. Randomized trial comparing monthly low-dose leucovorin and fluorouracil bolus with bimonthly high-dose leucovorin and fluorouracil bolus plus continuous infusion for advanced colorectal cancer: a French intergroup study [J]. J Clin Oncol, 1997, 15 (2): 808-815.

[8] SCHÜLLER J, CASSIDY J, DUMONT E, et al. Preferential activation of capecitabine in tumor following oral administration to colorectal cancer patients [J]. Cancer Chemother Pharmacol, 2000, 45 (4): 291-297.

[9] HOFF P M, ANSARI R, BATIST G, et al. Comparison of oral capecitabine versus intravenous fluorouracil plus leucovorin as first-line treatment in 605 patients with metastatic colorectal cancer: results of a randomized phase III study [J]. J Clin Oncol, 2001, 19 (8): 2282-2292.

[10] VAN CUTSEM E, TWELVES C, CASSIDY J, et al. Oral capecitabine compared with intravenous fluorouracil plus leucovorin in patients with metastatic colorectal cancer: results of a large phase III study [J]. J Clin Oncol, 2001, 19 (21): 4097-4106.

[11] KWAKMAN J J M, SIMKENS L H J, VAN ROOIJEN J M, et al. Randomized phase III trial of S-1 versus capecitabine in the first-line treatment of metastatic colorectal cancer: SALTO study by the Dutch Colorectal Cancer Group [J]. Ann Oncol, 2017, 28 (6): 1288-1293.

[12] DOUILLARD J Y, CUNNINGHAM D, ROTH A D, et al. Irinotecan combined with fluorouracil compared with fluorouracil alone as first-line treatment for metastatic colorectal cancer: a multicentre randomised trial [J]. Lancet, 2000, 355 (9209): 1041-1047.

[13] KÖHNE C H, VAN CUTSEM E, WILS J, et al. Phase III study of weekly high-dose infusional fluorouracil plus folinic acid with or without irinotecan in patients with metastatic colorectal cancer: European Organisation for Research and Treatment of Cancer Gastrointestinal Group Study 40986 [J]. J Clin Oncol, 2005, 23 (22): 4856-4865.

[14] SALTZ L B, COX J V, BLANKE C, et al. Irinotecan plus fluorouracil and leucovorin for metastatic colorectal cancer. Irinotecan Study Group [J]. N Engl J Med, 2000, 343 (13): 905-914.

[15] FUCHS C S, MARSHALL J, MITCHELL E, et al. Randomized, controlled trial of irinotecan plus infusional, bolus, or oral fluoropyrimidines in first-line treatment of metastatic colorectal cancer: results from the BICC-C Study [J]. J Clin Oncol, 2007, 25 (30): 4779-4786.

[16] HALLER D G, CASSIDY J, CLARKE S J, et al. Potential regional differences for the tolerability profiles of fluoropyrimidines [J]. J Clin Oncol, 2008, 26 (13): 2118-2123.

[17] PECTASIDES D, PAPAXOINIS G, KALOGERAS K T, et al. XELIRI-bevacizumab versus FOLFIRI-bevacizumab as first-line treatment in patients with metastatic colorectal cancer: a Hellenic Cooperative Oncology Group phase III trial with collateral biomarker analysis [J]. BMC Cancer, 2012,

12: 271.

[18] SCHMIEGEL W, REINACH-ER-SCHICK A, ARNOLD D, et al. Capecitabine/irinotecan or capecitabine/oxaliplatin in combination with bevacizumab is effective and safe as first-line therapy for metastatic colorectal cancer: a randomized phase II study of the AIO colorectal study group [J]. Ann Oncol, 2013, 24 (6): 1580-1587.

[19] DUCREUX M, ADENIS A, PIGNON J P, et al. Efficacy and safety of bevacizumab-based combination regimens in patients with previously untreated metastatic colorectal cancer: final results from a randomised phase II study of bevacizumab plus 5-fluorouracil, leucovorin plus irinotecan versus bevacizumab plus capecitabine plus irinotecan (FNCLCC ACCORD 13/0503 study) [J]. Eur J Cancer, 2013, 49 (6): 1236-1245.

[20] HAMAMOTO Y, YAMAGUCHI T, NISHINA T, et al. A phase I/II study of XE-LIRI plus bevacizumab as second-line chemotherapy for Japanese patients with metastatic colorectal cancer (BIX study) [J]. Oncologist, 2014, 19 (11): 1131-1132.

[21] YAMADA Y, DENDA T, GAMOH M, et al. S-1 and irinotecan plus bevacizumab versus mFOLFOX6 or CapeOX plus bevacizumab as first-line treatment in patients with metastatic colorectal cancer (TRICOLORE): a randomized, open-label, phase III, noninferiority trial [J]. Ann Oncol, 2018, 29 (3): 624-631.

[22] TOURNIGAND C, ANDRÉ T, ACHILLE E, et al. FOLFIRI followed by FOLFOX6 or the reverse sequence in advanced colorectal cancer: a randomized GERCOR study [J]. J Clin Oncol, 2004, 22 (2): 229-237.

[23] XU RH, MURO K, MORITA S, et al. Modified XELIRI (capecitabine plus irinotecan) versus FOLFIRI (leucovorin, fluorouracil, and irinotecan), both either with or without bevacizumab, as second-line therapy for metastatic colorectal cancer (AXEPT): a multicentre, open-label, randomised, non-inferiority, phase 3 trial [J]. Lancet Oncol, 2018, 19 (5): 660-671.

[24] YASUI H, MURO K, SHIMADA Y, et al. A phase 3 non-inferiority study of 5-FU/l-leucovorin/irinotecan (FOLFIRI) versus irinotecan/S-1 (IRIS) as second-line chemotherapy for metastatic colorectal cancer: updated results of the FIRIS study [J]. J Cancer Res Clin Oncol, 2015, 141 (1): 153-160.

[25] RAYMOND E, BOIGE V, FAIVRE S, et al. Dosage adjustment and pharmacokinetic profile of irinotecan in cancer patients with hepatic dysfunction [J]. J Clin Oncol, 2002, 20 (21): 4303-4312.

[26] MEYERHARDT J A, KWOK A, RATAIN M J, et al. Relationship of baseline serum bilirubin to efficacy and toxicity of single-agent irinotecan in patients with metastatic colorectal cancer [J]. J Clin Oncol, 2004, 22 (8): 1439-1446.

[27] PALOMAKI G E, BRADLEY L A, DOUGLAS M P, et al. Can UGT1A1 genotyping reduce morbidity and mortality in patients with metastatic colorectal cancer treated with irinotecan? An evidence-based review [J]. Genet Med, 2009, 11 (1): 21-34.

[28] CHENG L, LI M, HU J, et al. UGT1A1*6 polymorphisms are correlated with irinotecan-induced toxicity: a system review and meta-analysis in Asians [J]. Cancer Chemother Pharmacol, 2014, 73 (3): 551-560.

[29] VAUTHEY J N, PAWLIK T M, RIBERO D, et al. Chemotherapy regimen

predicts steatohepatitis and an increase in 90-day mortality after surgery for hepatic colorectal metastases［J］. J Clin Oncol, 2006, 24（13）: 2065-2072.

［30］ZORZI D, LAURENT A, PAWLIK T M, et al. Chemotherapy-associated hepatotoxicity and surgery for colorectal liver metastases［J］. Br J Surg, 2007, 94（3）: 274-286.

［31］ROTHENBERG M L, OZA A M, BIGELOW R H, et al. Superiority of oxaliplatin and fluorouracil-leucovorin compared with either therapy alone in patients with progressive colorectal cancer after irinotecan and fluorouracil-leucovorin: interim results of a phase Ⅲ trial［J］. J Clin Oncol, 2003, 21（11）: 2059-2069.

［32］DE GRAMONT A, FIGER A, SEYMOUR M, et al. Leucovorin and fluorouracil with or without oxaliplatin as first-line treatment in advanced colorectal cancer［J］. J Clin Oncol, 2000, 18（16）: 2938-2947.

［33］COLUCCI G, GEBBIA V, PAOLETTI G, et al. Phase III randomized trial of FOLFIRI versus FOLFOX4 in the treatment of advanced colorectal cancer: a multicenter study of the Gruppo Oncologico Dell'Italia Meridionale［J］. J Clin Oncol, 2005, 23（22）: 4866-4875.

［34］DÍAZ-RUBIO E, TABERNERO J, GÓMEZ-ESPAÑA A, et al. Phase III study of capecitabine plus oxaliplatin compared with continuous-infusion fluorouracil plus oxaliplatin as first-line therapy in metastatic colorectal cancer: final report of the Spanish Cooperative Group for the Treatment of Digestive Tumors Trial［J］. J Clin Oncol, 2007, 25（27）: 4224-4230.

［35］HOCHSTER H S, HART L L, RAMANATHAN R K, et al. Safety and efficacy of oxaliplatin and fluoropyrimidine regimens with or without bevacizumab as first-line treatment of metastatic colorectal cancer: results of the TREE Study［J］. J Clin Oncol, 2008, 26（21）: 3523-3529.

［36］GUO Y, XIONG B H, ZHANG T, et al. XELOX vs. FOLFOX in metastatic colorectal cancer: An updated meta-analysis［J］. Cancer Invest, 2016, 34（2）: 94-104.

［37］HONG Y S, PARK Y S, LIM H Y, et al. S-1 plus oxaliplatin versus capecitabine plus oxaliplatin for first-line treatment of patients with metastatic colorectal cancer: a randomised, non-inferiority phase 3 trial［J］. Lancet Oncol, 2012, 13（11）: 1125-1132.

［38］YAMADA Y, TAKAHARI D, MATSUMOTO H, et al. Leucovorin, fluorouracil, and oxaliplatin plus bevacizumab versus S-1 and oxaliplatin plus bevacizumab in patients with metastatic colorectal cancer（SOFT）: an open-label, non-inferiority, randomised phase 3 trial［J］. Lancet Oncol, 2013, 14（13）: 1278-1286.

［39］ROTHENBERG M L, COX J V, BUTTS C, et al. Capecitabine plus oxaliplatin（XELOX）versus 5-fluorouracil/folinic acid plus oxaliplatin（FOLFOX-4）as second-line therapy in metastatic colorectal cancer: a randomized phase III noninferiority study［J］. Ann Oncol, 2008, 19（10）: 1720-1726.

［40］CHIBAUDEL B, MAINDRAULT-GOEBEL F, LLEDO G, et al. Can chemotherapy be discontinued in unresectable metastatic colorectal cancer? The GERCOR OPTIMOX2 Study［J］. J Clin Oncol, 2009, 27（34）: 5727-5733.

［41］TOURNIGAND C, CERVANTES A, FIGER A, et al. OPTIMOX1: a randomized study of FOLFOX4 or FOLFOX7 with oxaliplatin in a stop-and-Go fashion in advanced colorectal cancer--a GERCOR study [J]. J Clin Oncol, 2006, 24 (3): 394-400.

[42] OVERMAN M J, MARU D M, CHARNSANGAVEJ C, et al. Oxaliplatin-mediated increase in spleen size as a biomarker for the development of hepatic sinusoidal injury [J]. J Clin Oncol, 2010, 28 (15): 2549-2555.

[43] NAKANO H, OUSSOULTZOGLOU E, ROSSO E, et al. Sinusoidal injury increases morbidity after major hepatectomy in patients with colorectal liver metastases receiving preoperative chemotherapy [J]. Ann Surg, 2008, 247 (1): 118-124.

[44] SLADE J H, ALATTAR M L, FOGELMAN D R, et al. Portal hypertension associated with oxaliplatin administration: clinical manifestations of hepatic sinusoidal injury [J]. Clin Colorectal Cancer, 2009, 8 (4): 225-230.

[45] OVERMAN M J, FERRAROTTO R, RAGHAV K, et al. The Addition of Bevacizumab to Oxaliplatin-Based Chemotherapy: Impact Upon Hepatic Sinusoidal Injury and Thrombocytopenia [J]. J Natl Cancer Inst, 2018, 110 (8): 888-894.

[46] LENZ H J, STINTZING S, LOUPAKIS F. TAS-102, a novel antitumor agent: a review of the mechanism of action [J]. Cancer Treat Rev, 2015, 41 (9): 777-783.

[47] MAYER R J, VAN CUTSEM E, FALCONE A, et al. Randomized trial of TAS-102 for refractory metastatic colorectal cancer [J]. N Engl J Med, 2015, 372 (20): 1909-1919.

[48] XU J, KIM T W, SHEN L, et al. Results of a Randomized, Double-Blind, Placebo-Controlled, Phase III Trial of Trifluridine/

Tipiracil (TAS-102) Monotherapy in Asian Patients With Previously Treated Metastatic Colorectal Cancer: The TERRA Study [J]. J Clin Oncol, 2018, 36 (4): 350-358.

[49] JACKMAN A L, TAYLOR G A, GIBSON W, et al. ICI D1694, a quinazoline antifolate thymidylate synthase inhibitor that is a potent inhibitor of L1210 tumor cell growth in vitro and in vivo: a new agent for clinical study[J]. Cancer Res, 1991, 51(20): 5579-5586.

[50] MAUGHAN T S, JAMES R D, KERR D J, et al. Comparison of survival, palliation, and quality of life with three chemotherapy regimens in metastatic colorectal cancer: a multicentre randomised trial [J]. Lancet, 2002, 359 (9317): 1555-1563.

[51] RANSOM D, WILSON K, FOURNIER M, et al. Final results of Australasian Gastrointestinal Trials Group ARCTIC study: an audit of raltitrexed for patients with cardiac toxicity induced by fluoropyrimidines [J]. Ann Oncol, 2014, 25 (1): 117-121.

[52] APARICIO J, VICENT J M, MAESTU I, et al. Multicenter phase II trial evaluating a three-weekly schedule of irinotecan plus raltitrexed in patients with 5-fluorouracil-refractory advanced colorectal cancer [J]. Ann Oncol, 2003, 14 (7): 1121-1125.

[53] COMELLA P, CASARETTI R, CRUCITTA E, et al. Oxaliplatin plus raltitrexed and leucovorin-modulated 5-fluorouracil i. v. bolus: a salvage regimen for colorectal cancer patients [J]. Br J Cancer, 2002, 86 (12): 1871-1875.

[54] SIMMONDS P C. Palliative chemotherapy for advanced colorectal cancer: systematic review and meta-analysis. Colorectal Cancer Collaborative Group [J]. Bmj, 2000, 321 (7260): 531-535.

［55］VAN CUTSEM E，CERVANTES A，ADAM R，et al. ESMO consensus guidelines for the management of patients with metastatic colorectal cancer［J］. Ann Oncol，2016，27（8）：1386-1422.

［56］FALCONE A，RICCI S，BRUNETTI I，et al. Phase III trial of infusional fluorouracil，leucovorin，oxaliplatin，and irinotecan（FOLFOXIRI）compared with infusional fluorouracil，leucovorin，and irinotecan（FOLFIRI）as first-line treatment for metastatic colorectal cancer：the Gruppo Oncologico Nord Ovest［J］. J Clin Oncol，2007，25（13）：1670-1676.

［57］MASI G，VASILE E，LOUPAKIS F，et al. Randomized trial of two induction chemotherapy regimens in metastatic colorectal cancer：an updated analysis［J］. J Natl Cancer Inst，2011，103（1）：21-30.

［58］CREMOLINI C，LOUPAKIS F，ANTONIOTTI C，et al. FOLFOXIRI plus bevacizumab versus FOLFIRI plus bevacizumab as first-line treatment of patients with metastatic colorectal cancer：updated overall survival and molecular subgroup analyses of the open-label，phase 3 TRIBE study［J］. Lancet Oncol，2015，16（13）：1306-1315.

［59］CREMOLINI C，ANTONIOTTI C，ROSSINI D，et al. Upfront FOLFOXIRI plus bevacizumab and reintroduction after progression versus mFOLFOX6 plus bevacizumab followed by FOLFIRI plus bevacizumab in the treatment of patients with metastatic colorectal cancer（TRIBE2）：a multicentre，open-label，phase 3，randomised，controlled trial［J］. Lancet Oncol，2020，21（4）：497-507.

［60］HURWITZ H I，TAN B R，REEVES J A，et al. Phase II Randomized Trial of Sequential or Concurrent FOLFOXIRI-Bevacizumab Versus FOLFOX-Bevacizumab for Metastatic Colorectal Cancer（STEAM）［J］. Oncologist，2019，24（7）：921-932.

［61］GRUENBERGER T，BRIDGEWATER J，CHAU I，et al. Bevacizumab plus mFOLFOX-6 or FOLFOXIRI in patients with initially unresectable liver metastases from colorectal cancer：the OLIVIA multinational randomised phase II trial［J］. Ann Oncol，2015，26（4）：702-708.

［62］SHUI L，WU Y S，LIN H，et al. Triplet Chemotherapy（FOLFOXIRI）Plus Bevacizumab Versus Doublet Chemotherapy（FOLFOX/FOLFIRI）Plus Bevacizumab in Conversion Therapy for Metastatic Colorectal Cancer：a Meta-Analysis［J］. Cell Physiol Biochem，2018，48（5）：1870-1881.

［63］TOMASELLO G，PETRELLI F，GHIDINI M，et al. FOLFOXIRI Plus Bevacizumab as Conversion Therapy for Patients With Initially Unresectable Metastatic Colorectal Cancer：A Systematic Review and Pooled Analysis［J］. JAMA Oncol，2017，3（7）：e170278.

［64］CREMOLINI C，ANTONIOTTI C，LONARDI S，et al. Primary tumor sidedness and benefit from FOLFOXIRI plus bevacizumab as initial therapy for metastatic colorectal cancer. Retrospective analysis of the TRIBE trial by GONO［J］. Ann Oncol，2018，29（7）：1528-1534.

［65］ARANDA E，VIÉITEZ J M，GÓMEZ-ESPAÑA A，et al. FOLFOXIRI plus bevacizumab versus FOLFOX plus bevacizumab for patients with metastatic colorectal cancer and ≥3 circulating tumour cells：the randomised phase III VISNÚ-1 trial［J］. ESMO Open，2020，5（6）：e000944.

［66］ROSSINI D，ANTONIOTTI C，LONARDI S，et al. Upfront Modified Fluorouracil，Leucovorin，Oxaliplatin，and Irinotecan Plus Panitumumab Versus Fluorouracil, Leucovorin, and Oxaliplatin Plus Panitumumab for Patients With RAS/BRAF Wild-Type Metastatic Colorectal Cancer: The Phase III TRIPLETE Study by GONO [J]. J Clin Oncol, 2022, 40 (25): 2878-2888.

[67] MODEST D P, MARTENS U M, RIERA-KNORRENSCHILD J, et al. FOLFOXIRI Plus Panitumumab As First-Line Treatment of RAS Wild-Type Metastatic Colorectal Cancer: The Randomized, Open-Label, Phase II VOLFI Study (AIO KRK0109) [J]. J Clin Oncol, 2019, 37 (35): 3401-3411.

[68] HU H, WANG K, HUANG M, et al. Modified FOLFOXIRI With or Without Cetuximab as Conversion Therapy in Patients with RAS/BRAF Wild-Type Unresectable Liver Metastases Colorectal Cancer: The FOCULM Multicenter Phase II Trial [J]. Oncologist, 2021, 26 (1): e90-e98.

[69] GROTHEY A, SARGENT D, GOLDBERG R M, et al. Survival of patients with advanced colorectal cancer improves with the availability of fluorouracil-leucovorin, irinotecan, and oxaliplatin in the course of treatment [J]. J Clin Oncol, 2004, 22 (7): 1209-1214.

[70] HURWITZ H, FEHRENBACHER L, NOVOTNY W, et al. Bevacizumab plus irinotecan, fluorouracil, and leucovorin for metastatic colorectal cancer [J]. N Engl J Med, 2004, 350 (23): 2335-2342.

[71] FUCHS C S, MARSHALL J, BARRUECO J. Randomized, controlled trial of irinotecan plus infusional, bolus, or oral fluoropyrimidines in first-line treatment of metastatic colorectal cancer: updated results from the BICC-C study [J]. J Clin Oncol, 2008, 26 (4): 689-690.

[72] PASSARDI A, NANNI O, TASSINARI D, et al. Effectiveness of bevacizumab added to standard chemotherapy in metastatic colorectal cancer: final results for first-line treatment from the ITACa randomized clinical trial [J]. Ann Oncol, 2015, 26 (6): 1201-1207.

[73] STATHOPOULOS G P, BATZIOU C, TRAFALIS D, et al. Treatment of colorectal cancer with and without bevacizumab: a phase III study [J]. Oncology, 2010, 78 (5-6): 376-381.

[74] SALTZ L B, CLARKE S, DÍAZ-RUBIO E, et al. Bevacizumab in combination with oxaliplatin-based chemotherapy as first-line therapy in metastatic colorectal cancer: a randomized phase III study [J]. J Clin Oncol, 2008, 26 (12): 2013-2019.

[75] KABBINAVAR F F, SCHULZ J, MCCLEOD M, et al. Addition of bevacizumab to bolus fluorouracil and leucovorin in first-line metastatic colorectal cancer: results of a randomized phase II trial [J]. J Clin Oncol, 2005, 23 (16): 3697-3705.

[76] CUNNINGHAM D, LANG I, MARCUELLO E, et al. Bevacizumab plus capecitabine versus capecitabine alone in elderly patients with previously untreated metastatic colorectal cancer (AVEX): an open-label, randomised phase 3 trial [J]. Lancet Oncol, 2013, 14 (11): 1077-1085.

[77] HURWITZ H I, TEBBUTT N C, KABBINAVAR F, et al. Efficacy and safety of bevacizumab in metastatic colorectal cancer: pooled analysis from seven randomized controlled trials [J]. Oncologist, 2013, 18 (9): 1004-1012.

[78] YALCIN S, USLU R, DANE F, et al. Bevacizumab + capecitabine as maintenance therapy after initial bevacizumab + XELOX treatment in previously untreated pa-

tients with metastatic colorectal cancer: phase III 'Stop and Go' study results--a Turkish Oncology Group Trial [J]. Oncology, 2013, 85 (6): 328-335.

[79] HEGEWISCH-BECKER S, GRAEVEN U, LERCHENMÜLLER C A, et al. Maintenance strategies after first-line oxaliplatin plus fluoropyrimidine plus bevacizumab for patients with metastatic colorectal cancer (AIO 0207): a randomised, non-inferiority, open-label, phase 3 trial [J]. Lancet Oncol, 2015, 16 (13): 1355-1369.

[80] SIMKENS L H, VAN TINTEREN H, MAY A, et al. Maintenance treatment with capecitabine and bevacizumab in metastatic colorectal cancer (CAIRO3): a phase 3 randomised controlled trial of the Dutch Colorectal Cancer Group [J]. Lancet, 2015, 385 (9980): 1843-1852.

[81] DÍAZ-RUBIO E, GÓMEZ-ESPAÑA A, MASSUTÍ B, et al. First-line XELOX plus bevacizumab followed by XELOX plus bevacizumab or single-agent bevacizumab as maintenance therapy in patients with metastatic colorectal cancer: the phase III MACRO TTD study [J]. Oncologist, 2012, 17 (1): 15-25.

[82] KOEBERLE D, BETTICHER D C, VON MOOS R, et al. Bevacizumab continuation versus no continuation after first-line chemotherapy plus bevacizumab in patients with metastatic colorectal cancer: a randomized phase III non-inferiority trial (SAKK 41/06) [J]. Ann Oncol, 2015, 26 (4): 709-714.

[83] GIANTONIO B J, CATALANO P J, MEROPOL N J, et al. Bevacizumab in combination with oxaliplatin, fluorouracil, and leucovorin (FOLFOX4) for previously treated metastatic colorectal cancer: results from the Eastern Cooperative Oncology Group Study E3200 [J]. J Clin Oncol, 2007, 25 (12): 1539-1544.

[84] GROTHEY A, SUGRUE M M, PURDIE D M, et al. Bevacizumab beyond first progression is associated with prolonged overall survival in metastatic colorectal cancer: results from a large observational cohort study (BRiTE) [J]. J Clin Oncol, 2008, 26 (33): 5326-5334.

[85] CARTWRIGHT T H, YIM Y M, YU E, et al. Survival outcomes of bevacizumab beyond progression in metastatic colorectal cancer patients treated in US community oncology [J]. Clin Colorectal Cancer, 2012, 11 (4): 238-246.

[86] BENNOUNA J, SASTRE J, ARNOLD D, et al. Continuation of bevacizumab after first progression in metastatic colorectal cancer (ML18147): a randomised phase 3 trial [J]. Lancet Oncol, 2013, 14 (1): 29-37.

[87] MASI G, SALVATORE L, BONI L, et al. Continuation or reintroduction of bevacizumab beyond progression to first-line therapy in metastatic colorectal cancer: final results of the randomized BEBYP trial [J]. Ann Oncol, 2015, 26 (4): 724-730.

[88] BENNOUNA J, HIRET S, BERTAUT A, et al. Continuation of Bevacizumab vs Cetuximab Plus Chemotherapy After First Progression in KRAS Wild-Type Metastatic Colorectal Cancer: The UNICANCER PRODIGE18 Randomized Clinical Trial [J]. JAMA Oncol, 2019, 5 (1): 83-90.

[89] VAN CUTSEM E, TABERNERO J, LAKOMY R, et al. Addition of aflibercept to fluorouracil, leucovorin, and irinotecan improves survival in a phase III randomized trial in patients with metastatic colorectal cancer previously treated with an oxaliplatin-based

regimen [J]. J Clin Oncol, 2012, 30 (28): 3499-3506.

[90] TABERNERO J, VAN CUTSEM E, LAKOMÝ R, et al. Aflibercept versus place-bo in combination with fluorouracil, leucovor-in and irinotecan in the treatment of previously treated metastatic colorectal cancer: prespeci-fied subgroup analyses from the VELOUR trial [J]. Eur J Cancer, 2014, 50 (2): 320-331.

[91] TABERNERO J, YOSHINO T, COHN A L, et al. Ramucirumab versus pla-cebo in combination with second-line FOLFIRI in patients with metastatic colorectal carcinoma that progressed during or after first-line ther-apy with bevacizumab, oxaliplatin, and a fluoropyrimidine (RAISE): a randomised, double-blind, multicentre, phase 3 study [J]. Lancet Oncol, 2015, 16 (5): 499-508.

[92] GROTHEY A, VAN CUTSEM E, SOBRERO A, et al. Regorafenib monother-apy for previously treated metastatic colorectal cancer (CORRECT): an international, mul-ticentre, randomised, placebo-controlled, phase 3 trial [J]. Lancet, 2013, 381 (9863): 303-312.

[93] LI J, QIN S, XU R, et al. Re-gorafenib plus best supportive care versus pla-cebo plus best supportive care in Asian patients with previously treated metastatic colorectal cancer (CONCUR): a randomised, dou-ble-blind, placebo-controlled, phase 3 trial [J]. Lancet Oncol, 2015, 16 (6): 619-629.

[94] BEKAII-SAAB T S, OU F S, AHN D H, et al. Regorafenib dose-optimisation in patients with refractory metastatic colorectal cancer (ReDOS): a randomised, multicen-tre, open-label, phase 2 study [J]. Lancet Oncol, 2019, 20 (8): 1070-1082.

[95] LI J, QIN S, XU R H, et al. Effect of Fruquintinib vs Placebo on Overall Survival in Patients With Previously Treated Metastatic Colorectal Cancer: The FRESCO Randomized Clinical Trial [J]. Jama, 2018, 319 (24): 2486-2496.

[96] CUNNINGHAM D, HUMBLET Y, SIENA S, et al. Cetuximab monotherapy and cetuximab plus irinotecan in irinotecan-refrac-tory metastatic colorectal cancer [J]. N Engl J Med, 2004, 351 (4): 337-345.

[97] SOBRERO A F, MAUREL J, FEHRENBACHER L, et al. EPIC: phase III trial of cetuximab plus irinotecan after fluoro-pyrimidine and oxaliplatin failure in patients with metastatic colorectal cancer [J]. J Clin Oncol, 2008, 26 (14): 2311-2319.

[98] VAN CUTSEM E, KÖHNE C H, HI-TRE E, et al. Cetuximab and chemotherapy as initial treatment for metastatic colorectal cancer [J]. N Engl J Med, 2009, 360 (14): 1408-1417.

[99] VAN CUTSEM E, KÖHNE C H, LÁNG I, et al. Cetuximab plus irinotecan, fluorouracil, and leucovorin as first-line treat-ment for metastatic colorectal cancer: updated analysis of overall survival according to tumor KRAS and BRAF mutation status [J]. J Clin Oncol, 2011, 29 (15): 2011-2019.

[100] BOKEMEYER C, BONDARENKO I, HARTMANN J T, et al. Efficacy according to biomarker status of cetuximab plus FOL-FOX-4 as first-line treatment for metastatic colorectal cancer: the OPUS study [J]. Ann Oncol, 2011, 22 (7): 1535-1546.

[101] QIN S, LI J, WANG L, et al. Effi-cacy and Tolerability of First-Line Cetuximab Plus Leucovorin, Fluorouracil, and Ox-aliplatin (FOLFOX-4) Versus FOLFOX-4 in Patients With RAS Wild-Type Metastatic Colorectal Cancer: The Open-Label, Rand-

omized, Phase III TAILOR Trial ［J］. J Clin Oncol, 2018, 36 (30): 3031-3039.

［102］MAUGHAN T S, ADAMS R A, SMITH C G, et al. Addition of cetuximab to oxaliplatin-based first-line combination chemotherapy for treatment of advanced colorectal cancer: results of the randomised phase 3 MRC COIN trial ［J］. Lancet, 2011, 377 (9783): 2103-2114.

［103］TVEIT K M, GUREN T, GLIME-LIUS B, et al. Phase III trial of cetuximab with continuous or intermittent fluorouracil, leucovorin, and oxaliplatin (Nordic FLOX) versus FLOX alone in first-line treatment of metastatic colorectal cancer: the NORDIC-VII study ［J］. J Clin Oncol, 2012, 30 (15): 1755-1762.

［104］FOLPRECHT G, GRUENBERGER T, BECHSTEIN W O, et al. Tumour response and secondary resectability of colorectal liver metastases following neoadjuvant chemotherapy with cetuximab: the CELIM randomised phase 2 trial［J］. Lancet Oncol, 2010, 11 (1): 38-47.

［105］FOLPRECHT G, GRUENBERGER T, BECHSTEIN W, et al. Survival of patients with initially unresectable colorectal liver metastases treated with FOLFOX/cetuximab or FOLFIRI/cetuximab in a multidisciplinary concept (CELIM study)［J］. Ann Oncol, 2014, 25 (5): 1018-1025.

［106］CREMOLINI C, ANTONIOTTI C, LONARDI S, et al. Activity and Safety of Cetuximab Plus Modified FOLFOXIRI Followed by Maintenance With Cetuximab or Bevacizumab for RAS and BRAF Wild-type Metastatic Colorectal Cancer: A Randomized Phase 2 Clinical Trial ［J］. JAMA Oncol, 2018, 4 (4): 529-536.

［107］BRIDGEWATER J A, PUGH S A, MAISHMAN T, et al. Systemic chemotherapy with or without cetuximab in patients with resectable colorectal liver metastasis (New EPOC): long-term results of a multicentre, randomised, controlled, phase 3 trial ［J］. Lancet Oncol, 2020, 21 (3): 398-411.

［108］PRIMROSE J, FALK S, FINCH-JONES M, et al. Systemic chemotherapy with or without cetuximab in patients with resectable colorectal liver metastasis: the New EPOC randomised controlled trial ［J］. Lancet Oncol, 2014, 15 (6): 601-611.

［109］HEINEMANN V, VON WEIKERST-HAL L F, DECKER T, et al. FOLFIRI plus cetuximab versus FOLFIRI plus bevacizumab as first-line treatment for patients with metastatic colorectal cancer (FIRE-3): a randomised, open-label, phase 3 trial ［J］. Lancet Oncol, 2014, 15 (10): 1065-1075.

［110］VENOOK A P, NIEDZWIECKI D, LENZ H J, et al. Effect of First-Line Chemotherapy Combined With Cetuximab or Bevacizumab on Overall Survival in Patients With KRAS Wild-Type Advanced or Metastatic Colorectal Cancer: A Randomized Clinical Trial ［J］. Jama, 2017, 317 (23): 2392-2401.

［111］ARNOLD D, LUEZA B, DOUIL-LARD J Y, et al. Prognostic and predictive value of primary tumour side in patients with RAS wild-type metastatic colorectal cancer treated with chemotherapy and EGFR directed antibodies in six randomized trials ［J］. Ann Oncol, 2017, 28 (8): 1713-1729.

［112］VAN CUTSEM E, PEETERS M, SIENA S, et al. Open-label phase III trial of panitumumab plus best supportive care compared with best supportive care alone in patients with chemotherapy-refractory metastatic colorectal cancer ［J］. J Clin Oncol, 2007,

25（13）：1658-1664.

［113］VAN CUTSEM E, SIENA S, HUMBLET Y, et al. An open-label, single-arm study assessing safety and efficacy of panitumumab in patients with metastatic colorectal cancer refractory to standard chemotherapy［J］. Ann Oncol, 2008, 19（1）：92-98.

［114］AMADO R G, WOLF M, PEETERS M, et al. Wild-type KRAS is required for panitumumab efficacy in patients with metastatic colorectal cancer［J］. J Clin Oncol, 2008, 26（10）：1626-1634.

［115］KIM T W, ELME A, KUSIC Z, et al. A phase 3 trial evaluating panitumumab plus best supportive care vs best supportive care in chemorefractory wild-type KRAS or RAS metastatic colorectal cancer［J］. Br J Cancer, 2016, 115（10）：1206-1214.

［116］PRICE T J, PEETERS M, KIM T W, et al. Panitumumab versus cetuximab in patients with chemotherapy-refractory wild-type KRAS exon 2 metastatic colorectal cancer（ASPECCT）: a randomised, multicentre, open-label, non-inferiority phase 3 study［J］. Lancet Oncol, 2014, 15（6）：569-579.

［117］PEETERS M, PRICE T J, CERVANTES A, et al. Final results from a randomized phase 3 study of FOLFIRI｛+/-｝ panitumumab for second-line treatment of metastatic colorectal cancer［J］. Ann Oncol, 2014, 25（1）：107-116.

［118］KARTHAUS M, HOFHEINZ R D, MINEUR L, et al. Impact of tumour RAS/BRAF status in a first-line study of panitumumab + FOLFIRI in patients with metastatic colorectal cancer［J］. Br J Cancer, 2016, 115（10）：1215-1222.

［119］DOUILLARD J Y, SIENA S, CASSIDY J, et al. Randomized, phase III trial of panitumumab with infusional fluorouracil, leucovorin, and oxaliplatin（FOLFOX4）versus FOLFOX4 alone as first-line treatment in patients with previously untreated metastatic colorectal cancer: the PRIME study［J］. J Clin Oncol, 2010, 28（31）：4697-4705.

［120］DOUILLARD J Y, SIENA S, CASSIDY J, et al. Final results from PRIME: randomized phase III study of panitumumab with FOLFOX4 for first-line treatment of metastatic colorectal cancer［J］. Ann Oncol, 2014, 25（7）：1346-1355.

［121］CARRATO A, ABAD A, MASSUTI B, et al. First-line panitumumab plus FOLFOX4 or FOLFIRI in colorectal cancer with multiple or unresectable liver metastases: A randomised, phase II trial（PLANET-TTD）［J］. Eur J Cancer, 2017, 81：191-202.

［122］WILKE H, GLYNNE-JONES R, THALER J, et al. Cetuximab plus irinotecan in heavily pretreated metastatic colorectal cancer progressing on irinotecan: MABEL Study［J］. J Clin Oncol, 2008, 26（33）：5335-5343.

［123］PEETERS M, SIENA S, VAN CUTSEM E, et al. Association of progression-free survival, overall survival, and patient-reported outcomes by skin toxicity and KRAS status in patients receiving panitumumab monotherapy［J］. Cancer, 2009, 115（7）：1544-1554.

［124］ENSSLIN C J, ROSEN A C, WU S, et al. Pruritus in patients treated with targeted cancer therapies: systematic review and meta-analysis［J］. J Am Acad Dermatol, 2013, 69（5）：708-720.

［125］SCHRAG D, CHUNG K Y, FLOMBAUM C, et al. Cetuximab therapy and symptomatic hypomagnesemia［J］. J Natl Cancer Inst, 2005, 97（16）：1221-1224.

［126］PIETRANTONIO F，PETRELLI F，COINU A，et al. Predictive role of BRAF mutations in patients with advanced colorectal cancer receiving cetuximab and panitumumab：a meta-analysis ［J］. Eur J Cancer, 2015, 51 （5）：587-594.

［127］ROWLAND A，DIAS M M，WIESE M D，et al. Meta-analysis of BRAF mutation as a predictive biomarker of benefit from anti-EGFR monoclonal antibody therapy for RAS wild-type metastatic colorectal cancer ［J］. Br J Cancer, 2015, 112 （12）：1888-1894.

［128］LOREE J M，BAILEY A M，JOHNSON A M，et al. Molecular Landscape of ERBB2/ERBB3 Mutated Colorectal Cancer ［J］. J Natl Cancer Inst, 2018, 110 （12）：1409-1417.

［129］ROSS J S，FAKIH M，ALI S M，et al. Targeting HER2 in colorectal cancer：The landscape of amplification and short variant mutations in ERBB2 and ERBB3 ［J］. Cancer, 2018, 124 （7）：1358-1373.

［130］GATALICA Z，XIU J，SWENSEN J，et al. Molecular characterization of cancers with NTRK gene fusions ［J］. Mod Pathol, 2019, 32 （1）：147-153.

［131］OKAMURA R，BOICHARD A，KATO S，et al. Analysis of NTRK Alterations in Pan-Cancer Adult and Pediatric Malignancies：Implications for NTRK-Targeted Therapeutics ［J］. JCO Precis Oncol, 2018, 2018：PO.18.00183.

［132］COCCO E，BENHAMIDA J，MIDDHA S，et al. Colorectal Carcinomas Containing Hypermethylated MLH1 Promoter and Wild-Type BRAF/KRAS Are Enriched for Targetable Kinase Fusions ［J］. Cancer Res, 2019, 79 （6）：1047-1053.

［133］KOOPMAN M，KORTMAN G A，MEKENKAMP L，et al. Deficient mismatch repair system in patients with sporadic advanced colorectal cancer ［J］. Br J Cancer, 2009, 100 （2）：266-273.

［134］LOCHHEAD P，KUCHIBA A，IMAMURA Y，et al. Microsatellite instability and BRAF mutation testing in colorectal cancer prognostication ［J］. J Natl Cancer Inst, 2013, 105 （15）：1151-1156.

［135］VENDERBOSCH S，NAGTEGAAL I D，MAUGHAN T S，et al. Mismatch repair status and BRAF mutation status in metastatic colorectal cancer patients：a pooled analysis of the CAIRO，CAIRO2，COIN，and FOCUS studies ［J］. Clin Cancer Res, 2014, 20 （20）：5322-5330.

［136］DIAZ L A JR，SHIU K K，KIM T W，et al. Pembrolizumab versus chemotherapy for microsatellite instability-high or mismatch repair-deficient metastatic colorectal cancer （KEYNOTE-177）：final analysis of a randomised，open-label，phase 3 study ［J］. Lancet Oncol, 2022, 23 （5）：659-670.

［137］LENZ H J，VAN CUTSEM E，LUISA LIMON M，et al. First-Line Nivolumab Plus Low-Dose Ipilimumab for Microsatellite Instability-High/Mismatch Repair-Deficient Metastatic Colorectal Cancer：The Phase II CheckMate 142 Study ［J］. J Clin Oncol, 2022, 40 （2）：161-170.

［138］ENG C，KIM T W，BENDELL J，et al. Atezolizumab with or without cobimetinib versus regorafenib in previously treated metastatic colorectal cancer （IMblaze370）：a multicentre，open-label，phase 3，randomised，controlled trial ［J］. Lancet Oncol, 2019, 20 （6）：849-861.

［139］FUKUOKA S，HARA H，TAKAHASHI N，et al. Regorafenib Plus Nivolumab in Patients With Advanced Gastric or Colorectal Cancer：An Open-Label，Dose-Escalation, and Dose-Expansion Phase Ib Trial (REGONIVO, EPOC1603) [J]. J Clin Oncol, 2020, 38 (18): 2053-2061.

[140] CHEN E X, JONKER D J, LOREE J M, et al. Effect of Combined Immune Checkpoint Inhibition vs Best Supportive Care Alone in Patients With Advanced Colorectal Cancer: The Canadian Cancer Trials Group CO. 26 Study [J]. JAMA Oncol, 2020, 6 (6):

831-838.

[141] ANTONIOTTI C, ROSSINI D, PIETRANTONIO F, et al. Upfront FOLFOXIRI plus bevacizumab with or without atezolizumab in the treatment of patients with metastatic colorectal cancer (AtezoTRIBE): a multicentre, open-label, randomised, controlled, phase 2 trial [J]. Lancet Oncol, 2022, 23 (7): 876-887.

第四章

转移性结直肠癌的局部治疗

第一节 原发灶的手术治疗

概　述

　　结直肠癌患者在确诊和随访过程中60%以上将面临肝、肺等远隔脏器的转移，称为转移性结直肠癌。根据转移灶与原发灶诊断时间的先后顺序，分为同时性转移和异时性转移。《结直肠癌诊疗规范（2010年版）》[1]将初诊结直肠癌确诊时发现的，或结直肠癌原发灶根治性切除术后6个月内发现远隔脏器转移的称为同时性转移；结直肠癌根治术6个月后出现的远处转移称为异时性转移。异时性转移性结直肠癌发现转移灶时多已完成了结直肠原发病灶的处理，后续诊疗主要针对转移灶进行。而同时性转移性结直肠癌需要同时兼顾原发灶和转移灶，治疗策略和手术顺序复杂多变，往往需要在不同治疗阶段分别进行MDT团队讨论才能决定。本节主要讨论同时性转移性结直肠癌原发灶的手术治疗原则。

一、同时性转移性结肠癌原发灶切除原则

　　对于原发灶和转移灶均可能达到根治性切除的转移性结肠癌来说，治疗目标是患者获得根治性手术，以期达到长期生存。而对于远处转移灶无法达到根治性切除者，其治疗目标则是尽可能延长生存期以及提高生活质量。因此，对于转移性结肠癌原发灶的手术时机及手术方式的选择，主要基于不同的治疗目的。同时性转移性结肠癌对于原发结肠病灶的处理大致可分为4种情况：①诊断明确后即先行根治性手术（一期根治性手术）。②转化治疗（或新辅助治疗）后再行根治性手术（二期根治性手术）。③急诊手术。④不处理结肠原发病灶。

　　对于初诊同时性转移性结肠癌是否适合一期根治性结肠癌手术[2]，需要综合考虑以下几方面：①结肠癌原发灶是否出现出血、梗阻、穿孔和副肿瘤综合征等并发症情况。②转移灶是否仅局限于肝和/或肺，且可行根治性切除。③结肠癌病灶是否侵及周围器官导致手术无法达到R0切除，或扩大的联合脏器切除将导致严重器官功能受损增加手术风险。④肿瘤临床风险评分（CRS），CRS包含5个参数，即原发肿瘤淋巴结阳

性、同时性转移或者异时性转移距离原发灶手术时间＜12个月、肝转移肿瘤数目＞1个、术前癌胚抗原（CEA）水平＞200ng/ml和转移肿瘤最大直径＞5cm；每个项目为1分，总分0～2分为低危患者，≥3分为高危患者。

如果以下4个条件均满足，即原发灶无严重并发症症状、转移部位仅位于肝/肺、原发灶及转移灶均可达到R0切除、CRS评分低危的转移性结肠癌可直接先行原发灶的根治性手术（同期或分期转移灶切除）。原发灶根治性手术原则要求手术解剖平面按照全结肠系膜切除（CME）原则，淋巴结清扫达到主干血管根部（D2清扫），对于超出规范手术范围以外的可疑淋巴结，须切除或者活检，尽可能避免发生肿瘤残留。当然，即使面对这种原发灶和转移灶均可获得根治性切除的情况，先行6～8周的全身系统化疗杀灭影像学无法检出的潜在转移灶也是十分合理的治疗策略。

若原发灶无严重并发症症状且初始诊断时以上任何一条无法满足，建议先行全身化疗，为了避免严重药物性肝损伤情况的发生，系统治疗后每6～8周再次评价原发灶以及转移灶的可切除性，一旦达到根治性切除可能，即刻行原发灶根治性切除术（同期或分期转移灶切除）。值得注意的是，若系统治疗中包含贝伐珠单抗，建议手术时间至少距离最后一次用药6周，并且建议手术后至少6～8周才能重新开始使用贝伐珠单抗，以免增加围手术期并发症风险。若系统治疗未能使转移灶达到根治性切除可能，则不对结肠癌原发灶施行手术。

在转移性结肠癌初诊时或者系统治疗过程中出现原发灶出血和/或穿孔这两种并发症，则可能需要采取急诊手术[3]。如果患者情况允许，争取行根治性手术，为后续治疗提供治愈的可能性。如果患者一般情况较差，急诊手术则采取创伤较小的手术方式，如病灶切除术、造口术等手术方式。在患者出现梗阻性并发症时可采取肠造口术或者肠道支架植入术解除梗阻后继续行系统治疗，争取获得原发灶根治性切除机会，尽可能避免行原发灶姑息性切除手术。对于腹膜/腹腔转移及转移灶经过全身系统治疗仍然无法达到根治性切除可能的转移性结肠癌，除非原发灶出现出血、穿孔、梗阻等并发症或者副肿瘤综合征，不对原发灶采取手术治疗措施。

二、同时性转移性直肠癌原发灶切除原则

转移性直肠癌的治疗目标与转移性结肠癌类似。相比于结肠癌原发灶的局部处理措施，直肠癌还有同步放化疗，因此转移性直肠癌原发灶的手术时机和手术方式

选择除了考虑转移灶的可切除性，还需要根据直肠癌局部病灶的分期和欧洲肿瘤内科学会（ESMO）指南中[4]提出的复发风险分层（表4-1）考虑手术与局部放化疗的关系。

表4-1　ESMO指南直肠癌复发风险分层

风险组	直肠MRI表现
极低危	cT1，SM1，cN0
低　危	$cT_{1\sim2}$，中/高位$T_{3a/b}$，cN_0（或高位cN_1）；MRF−；EMVI−
中　危	极低位/中/高位$cT_{3a/b}$，未累及肛提肌；$cN_1\sim N_2$（结外种植）；MRF−；EMVI+
高　危	$cT_{3c/d}$或极低位，未累及肛提肌；$cN_1\sim N_2$（结外种植）；MRF−；EMVI+
极高危	cT_3并MRF+；cT_{4b}，累及肛提肌；侧方淋巴结+

转移性直肠癌患者转移灶仅位于肝和/或肺且转移病灶可能达到R0切除时，原发灶经直肠MRI精准分期提示环周切缘（CRM）阴性，及ESMO指南中的复发风险分层≤中危时，根据ESMO指南以及中国临床肿瘤学会（CSCO）指南推荐可以先行根治性切除，当然也可先序贯行全身化疗和局部放化疗重新分期评估，再施行直肠癌根治性手术。手术需要遵循TME原则，淋巴结清扫范围需达肠系膜下动脉根部（D2清扫），对于超出标准切除范围的可疑淋巴结须切除或者活检，尽可能避免肿瘤残留。然而根据NCCN指南推荐[5]，这类患者仅建议在全身化疗序贯放（化）疗后重新评估，如果原发灶和转移灶仍然处于可能切除状态，再对直肠癌原发灶施行根治性手术（同期或分期切除转移灶），对于放疗后局部病灶达到临床完全缓解（clinical complete remission，cCR）的患者是否仍施行根治性手术目前存在争议。施行了直肠癌局部放疗的患者，原发灶根治性手术选择在长程放疗后5～12周，短程放疗后1周内或6～8周后进行。

对于初始诊断转移灶处于可切除状态，但若直肠癌局部CRM（＋）和/或侧方淋巴结阳性或者初始不可切除时，需要先行全身化疗和同步放化疗后再分期评估确认转移灶和原发病灶均可达到R0切除后再行直肠癌根治术，手术原则和时机同上。

对于初始诊断时转移灶潜在可切除时，只有在经过全身系统治疗转化为可切除状态后，才会考虑针对直肠癌原发灶的放化疗和后续的手术治疗。

对于转移灶不可切除的转移性直肠癌患者，只有在发生肠梗阻、难以控制的出血、穿孔、副肿瘤综合征等并发症时才在急诊状态采取造口或者病灶切除[3]，否则直肠癌原发灶不采取手术治疗措施。

总之，转移性结直肠癌原发灶的手术处理策略主要取决于转移灶的可切除性，以及原发灶局部并发症情况，要根据疾病状态及患者自身情况综合考量。因此，转移性结直肠肿瘤的每一个重大治疗决策均需在MDT框架下讨论决定才会让患者最终获益。

三、原发灶切除方式：腹腔镜手术 *vs* 开放手术

（一）腹腔镜手术应用于结直肠癌治疗的现状

随着腹腔镜技术的飞速发展，自1991年Jacobs等[6]报道第1例腹腔镜结肠切除术后，微创技术越来越普遍地应用于结直肠手术。2006年NCCN《结肠癌临床实践指南》开始推荐腹腔镜技术用于结肠癌根治手术[7]；2016年NCCN《直肠癌临床实践指南》建议腹腔镜直肠癌手术在遵循一定原则的前提下应用于临床实践[8]。《中国结直肠癌诊疗规范（2017年版）》[9]及《中国临床肿瘤学会（CSCO）结直肠癌诊疗指南》[10]亦推荐有腹腔镜手术经验的外科医生选择腹腔镜手术治疗结直肠癌。而随着腹腔镜结直肠手术技术日渐成熟，其在转移性结直肠癌治疗中的应用亦逐渐增多。

（二）腹腔镜手术的特点

得益于日益进步的高清晰度摄像与显示系统，与传统开腹手术相比，腹腔镜手术可提供更清晰、良好的手术视野。而高清三维（three dimensional, 3D）腹腔镜设备又将腹腔镜手术的这一优势推上另一个台阶。3D腹腔镜手术还原了真实的三维视野，呈现出纵深感，使术野的解剖层次更清晰、分离更精细、缝合更精确。由于腹腔镜手术更注重沿正确的层面进行解剖，加上更精细的分离及超声刀等器械的使用，大大减少了术中出血，从而减小手术对患者的创伤打击，加快术后康复。尤其是对于视野不

良的盆腔内操作，腹腔镜下良好的视野可保证剥离操作的安全，更利于保留自主神经功能。同时，腹腔镜还有术后疼痛程度轻、肠蠕动恢复快、术后住院时间短、小切口美观等优势。

（三）腹腔镜应用于结直肠癌治疗的安全性及可行性

对于结肠癌，已有多项随机对照试验（randomized controlled trial，RCT）证实了腹腔镜手术的安全性及可行性与开放手术相当。早在2002年，Lacy等报道的Barcelona研究[11]就指出腹腔镜组患者在术后并发症及术后住院日方面有显著获益。此后的COST研究、CLASICC研究、COLOR研究、ALCCaS研究及JCOG0404研究均得到了相近的结论[12-16]。虽然腹腔镜组手术时间长于开放手术，但Barcelona研究、COST研究及COLOR研究均得出腹腔镜组术后住院时间明显缩短的结论。COLOR研究及JCOG0404研究均指出，与开放手术相比，腹腔镜手术组的术中出血更少[14, 16]。CLASICC研究是首个同时纳入结肠癌及直肠癌患者的比较腹腔镜手术与开腹手术的RCT，这项纳入794例患者的RCT研究结果与此前的两项研究相似，腹腔镜组及开腹组在手术时间、出血量、术后住院日、术后并发症等方面并无明显差异[13]。上述所有RCT研究结果均证明，对于结肠癌，腹腔镜手术与开放手术的长期生存结果相当。也就是说，腹腔镜手术在结肠癌的治疗中是安全可行的，并且还具有减少出血、缩短术后恢复时间、减少手术切口等优势。值得注意的是，2021年一项来自荷兰的多中心回顾性研究指出，与腹腔镜手术相比，开放手术甚至与结直肠癌患者的长期死亡率增加有关[17]。

然而，对于直肠癌而言，腹腔镜手术的安全性则经历过一番争议。CLASICC研究指出，尽管两组接受直肠前切除术患者的5年局部复发率无差异，但腹腔镜组手术标本的CRM阳性率有更高的趋势（有趋势但无统计学差异，腔镜组 vs 开腹组：16% vs 14%，$P = 0.8$）[13]。之后的COLOR Ⅱ 研究[18]纳入1103例直肠癌患者，结果表明虽然腹腔镜组手术时间更长，但其具有出血量显著减少、肠蠕动恢复快、术后住院时间短等优势；至于两组的CRM阳性率、淋巴结清扫数目、术后并发症发生率，以及3年总生存期、3年无病生存期，则无明显差异。此后的COREAN、ACOSOG Z6051、ALaCaRT等研究[19-21]结果均表明腹腔镜手术用于直肠癌治疗，其CRM阳性率、术后并发症发生率均与开放手术无统计学差异。

基于上述大量RCT对腹腔镜用于结直肠癌原发灶切除的安全性及可行性的评估，

英国国家卫生与临床技术优化研究所（National Institute for Health and Clinical Excellence，NICE）指南明确推荐腹腔镜手术用于结直肠癌的治疗[22]。而美国 NCCN 指南则推荐有丰富腹腔镜手术经验的外科医生在遵循一定原则的基础上将腹腔镜手术应用于临床实践。选择腹腔镜手术的原则包括外科医生有充分的腹腔镜手术经验。若结直肠癌原发灶侵犯相邻组织、CRM 阳性风险较高，则建议考虑开放手术。合并急性肠梗阻或肠穿孔时，不建议优先考虑腹腔镜手术[7, 8, 10]。

（四）腹腔镜手术应用于转移性结直肠癌的优势

传统开腹手术，针对结直肠癌原发灶较大、侵犯相邻脏器、切除困难的患者有一定优势。但缺点是手术创伤较大，术后的相关并发症发生率会相对增加。由于腹腔镜只需一个小切口取出标本，可以在一次手术中同时完成上腹腔和下腹盆腔的手术，腹腔镜手术应用于转移性结直肠癌的原发灶切除，有其独特的优势。腹腔镜切除结直肠癌原发灶，可同时进行彻底、细致的腹腔探查、转移灶活检等操作。

对于结直肠癌肝转移患者，若行同期腹腔镜结直肠癌原发灶及肝转移灶联合切除，可减少手术切口，解决了部分结直肠癌肝转移患者同期切除手术切口难以选择的难题，同时缩短患者术后的恢复时间。一些研究表明，结直肠癌肝转移腹腔镜一期联合切除手术安全可行，其短期效果与二期手术相当[23, 24]。而对于一期联合切除手术，腹腔镜术式与开放手术的长期效果并无显著差异，并且接受腹腔镜术式的患者术后并发症发生率显著更低[25]。因此，腹腔镜结直肠癌原发灶联合肝转移灶切除的临床应用日益增多。但针对肝转移灶位置较差、切除困难的患者，需要术者和助手熟练掌握腹腔镜下肝转移切除技术，学习曲线仍然偏长。

总之，腹腔镜手术作为一种微创外科技术，其在结直肠癌原发灶切除中的应用，应结合患者的具体情况进行选择。在术前 MDT 的背景下，术者应考虑患者原发灶、转移灶的特点，充分应用腹腔镜微创技术的优势，以尽可能小的创伤，使结直肠癌转移患者得到适当、合理的治疗，以求得到最大的获益。

四、同时性结直肠癌肝转移同期切除 *vs* 分期切除

结直肠癌合并同时性肝转移的手术治疗策略包括同期切除和分期切除，分期切除策略又包括先切除结直肠癌原发灶的经典方法和先切除肝转移灶的反向方法。同期切除避免了二次手术，缩短了总住院时间，但同时增加了手术难度和手术风险。因此，

选择同期切除策略时需要综合考虑原发灶、肝转移灶切除难度及患者对大手术的耐受程度。分期切除策略有更好的手术安全性，远期疗效与同期手术相当。对于肝转移灶较大或左右半肝均受累的多发肝转移患者，肝优先法提高了肝转移灶切除率，可能改善远期生存。结直肠癌合并肝转移的手术治疗策略尚缺乏高级别循证医学证据，应根据患者具体情况由MDT讨论制订手术治疗方案。

对于合并同时性肝转移的结直肠癌患者，手术根治性切除是获得长期生存的最佳选择，但手术治疗策略尚有争议。到目前为止，针对同时性肝转移外科手术治疗的证据大多数来自回顾性或观察性临床研究数据[26]。

结直肠癌合并同时性肝转移可选择的手术治疗策略：先切除原发灶，然后全身化疗，二期切除肝转移灶（结直肠优先法）；同步切除原发灶及肝转移灶（同期切除）；采用反向策略，先切除肝转移灶，再切除原发灶（肝优先法）。

结直肠癌原发灶出现症状的患者，如出血、梗阻或穿孔，应首先切除结直肠癌原发灶。既往研究表明，结直肠癌出现出血、梗阻或穿孔的发生率高达20%[27]。此时如果选择先切除肝转移灶，会增加结直肠癌原发灶并发症风险。按照传统的治疗策略，原发灶切除后进行全身化疗，可以根据治疗效果筛选适合肝切除的患者，而对于肝转移灶进展较快的患者可以避免不必要的肝切除手术。

结直肠癌原发灶无症状的患者，可以选择同期切除或者分期切除，具体取决于肝受累的范围、原发灶的位置及患者的全身情况。

（一）结直肠癌肝转移同期切除

结直肠癌原发灶位于右半结肠，肝转移灶也比较局限（1～2个肝段）的患者可以考虑同期切除。随着腹腔镜技术在结直肠手术中的广泛应用，原发灶的位置对同期切除的影响正逐渐减小。位于左半结肠的肿瘤，如果原发灶可以在腹腔镜下切除，也可以考虑同期切除原发灶及肝转移灶。但对于直肠癌合并同时性肝转移，由于手术难度更大，术后并发症发生率高，选择同期切除需格外谨慎。

同期切除的优点：避免了二次手术，减少了手术和麻醉的创伤，缩短了总住院时间，节省了治疗费用，对全身治疗的延迟较小。同期切除的缺点：将两项手术合二为一，增加了手术难度和手术风险；肠切除后的细菌污染增加肝手术感染风险；肝切除后肝功能损害增加肠吻合口并发症风险。因此，在选择同期切除策略时需要综合考虑原发灶、肝转移灶切除难度及患者对大手术的耐受程度。另外，多数中心完成原发灶和肝转移灶同期切除需要两个手术团队共同完成，团队之间的合作也非常重要，应根据本中心具体情况选择合适的治疗策略，不具备条件时不必强求同期切除。

同期切除手术推荐先行肝切除术，完成肝切除后再行结直肠切除术。完成结直肠切除后应再检查肝创面有无出血、胆漏。如肝切除范围或术中出血量超过预期，或者患者无法耐受手术，应该改为分期手术，推迟结直肠切除手术时间。

关于同期切除和分期切除的安全性的前瞻性研究较少。METASYNC试验纳入105例可切除的同时性结直肠癌肝转移患者，最终分别有39例和46例患者被随机分配接受同期肝切除或分期肝切除[28]。同期切除组与分期切除组围手术期并发症发生率相当（49% *vs* 46%，$P = 0.70$）；同期切除组2年总生存率（87.2% *vs* 69.6%）和无病生存率（35.9% *vs* 17.4%）有升高趋势。但对于同期切除的手术风险也有不同的声音，来自瑞典的前瞻性登记研究结果纳入全国范围内537例结直肠癌肝转移患者，160例接受同期切除，377例接受经典分期切除[29]。同期切除组与分期切除组相比，总体住院时间更短（11天 *vs* 15天，$P < 0.001$），但并发症发生率更高（52% *vs* 36%，$P < 0.001$）。

一些回顾性研究结果显示同期切除与分期切除的围手术期并发症发生率、死亡率和远期生存结果相似，但这些研究中同期切除组的肝转移灶较小，肝切除范围也相对较小[30-33]。当实施大范围肝切除术（切除＞3个肝段）时，同期切除术的并发症发生率（36.1% *vs* 15.1%）和死亡率（8.3% *vs* 1.4%）高于分期切除术[33]。但也有一些其他的研究结果显示，即使是进行大范围的肝切除术，同期切除并不增加手术并发症发生率和术后死亡率，且住院时间更短[34, 35]。这些研究结果的异质性提示我们，对于结直肠癌肝转移患者的手术策略需要个体化选择。

（二）结直肠癌肝转移分期切除

1. 经典方法（结直肠优先法）　经典的分期切除手术是先行结直肠原发肿瘤切除术，然后进行2～3个月全身化疗，评估肝转移灶未进展，再二期行肝切除术[36]。采用结直肠优先策略，结直肠切除术后进行全身治疗可以判断肝转移灶的生物学行为，筛选出合适的患者进行肝切除手术，可以使部分生物学行为较差的患者避免二次手术[37]。经典方法的支持者认为分期手术的安全性好，围手术期并发症发生率更低，而远期治疗效果与同期手术相当。但随着麻醉、重症监护技术的发展，手术技术的进步，这一观点逐渐受到质疑。

2. 反向方法（肝优先法）　因为多数结直肠癌肝转移患者治疗失败是由于肝转移灶进展导致，所以有些中心推荐肝优先策略，特别是对于肝转移灶较大的患者。这种情况下推荐新辅助化疗，控制肝转移灶，优化肝切除的手术时机，同时抑制结直肠癌原发灶的进展。此外，肝优先策略可以避免首先切除原发灶后的并发症，避免由此导致的全身化疗和肝转移灶切除时间的延迟。一项结直肠癌肝转移手术治疗的多中心研究显示，采用结直肠优先策略的患者只有30%完成了肝转移灶切除，而采用肝优先策略的患者，80%完成了转移灶及原发灶切除[38]。反向方法为肝转移灶发现较晚而结直肠原发灶无症状的患者提供了新的治疗选择。

一项多中心研究纳入1004例结直肠癌合并同时性肝转移接受手术治疗的患者，其中329例接受同期切除，675例接受分期切除（经典方法647例、肝优先法28例）[39]。随着研究时间的推移，分期切除手术的比例由58%上升到75%（$P < 0.001$）。分期手术组实施大范围肝切除术（切除>3个肝段）的比例更高（39% vs 24%，$P < 0.001$）。术后总并发症发生率为20%，术后90天内死亡率为3%，3组间无显著差异。术后5年生存率为44%，3组间也无显著差异。

全球结直肠癌肝转移患者数据库LiverMetSurvey（www.livermetsurvey.org）近期的研究纳入7360例结直肠癌肝转移手术患者，4415例结直肠优先，552例肝优先，2393例接受同期切除手术[40]。在单发肝转移及单侧半肝受累的多发肝转移患者中，3种策略的远期生存相似。而对于左右半肝均受累的多发肝转移患者，肝优先组有更好的3年总生存，因此在此类患者中推荐肝优先策略。

结直肠癌合并同时性肝转移的外科治疗策略尚缺乏高级别的循证医学证据，现有的研究结果也未显示不同治疗策略之间的优劣。对于这类患者，目前还没有统一的手术治疗规范，需要综合考量患者的身体状况、原发病灶的位置和肝转移灶的情况，以及新辅助治疗的效果，建议这类患者的治疗策略经MDT讨论决定。

五、伴有不可切除远处转移灶的晚期结直肠癌患者的原发灶处理

对于伴有不可切除远处转移灶的结直肠癌患者来说，疾病大多难以治愈，治疗应以延长生存期、提高生活质量为首要目标。当原发灶伴有梗阻、穿孔、出血等并发症时，在全身化疗前先行姑息性原发灶切除手术，指征比较明确。而对于无症状的原发

灶是否应该先期预防性切除的问题，曾存在一定争议。近年几项前瞻性随机对照试验结果显示，原发灶预防性切除无法为患者带来生存获益。

十多年来，随着肿瘤药物治疗的新进展，伴有远处转移的结直肠癌患者的生存期明显提高。随着FOLFOX、CAPEOX、FOLFIRI等方案有效性的确立与广泛采用，加上贝伐珠单抗、西妥昔单抗等靶向药物的联合应用，此类患者的总生存期从9个月左右提高至约24个月（一些报道甚至达到36个月）。多项研究显示，在有效化疗的时代，由未切除的结直肠癌原发灶所导致的并发症并不多见，仅有不到15%的患者需要接受原发灶切除手术或其他相关治疗[41]。此外，原发灶未切除也并非使用贝伐珠单抗治疗的禁忌证。研究显示，贝伐珠单抗导致的胃肠道穿孔的风险并不随着原发灶的切除而降低，且该药物引起结直肠穿孔或原发灶穿孔的情况本身并不多见[42]。

对于伴有不可切除转移灶的Ⅳ期结直肠癌，是否应对无症状原发肿瘤进行先期手术切除，曾存在争议。持反对意见者认为：首先，决定患者总体生存期的是转移灶而非原发灶，因而在治疗原则上，控制全身肿瘤比原发灶的局部控制更为重要。其次，实施无症状原发灶姑息切除手术可能延误患者的全身治疗，且一旦出现手术并发症，还可能使患者失去化疗机会而影响其远期预后。此外，原发灶大多无症状，而化疗等全身治疗如若有效，其对原发灶同样有效。

既往已有研究对这一问题进行了探讨，但结果存在分歧。有研究表明，对于伴有不可切除远处转移灶的结直肠癌患者，手术切除原发灶可能带来总生存与无进展生存期的获益[43]。另有回顾性研究也显示原发灶切除具有潜在的生存获益[44, 45]。来自SEER数据库以及美国国家癌症数据库的两项基于人群的研究也分别显示原发灶切除可带来生存获益[46, 47]。然而，同样基于美国国家癌症数据库进行的另一项研究则得出了相反的结论[48]。前瞻性多中心Ⅱ期临床研究NSABP C-10的结果显示，对伴有不可切除转移灶的原发灶无症状的结肠癌患者，采用不先期切除原发灶而接受mFOLFOX6化疗联合贝伐珠单抗治疗后，中位总生存期为19.9个月，并发症风险可接受，而原发灶相关的并发症也较为少见[49]。Cirocchi等[50]系统性回顾研究的结论：原发灶切除并不降低并发症发生率，也不改善总体生存。

在Correia等编著的《结直肠癌肝转移》一书[51]的第33章中，广泛总结了包括单中心回顾性队列研究、荟萃分析、基于人群的研究、前瞻性随机研究的回顾性分析等20余项较早年的研究，其中绝大多数显示原发灶切除组患者的生存期优于未行手术的患者。然而，这些研究被认为可能存在统计学偏倚。例如，一些研究中，非手术组Ⅳb期广泛转移病变的患者比例明显高于手术组，而患者的身体状况也劣于手术组；另一些研究中，手术组结肠癌患者的比例高于直肠癌，且患者病变转移的严重程度明显低于非手术组。

鉴于上述研究的局限性，近10年来学界开展了多项前瞻性随机对照研究，近来有两项研究公布了结果。2021年，日本纳入165例无症状Ⅳ期结直肠癌患者的Ⅲ期前瞻性随机对照研究（iPACS）显示，接受原发灶切除＋术后化疗的患者与仅接受化疗的两组患者相比，中位总生存期分别为25.9个月与26.7个月，差异无统计学显著性（$P = 0.69$）[52]。2022年ASCO年会上，欧洲研究团队口头报告了SYNCHRONOUS与CCRe-Ⅳ两项多中心前瞻性随机对照研究的联合分析结果，在所纳入的393例转移灶不可切除的Ⅳ期结肠癌患者中，中位随访36.7个月后，化疗前原发灶切除与不切除两组患者的总生存期分别为16.7个月与18.6个月，差异无统计学显著性（$P = 0.685$），同时两组的严重不良事件发生率无显著差异[53]。上述结果一致表明，先期原发灶切除无法为伴有不可切除转移灶的Ⅳ期结直肠癌患者带来生存获益。

NCCN（v1. 2022）指南专家组提出，对于伴有不可切除转移灶的结直肠癌患者，手术切除无症状原发灶风险大于获益，除非在短期内可能发生梗阻、严重出血、穿孔等严重并发症，否则不主张常规行原发灶姑息切除[42]。

另一方面，伴随药物治疗的进展，近年来结直肠外科的治疗水平也取得了长足进步。对比腹腔镜与开腹的姑息性切除手术的系统性回顾及荟萃分析显示，腹腔镜手术的并发症发生率更低、患者的住院时间更短[54]。随着微创外科技术的发展与普及，转移性结直肠癌的原发灶切除手术将更加安全，患者术后恢复更快。

对于药物治疗后全身疾病得以良好控制、病情平稳的患者，特别是当原发灶消退欠佳或具有梗阻、出血等潜在风险时，可在权衡利弊后，对身体状况良好、预期生存期较长，且手术相对简单、安全的患者考虑实施原发灶切除手术，以期降低原发灶相关的并发症、改善患者生活质量。

对于不可治愈Ⅳ期结直肠癌患者的预期生存，Dorajoo[55]曾提出一个预测模型。根据预测参数将患者分为差（≥7分）、中（≥4分而<7分）、优（<4分）3个预期生存等级。评价参数：年龄≥65岁（1分），低分化或未分化癌（3分），中分化癌（1分），肝转移（2分），肺转移（1分），骨转移（2分），播散性癌（2分），白蛋白<35g/L（1

分），CEA≥250ng/ml（2分）。在此基础上，该团队对482例接受了选择性原发肿瘤切除术的Ⅳ期大肠癌患者进行研究，根据预测模型将受试者归入3个预后组，结果显示3组的中位生存期分别为4.8个月、12.4个月和18.6个月（$P < 0.0001$）。笔者认为，临床上可参考此类模型对患者进行预后预测，指导原发灶切除手术指征的把握。

随着肿瘤综合治疗水平的提高，对伴有不可切除远处转移灶的结直肠癌的治疗观念也在逐步变化。一方面，当原发灶无症状时，应先以控制全身病变的药物治疗为主，而不主张实施预防性原发灶切除手术。近年来，联合化疗、靶向治疗的发展为晚期肿瘤的控制与缓解带来希望。具有特殊分子类型的结直肠癌应用PD-1/PD-L1单抗等免疫疗法有望获得显著疗效，甚至使手术的必要性下降。另一方面，在全身肿瘤得以有效控制而原发灶仍有较明显的残留或具有并发症风险时，对于身体状况良好、手术相对安全的患者，可考虑实施原发灶切除手术，以期进一步提高疗效与患者生活质量。需要指出，高水平、个体化的肿瘤综合治疗有赖于MDT中各学科专家的通力合作来更好地完成。

第二节　局部介入治疗

概　述

　　40%～50%的结直肠癌患者在疾病过程中出现肝转移，外科手术切除是肝转移灶根治的主要治疗方法，但针对不能接受手术切除的患者，肝转移灶的消融和经肝动脉灌注化疗是有效地控制肿瘤进展的局部治疗方案之一。

一、结直肠癌肝转移灶的局部消融治疗

肝是结直肠癌最为常见的转移部位，15%～25%的结直肠癌患者在初次确诊时存在肝转移，40%～50%的结直肠癌患者在疾病过程中出现肝转移。转移后如不予治疗，其中位生存期仅为6～12个月。外科手术切除是肝转移根治的主要治疗方法，手术切除后5年生存率为25%～35%，但能否手术取决于有无肝外转移、肝转移灶个数和能否达到肿瘤阴性切缘等[56, 57]，因此只有10%～20%的患者能接受肝转移灶的手术切

除。同时切除后复发较常见，约有50%发生在肝。对于不能接受手术治疗的患者，一般采用以5-FU为基础的全身化疗，其5年生存率约为10%。局部治疗措施如放疗、消融治疗等常用于不能手术的肝转移灶以控制肿瘤生长，提高生存率[58, 59]。肿瘤消融术相较于肝切除损伤较小、并发症少、住院时间短，且可以重复实施，总生存期与单纯肝切除术相似[60, 61]。由于消融治疗有较高的局部复发率，因此常常建议消融治疗作为手术治疗的辅助方法。对于不可切除患者，有研究比较了系统化疗与系统化疗联合射频消融治疗局限于肝转移的不可切除患者，结果发现后者提高了3年无进展生存率（27.6% vs 10.7%），延长了总生存期（中位生存期45.3个月 vs 40.5个月）[62]。NCCN指南也指出包括射频消融、微波消融、冷冻消融等治疗可以治愈最大径<3cm的病灶[63]。

肿瘤的局部消融根据采用的技术不同可分为化学消融和物理消融，化学消融最常见为局部无水乙醇消融，临床上多用于原发性肝癌的治疗，对于结肠癌肝转移的应用鲜有报道。物理消融包括射频消融（radiofrequency ablation，RFA）、微波消融（microwave ablation，MWA）、冷冻消融（cryosurgical ablation，CSA）、不可逆电穿孔消融、激光消融等；目前最常用的为射频消融、微波消融和冷冻消融。根据不同的消融针引导途径又分为影像引导下经皮消融、腹腔镜下消融和开腹术中消融。常用的影像引导工具包括超声成像、CT、MRI等，其中超声成像和CT最为常用。

1. RFA　其治疗原理为在消融针前端释放高频振动的射频电流（100～500kHz），使得人体体液中的离子、水、胶体微粒等大量电介质随电流发生高速运动，由移动状态逐渐变为振动状态。由于各种离子的大小、质量、电荷及移动速度不同，离子发生摩擦而使组织产生生物热作用，在局部组织中产生高温，导致细胞蛋白质变性、细胞膜破坏及细胞结构消失，形成凝固性坏死[61]。

RFA可用于治疗不可手术切除的结肠癌肝转移，可以控制局部肿瘤发展，延长生存期[64]。多数学者认为RFA的适应证为肿瘤直径<5cm、数目<9个，但更大的肿瘤或多于15个的病灶也可以行RFA。对于可以手术切除的患者，手术后生存率明显高于RFA，因此RFA不能替代手术。肿瘤大小是RFA后复发的危险因素，但手术切除不是，而且对于邻近主肝静脉的病灶，RFA不能完整消融，而手术可以连血管一并切除。RFA的优势在于创伤小，适合于拒绝手术或有严重合并疾病的患者。比较单发结肠癌肝转移患者行手术切除和RFA的效果，二者的5年总生存率和无局部复发生存率分别为50.1%和89.7%、25.5%和69.7%；但当直径<3cm时，两组患者的5年生存

率和无复发生存率相似[64]。Park等[65]报道121例结肠癌肝转移患者，其中68例患者术前评估时或肝切除术中发现不能手术切除，行经皮和术中的RFA治疗，平均随访13.7个月，经皮RFA和术中RFA两组患者生存率分别为79%和85%，肝内无复发率分别为42%和62%。Solbiati等[66]观察117例患者共179个结肠癌肝转移灶行经皮RFA的结果，肿瘤直径＜2.5cm时局部复发率为22%，直径为2.5～4.0cm时复发率为53%，直径＞4.1cm时复发率为68%。一些研究显示患者接受单纯RFA或联合手术治疗后3年和5年生存率分别为50%和30%。Elias等[67]报道不能手术切除的结肠癌肝转移患者行RFA后2年总生存率为67%，中位生存期为36个月。

RFA治疗总的并发症发生率在5%～30%，死亡率低于1%[68, 69]。一项多中心研究纳入1139例接受RFA的肝肿瘤患者，其中360例为肝转移瘤，行经皮RFA或开腹RFA。结果发现RFA相关死亡率为0.09%，并发症发生率为2.43%，包括肝脓肿（0.66%）、腹腔出血（0.46%）、胆汁瘤（0.2%）、气胸（0.2%）、胆管狭窄（0.13%）[68]。

2. MWA　MWA和RFA同为热消融，不同之处在于产生高温的原理：MWA是通过释放微波，一种波长在1mm～1m、频率为300MHz～300GHz的高频电磁波，使得组织内以水分子为主的偶极分子发生剧烈运动摩擦生热，从而导致细胞凝固坏死。临床常用的频率为915MHz或2.45GHz。

由于MWA和RFA的相似性，用于结肠癌肝转移时，MWA和RFA有着基本相同的适应证和疗效，但MWA产热较RFA速度快且消融范围较大，在直径较大的转移灶消融应用中有一定优势。Peng等[70]总结了99例超声引导下微波消融治疗结肠癌肝转移的患者，高CEA水平、肿瘤数＞3个为影响中位无进展生存率的影响因素，而肿瘤大小并不是影响因素。黄哲等[71]报道了结直肠癌肝转移患者184例，其中单纯MWA组98例，单纯手术组86例。单纯MWA组的1年、3年、5年总体生存率分别为100%、50.9%、20.9%；单纯手术组的1年、3年、5年总体生存率分别为100%、42.8%、20.8%，两组总体生存率差异无统计学意义。通过多因素分析显示结直肠癌转移灶大小是影响结直肠癌肝转移患者预后的独立危险因素，对于直径≥3cm的结直肠癌肝转移灶，手术治疗远期效果优于超声引导下经皮MWA。

3. CSA　CSA使用液氮循环或氩气在探针局部形成低温导致瘤细胞死亡。一般需要2个以上的冷冻循环，每个循环15分钟，以确保所有的肿瘤细胞死亡。冷冻后形成冰球的大小和分布取决于病灶距离探针的远近、组织的类型及血供。反复冷冻可形成更大的细胞内冰晶，使得疗效更好。在冷冻－解冻的过程中，细胞内外形成冰晶的同时也发生了相关生化改变，导致细胞体积缩小、细胞内重要酶变性、细胞膜破坏、血管断裂并导致缺氧细胞死亡。冷冻对细胞最初的破坏在于冰晶的直接作用，随后是由于微循环破坏导致的缺血[72]。对于位于大血管附近的病灶，由于血流可以保护血管不受冷冻破坏，所以可以消融病灶而避免损伤血管，但血管周围复发仍然较常见。较理想的适应证是病灶直径＜5cm，数目＜10个。Seifert等[73]比较了168例结肠癌肝转移的治疗效果，其中55例行CSA（25例联合手术切除），CSA的并发症发生率较低但复发率较高，手术切除和CSA的5年生存率分别为23%、26%，中位无病生存期分别为10个月、6个月，5年无病生存率分别为19%、12%。Weaver等[74]报道了47例结肠癌肝转移患者接受CSA或结合手术，随访24～57个月（中位时间26个月），随访24个月时实际生存率为62%，平均随访30个月时11%的患者无复发。Ruers等[72]报道30例结肠癌肝转移患者，其中7例接受冷冻治疗，23例结合手术切除，1年总生存率分别为76%和35%，2年生存率分别为61%和7%。冷冻部位复发率9%，病灶＜4cm亚组中位生存期为46个月，＞4cm亚组为18个月。

CSA可能导致多种并发症，甚至死亡，15%～30%的患者会出现并发症，当联合治疗时上升至50%，包括肝破裂导致出血（5%～30%）、出血（3%～6%）、胆漏（2%～15%）、邻近器官的冷损伤、冷休克综合征、急性肾衰竭（1.4%～4.0%）和操作过程中死亡[75]。在冰球融化的过程中会形成肌球蛋白血和肌球蛋白尿，可能导致急性肾衰竭。冷冻休克是一种多器官衰竭，严重的凝血病和弥散性血管内凝血（disseminated intravascular coagulation，DIC）但没有全身性败血症，CSA后死亡有18%是冷冻休克导致。

二、结直肠癌肝转移灶的肝动脉灌注化疗

肝动脉灌注化疗（HAIC）的概念可追溯到20世纪60年代初，当时将HAIC应用于少量的胃肠道肿瘤肝转移患者并取得了有效的结果[76]。HAIC通过肝动脉注入药物，由于绝大多数肝转移瘤由肝动脉供血，而正常肝组织的血供主要来源于门静脉系统，因此通过肝动脉灌注化疗药物可以显著地提高肿瘤处的药物浓度而减低全身的不良反应[77]。HAIC可采用多种药物，如5-FU、丝裂霉素、顺铂、阿霉素等，其中氟

尿苷（floxuridine，FUDR）是研究得最多的药物。通过肝动脉持续灌注，95%的FUDR都能被肝摄取，其局部浓度可达到静脉注射的16倍[78]。常规的HAIC方案是在肝动脉置管后，将导管连接到泵，以恒定速率灌注药物，一般持续2周。早在20世纪80年代，首次报道采用FUDR HAIC治疗结肠癌肝转移的Ⅱ期临床研究，影像评估其客观有效率为88%，1年生存率和中位生存期与历史数据相比有明显改善（82% *vs* 36%，26个月 *vs* 8个月）[79]。此后有多个临床随机对照试验对比了FUDR HAIC和静脉FUDR、静脉5-FU疗效。结果显示在客观反应率和肝内病灶无进展时间上，HAIC均优于静脉化疗[80-87]。

　　两项荟萃分析报道了针对不可切除的结肠癌肝转移患者采用FUDR HAIC的生存获益[88, 89]。其中一项荟萃分析包括了600例不可切除的结肠癌患者。FUDR HAIC组客观反应率为41%，而静脉FUDR或5-FU组为14%（OR 0.25，95%CI 0.16～0.40；$P < 10^{-10}$），但生存获益并没有显著的统计学差异[88]。但第二项荟萃分析显示，相对于系统化疗，HAIC的生存获益不大，FUDR HAIC在1年和2年的生存率分别增加了10%（$P = 0.041$）和6%（$P = 0.124$）[89]。

　　与单纯手术治疗的历史对照相比，肝转移瘤切除后辅助HAIC可减少疾病复发，提高生存率。3个重要的随机试验探讨了在这种情况下辅助HAIC的作用[90-92]。第一项研究将226例结直肠癌肝转移患者随机分为两组：单纯肝切除组和肝转移灶切除后采用5-FU HAIC组 [1000mg/（m²·d），5天连续24小时灌注][90]。结果显示联合治疗组患者的中位生存期为34.5个月，进展时间为14.2个月；而对照组患者的中位生存期为40.8个月，进展时间为13.7个月。在63%的患者中出现了3/4级不良反应，分别为口炎（58%）和恶心（55%）。第二项研究随机选取了109例有1～3个可切除肝转移瘤的患者，同样分为单纯手术组和手术后联合HAIC组。FUDR的初始剂量为0.1～0.2mg/(kg·d)，持续14天，最多4个周期。5-FU给药剂量为200mg/(m²·d)，持续14天，共4个周期，然后是300mg/（m²·d），持续14天，共8个周期。对照组4年无复发率为25%，化疗组为46%（$P = 0.04$）；对照组4年无肝复发率为43%，化疗组为67%（$P = 0.03$）。接受评估的75例患者中位生存期对照组为49个月，化疗组为63.7个月（$P = 0.60$）。对照组109例患者的中位生存期为47个月，而化疗组为34个月（$P = 0.19$）；随访5年生存率分别为60%和45%[91]。第三项研究随机抽取156例结直肠癌肝转移瘤切除患者，接受FUDR HAIC和地塞米松加静脉5-FU 6个周期。联合治疗组的2年生存率为86%，而单独全身治疗组的2年生存率为72%（$P = 0.03$），中位生存期分别为72.2个月和59.3个月。联合治疗组的2年无肝进展生存率为90%，单药治疗组为60%（$P < 0.001$）[92]。

除FUDR外，其他药物在HAIC给药时也进行了试验评价。高剂量丝裂霉素C与FUDR和地塞米松联合经HAIC途径应用于63例（其中26例为化疗初治）不可切除的结直肠癌肝转移患者[93]。初始治疗组和先前治疗组的有效率分别为73%和70%，平均生存期分别为23个月和20个月。与单独使用FUDR HAIC的试验相比，化学性胆管炎的发生率更高。另一项研究采用奥沙利铂HAIC（100mg/m^2）联合常规静脉LV5FU2方案，客观有效率为64%，中位生存期为27个月[94]。

总的来说，HAIC有着较好的客观反应率，一部分不可切除的患者在HAIC后达到降期而获得了手术机会。通过合理的患者选择，在经验丰富的医学中心开展HAIC可以使一部分结肠癌肝转移的患者获益。

消融治疗可用于不能手术的肝转移灶以控制肿瘤生长，提高生存率，而针对<3cm的病灶，可达到与外科手术同等的疗效。HAIC对于结直肠癌肝转移灶有较好的客观反应率，一部分不可切除的患者在HAIC后达到降期而获得了手术机会。

第三节 转移灶的立体定向放疗

概 述

立体定向放疗（stereotactic radiotherapy，SRT）是目前放疗中广泛使用的一种技术，在对肿瘤进行精确靶向照射的同时，能够最大限度降低对邻近正常组织的照射。它是转移性结直肠癌的重要治疗手段之一，在肝、肺、骨及肾上腺等转移灶治疗中，患者能够获得很好的局部控制效果，且耐受性良好，部分患者可延长生存期。SRT与全身治疗合理结合，能够为患者带来更多获益。

一、立体定向放疗的发展与基本概念

瑞典著名神经外科专家Lars Leksell在1951年首先将立体定向的原理与放疗相

结合，提出了立体定向放射外科（stereotactic radiosurgery，SRS）的概念，即通过多个小野三维集束单次大剂量照射病灶，同时周围正常组织受照剂量很小，射线对病变能起到类似于手术的作用。Leksell积极参与了设备的研发过程，1968年第一台伽马刀在瑞典斯德哥尔摩诞生。SRS最早应用于颅内良性疾病的治疗，如动静脉畸形、三叉神经痛等，后来逐步扩展至恶性肿瘤的治疗。根据放射生物学原理，人们利用SRS技术进行分次大剂量照射，发展成为SRT。过去的SRT技术主要应用于颅内肿瘤，到20世纪90年代中期，应用于体部的SRT技术开始出现，被称为立体定向体部放疗（stereotactic body radiation therapy，SBRT），又称立体定向消融放疗（stereotactic ablative radiotherapy，SABR）。随着放疗设备与技术的不断发展，除伽马刀外，还有多种设备可实现SRS，常用的有螺旋断层调强放疗、直线加速器、射波刀等。

目前，SRT可以分为两种方式：①SRS。将高能射线汇聚于局限性靶组织的单次照射，使之发生放射性坏死，而靶区外组织因剂量迅速递减免受累及，从而在靶区边缘形成如刀割样的损伤边缘，达到类似外科手术的效果，常用于中枢神经系统和脊柱肿瘤。②SRT/SBRT。当肿瘤距离周边正常器官较近时，为了保护正常器官，通常增加治疗次数，在满足靶区剂量高度适形、靶区边缘剂量下降陡峭的条件下，采用少分次、大分割放疗模式，一般认为分割次数不超过5次，主要应用于颅内和体部肿瘤。

SRT的剂量分布特点，包含以下3方面内容：①以有限体积的组织为靶区，包括肿瘤及其紧邻的部分，分次剂量高。②靶区外受高剂量照射的正常组织受照体积要最小化，剂量跌落梯度应陡峭，靶区边缘射束半影区很小或没有。③靶区适形度高，靶区内剂量不均匀，热点可接受。

二、立体定向放疗的实现方式与设备

放疗是采用射线照射的方法来杀灭肿瘤细胞的一种治疗手段，按照射线的物理特性，用于临床放疗的射线可分为粒子射线（如电子线、α射线、中子线、质子线、碳离子等）和光子射线（X射线、γ射线）两类。SRT常用的射线为γ射线和X射线。此外，质子和重离子的应用也越来越多，常用设备如下。

1. 伽马刀（Gamma knife） 主要用于头部肿瘤的放疗。使用201颗^{60}Co放射源，每个源活度为1.11TBq（30Ci），分布于头顶部北半球不同的经纬度上，经准直后可聚焦于一点，可以形成4mm、8mm、14mm、18mm的照射野。我国的研发人员研制出旋转式的模式，可以将放射源大幅减少，30个^{60}Co放射源分成6组，分布于14°～43°的纬度上。在经度上，每组源间隔60°，在纬度上每个源间隔1°，源焦距为39.5cm，通过旋转的方式实现多野集束照射。21世纪以来，体部伽马刀系统已逐渐开始应用于SBRT（图4-1）。

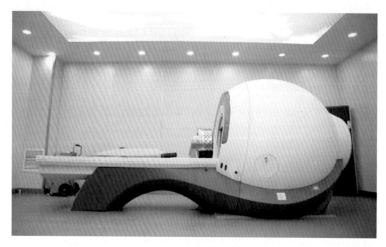

图4-1 伽马刀系统

2. 直线加速器 既可以实施常规方式的放疗，也可以进行SRT，是目前最常用的放疗装置。以多角度或旋转照射方式进行聚焦，通过图像引导、呼吸门控技术提高治疗的精准度。对于头部和体部肿瘤都可实行SRT。

3. 螺旋断层强调放疗（tomotherapy，TOMO） 螺旋断层调强放疗技术，该设备将一个兆伏级加速器机头固定在一个可360°旋转的CT机架上，实现对患者的旋转治疗。治疗时，治疗床不断向前移动，同时机头可以从360°对病灶进行照射，每次治疗前需行MVCT图像引导。

4. 射波刀（cyber knife） 是一种特殊的直线加速器，其机架安装于机械臂上，机械臂共有6个轴，可以灵活地选择入射节点和入射方向。在半球空间内，有160个节点可供选择，每个节点又有12个入射方向。治疗时，每个节点的射野入射方向各不相同。其特点是可以灵活选择入射点和入射方向，实现非等中心、非共面照射。

这些设备在完成SRT中各自有自身的特点，如伽马刀多用于头部病灶的放疗，但需要放射源。TOMO更适合较大范围的病灶治疗，射波刀对于肺部、肝脏等涉及呼吸运动的病灶有更好的效果。直线加速器、TOMO除SRT外，更多的是用于常规分割模式的调强放疗。这些设备可根据治疗中心的条件及病灶情况进行选择。

三、立体定向放疗的放射生物学基础

（一）电离辐射与机体相互作用

射线进入生物体后，一般有两种生物学效应。直接作用，指放射线直接作用于具有生物活性的生物大分子，如核酸、蛋白质（包括酶类等），使其发生电离、激发或化学键的断裂而造成分子结构和性质的改变，从而引起细胞功能和代谢障碍。间接作用，指放射线作用于体液中的水分子，引起水分子的电离和激发，形成化学性质非常活泼的自由基，进而作用于生物大分子引起损伤。在正常情况下，生物大分子都存在于含大量水分子的环境中，间接作用在辐射生物学效应发生上占据重要地位。

脱氧核糖核酸（DNA）是双螺旋结构的大分子，由两条链组成。它是引起一系列放射生物学效应（细胞死亡、突变、致癌等）的重要靶点。DNA受到电离辐射后会发生很多单链断裂，完整的DNA出现单链断裂，很容易以对侧的互补链为模板使损伤得到修复，如果错误修复，则可能产生突变。因此，单链断裂对细胞杀灭几乎无作用。双链断裂一般被认为是电离辐射在染色体上所致的最关键损伤，两个双链断裂的相互作用可以导致细胞的死亡、突变致癌作用。在受照射的细胞中，双链断裂大约是单链断裂的0.04倍。

细胞核是辐射引起细胞死亡的关键部位。当细胞受大剂量照射时（100Gy以上），细胞将在有丝分裂间期立即死亡，这种死亡方式称为间期死亡或非有丝分裂死亡。增殖细胞在受到中等剂量照射后，可以经过一次或几次有丝分裂后发生死亡，称为增殖死亡，大多数分裂较快的哺乳动物细胞受中等剂量（10Gy以内）照射后发生增殖死亡。

（二）经典放射生物学的"4R"理论

为了最大限度杀灭肿瘤细胞，同时尽可能保护周围正常组织，放疗必须分次进行，这是以放射生物学的"4R"理论为基础的，包括：①细胞放射损伤的修复（repair），采用分次放疗，可以使部分细胞得到修复，避免死亡。②细胞周期的再分布（redistribution），分次放疗期间，部分细胞从放射抵抗时相向放射敏感时相移动

的现象。③乏氧细胞再氧合（reoxygenation），分次照射期间，乏氧细胞可以重新得到氧合，由辐射抵抗转变为辐射敏感。④再群体化（repopulation），机体受到损伤后，组织的干细胞在机体调节机制作用下，增殖、分化、恢复到原来形态的过程。

（三）立体定向放疗的特殊生物学效应

SRT 单次放疗剂量较高，与常规分割模式相比，会造成更多的 DNA 双链断裂，导致细胞修复困难而迅速死亡。此外，近年来的研究表明，SRT 在抗肿瘤血管生成和激活机体免疫应答方面，同样发挥着巨大的作用。

1. 立体定向放疗的抗肿瘤血管生成作用　在常规分割放疗模式下（1.8 ～ 2.0Gy/F），射线主要作用于肿瘤细胞的 DNA，造成 DNA 链断裂，导致细胞死亡，同时不影响正常组织细胞的损伤修复，进而达到治疗肿瘤的目的。SRT 除直接杀伤肿瘤细胞外，还可以通过抗血管生成的方式，间接杀灭肿瘤细胞。在 Song 等的系列研究中 [95]，荷瘤大鼠在接受单次 2.5 ～ 10Gy 照射后，肿瘤组织内的血管体积均迅速下降，但是 2.5Gy 组和 5Gy 组中，肿瘤血管体积在照射 18 ～ 24 小时内得到完全恢复，而 10Gy 组并未恢复。当肿瘤组织接受单次 2.5Gy，连续 8 天照射，总量 20Gy 的照射时，肿瘤组织内的功能性血管体积呈现先增长，而后逐渐下降的趋势；而当肿瘤组织接受单次 20Gy 的照射时，功能性血管体积迅速下降，并在以后 12 天内持续下降。此外，Garcia-Barros 等 [96] 的研究发现，MCA129 纤维肉瘤的放射敏感性与宿主的内皮细胞凋亡敏感性密切相关。用 15Gy 照射肿瘤及周围皮肤组织，内皮细胞凋亡敏感型小鼠的肿瘤体积迅速下降，而内皮细胞凋亡抵抗型小鼠的肿瘤则表现为明显的辐射抵抗。

结合目前研究现状，SRT 可通过作用于肿瘤血管内皮细胞，抗肿瘤血管生成的方式，间接造成肿瘤细胞死亡。但是，SRT 的抗血管生成作用，通常需要较高的单次照射剂量才能实现，一般要求单次剂量达 10Gy 以上 [95]。

2. 立体定向放疗激活机体免疫应答　免疫系统对射线高度敏感，在常规分割放疗模式下，通常认为会引发免疫抑制效应。近年来，越来越多的研究发现，单次大剂量照射肿瘤细胞，会导致大量肿瘤抗原释放，能够激发机体的免疫应答反应。Lee 等 [97] 研究发现，B16 黑色素瘤接受单次 20Gy 的照射，小鼠淋巴组织中的 T 细胞数目大大增多，并且显著增强了 CD8$^+$ T 细胞介导的针对肿瘤的细胞免疫应答。此外，这种单次大剂量的照射也可激活并促进树突状细胞的成熟。肿瘤细胞接受 SRT 照射死亡后，还会释放出大量细胞因子，如TNF、IL-2、CXCL16等[95, 98]。这些细胞因子均能进一步促进T细胞、抗原提呈细胞的活化，增强机体的免疫应答。还有研究发现[99]，相对于3Gy×5F的照射模式，单次15Gy的照射模式诱发的免疫应答效应更强。这也提示剂量分割模式对免疫应答存在重要影响。

"远隔效应"是放疗与机体免疫系统相互作用的一种表现形式，这一概念最早由Mole在1953年提出，它是指接受放疗时，照射野之外的肿瘤同时缩小的现象。目前的研究表明，"远隔效应"只有在一定的剂量分割模式下才会出现。Dewan等[100]比较了3种放疗剂量分割模式（20Gy×1F、8Gy×3F和6Gy×5F）与抗CTLA-4抗体联合应用，对小鼠肿瘤的抑制作用。结果表明，单独应用免疫治疗对肿瘤无抑制作用，20Gy×1F组仅对照射部位的肿瘤起抑制作用，8Gy×3F组和6Gy×5F组对照射部位和非照射部位的肿瘤均有抑制作用。Marconi等[101]开展了一项关于远隔效应的荟萃分析，最终发现肿瘤受照的等效生物剂量（BED，当肿瘤 $\alpha/\beta = 10$ 时记为BED10）与远隔效应的发生密切相关。当BED10为60Gy时（如10Gy×3F），有50%的概率检测到远隔效应。

因此，SRT大剂量照射后，会造成肿瘤细胞死亡，进而释放大量肿瘤相关抗原和细胞因子，这些物质会进一步激活抗原提呈细胞和效应T细胞，进而发挥抗肿瘤的细胞免疫应答，不但对照射部位肿瘤，对其他远隔部位的肿瘤也同样有相应的作用。但如何将SRT诱导的免疫应答应用于临床，还需要进一步的研究来予以回答。

四、立体定向放疗在转移性结直肠癌中的应用

结直肠癌是常见的恶性肿瘤疾病，20%的患者在确诊时伴发远处转移，25%～50%的患者在病程中会出现远处转移[102]。从转移部位来看，60%～71%为肝转移，肺转移的发生率为25%～40%，其他部位如骨转移发生率为5%～10%，卵巢转移发生率为3%～5%，肾上腺转移发生率为1%，中枢神经系统转移发生率为1%[103]。近年来，随着化疗和靶向药物的不断发展，Ⅳ期结直肠癌患者的生存率得到了很大的提升。人们也开始越来越关注局部治疗对患者生存的影响，局部治疗在Ⅳ期结直肠癌患者中的应用也越来越广泛。既往认为，手术是局部治疗的最佳手段，能够延长患者的生存，也被NCCN指南所推荐[102]。但是，手术治疗的适应证较为局限，相当一部分患者存在手术禁忌。

SRT能够将高剂量集中在病灶，同时周边剂量迅速跌落，能够很好地保护累及器官。多项研究表明，SRT能够为转移性结直肠癌带来很好的疗效，并且患者耐受性良好。以下将按照转移病灶部位分别进行介绍。其中，对肝、肺转移进行重点阐述。

（一）肝转移癌

肝是结直肠癌最常见的转移部位，超过60%的转移发生在肝脏[103]。在初诊时，即有超过15%的患者发生肝转移[104]。全身治疗联合肝切除术，依旧是结直肠癌肝转移的首选治疗手段，文献报道的肝切除术后的5年总生存期（OS）为47%～60%[105-107]。但是，手术能否进行受到多种因素的影响，如肿瘤解剖位置、肝功能状况及患者的一般状况等。研究表明，在肝转移的患者中，仅有20%的患者能够接受手术治疗，剩余80%的患者均存在手术禁忌[108]。

肝脏一般认为是放射敏感的器官，在常规放疗时代，由于放射诱导肝病的发生率较高，放疗在肝癌及肝转移癌中的应用价值有限。随着放疗技术的不断发展，对危及器官的保护越来越好。SBRT在肝转移癌中的应用也越来越广泛。在几项前瞻性研究中[109-114]，如表4-2所示，常用的剂量分割模式包括45Gy/3F、50～60Gy/5～6F、60Gy/10F等。报道的2年局部控制率（local control，LC）为60%～91%，2年OS受其他治疗因素影响，波动较大（38%～83%），中位无进展生存期（PFS）为6.5～12个月。毒性方面以G1-2级为主，G3级肝毒性发生率不到10%。Chang等进行了一项汇总分析[115]，纳入3个研究机构的数据，共65例结直肠癌肝转移患者，每个患者有1～4个转移病灶，共102个病灶接受SBRT治疗，SBRT的剂量为22～60Gy/1～6F（中位剂量42Gy）。结果显示，全组1年和2年的LC为67%和55%，SBRT总剂量、单次剂量和BED均与病灶的局部控制相关。根据TCP模型进行推算，要想达到1年局部控制率为90%，需给予病灶46～52Gy/3F的照射剂量，并且局部病灶的良好控制，有助于延长患者的生存。毒性方面，11例患者（17%）出现Ⅱ度以上急性胃肠毒性，2例患者（3%）出现Ⅲ度及以上无症状转氨酶升高。Petrelli等[116]则开展了一项系统综述研究，共纳入18项研究，656例结直肠癌肝转移患者。经过汇总分析，中位PFS和OS分别是11.5个月和31.5个月，2年OS和LC分别是56.5%和59.3%。BED10与OS和LC均存在相关性，BED10每提升1Gy，2年OS和LC分别提高0.11%和0.21%。G1-2级和G3-4级肝毒性发生率分别为30.7%和8.7%，4例患者出现肝衰竭（0.6%）。其他常见毒性包括恶心、乏力、腹泻，且均为G1-2级毒性。

表 4-2　结直肠癌肝转移 SBRT 的前瞻性研究

研究	病例数（例）	剂量	局部控制率	总生存率	毒性
Scorsetti[109]（2014）	42	75Gy/3F	2 年 91%	2 年 65%	急性 G2 占 78%，以乏力、转氨酶升高为主无 G3 毒性及 RILD
Stintzing[110]（2013）	30	24 ～ 26Gy/1F	1 年 85% 2 年 80%	中位 34.4 个月	—
Ambrosino[111]（2009）	11	25 ～ 60Gy/3F	—	—	G1-2 肝毒性占 36.4%
Hoyer[112]（2006）	64 （44 例肝转移）	45Gy/3F	2 年 86%	2 年 38%	肝衰竭占 2% G3 肠道毒性占 5%
Kim[113]（2009）	10	36 ～ 51Gy/3F	3 年 60%	3 年 40%	G1 恶心占 40%
van der Pool[114]（2010）	20	37.5 ～ 45Gy/3F	2 年 74%	2 年 83%	肝毒性 G2 占 90%，G3 占 10%

肝功能Child-Pugh分级（表4-3）是影响放疗后肝毒性的重要因素，在制订SBRT计划时需要特别引起重视。在Price等的研究中[117]，26例患者接受肝癌SBRT治疗，Child-Pugh A级患者接受36～48Gy/4F放疗，Child-Pugh B级患者接受26～42Gy/3F或40Gy/5F放疗，有3例患者出现G3级肝毒性，且主要为Child-Pugh B级患者。另一项前瞻性研究[118]则纳入29例肝功能Child-Pugh B/C级的患者，中位剂量30Gy/6F，结果治疗3个月后，63%的患者出现肝功能下降。

表4-3 肝功能Child-Pugh分级

指标	评分		
	1分	2分	3分
总胆红素（μmol/L）	< 34	34～51	> 51
血清白蛋白（g/L）	> 35	28～35	< 28
凝血酶原时间延长（秒）	1～3	4～6	> 6
腹水	无	轻度	中重度
肝性脑病（分期）	无	1～2	3～4

注：按照累计积分，A级为5～6分，B级为7～9分，C级为10分以上。

放射诱导肝损伤（RILD）是肝脏肿瘤放疗的剂量限制性毒性，其主要临床表现为短时间内出现大量腹水和肝脏肿大，伴有转氨酶的迅速升高，可高达正常值上限的5倍。一旦出现，预后极差，需引起高度重视。研究表明[119]，正常肝脏所受的平均剂量与RILD密切相关，当正常肝脏平均剂量低于30Gy时，无RILD发生。当正常肝脏平均剂量超过30Gy以后，每增加1Gy，RILD发生率增加4%。Liang等[120]纳入114例接受SBRT治疗的原发性肝癌患者，所有患者肝功能均为Child-Pugh A级，放疗剂量为40～68Gy/7～17F。9例患者（7.9%）出现RILD，正常肝组织照射剂量＜20Gy的百分比（V20）是RILD的相关因素，当其小于48.5%时，仅1例患者（1.3%）出现

RILD。

目前认为，肝转移癌SBRT治疗的最佳适应证包括[121]：KPS＞70分或ECOG 0-1，肝外疾病稳定，病灶≤3cm，病灶距离正常器官＞8mm，Child-Pugh A级，正常肝体积＞1000ml。处方剂量可给予48～60Gy/3F。对于肿瘤体积较大，距离周边正常组织较近，Child-Pugh B级患者，可适当降低单次照射剂量，增加分割次数。由于放疗剂量与疗效之间存在剂量效应关系，应在保证安全的前提下，尽可能提高剂量。对于病灶＞6cm、病灶距离危及器官＜5mm、正常肝体积＜700ml、Child-Pugh C级的患者，一般不建议行SBRT治疗。

【临床病例】

患者，男性，62岁。2011年8月诊断为直肠癌，予术前新辅助放化疗及TME手术治疗。术后行4周期XELOX（奥沙利铂联合卡培他滨）方案化疗。2012年9月发现肝转移及可疑肺转移，后行7周期FOLFIRI（伊立替康联合氟尿嘧啶）方案化疗。2013年2月病情评估提示肝内病灶增大。患者为进一步诊治就诊。既往高血压、糖尿病病史。

经MDT会诊，考虑患者全身情况稳定，肝脏孤立病灶有进展，有局部处理指征，建议行肝转移病灶SBRT。予95% PCTV 50Gy/10F，正常肝组织30%体积照射剂量（D30%）＜20Gy（图4-2）。

患者接受规律随访，肝内病灶持续稳定（图4-3、图4-4）。2015年5月，患者病情进展，全身多发转移，接受全身化疗。2016年5月死亡。

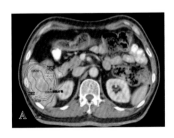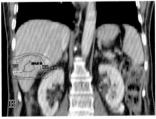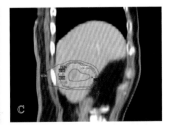

图4-2　SBRT剂量分布

A.轴位；B.冠状位；C.矢状位

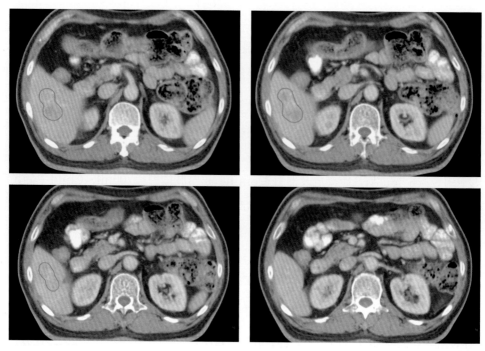

图4-3　肝转移灶CT

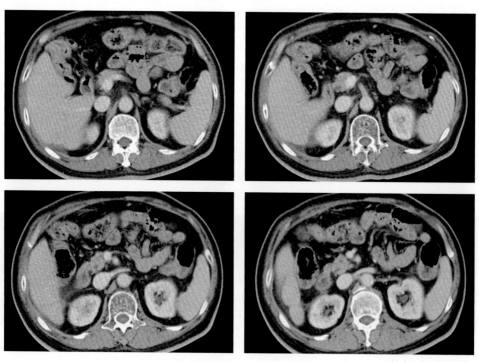

图4-4　放疗后20个月肝脏CT

可见原病灶消失

（二）肺转移癌

SBRT在早期非小细胞肺癌中已经得到广泛应用，并且有研究表明，早期非小细胞肺癌接受SBRT治疗能获得很好的疗效，且毒性较低[122]，甚至治疗效果不劣于手术治疗[123]。与原发性肺癌相比，肺转移癌多发生在外周，且形态较为规则。从理论上讲，可接受的SBRT照射剂量更高，毒性更低。美国科罗拉多大学开展了一项多中心 I / II 期临床研究[124]，评价SBRT在肺转移癌中的应用。在 I 期研究中，入组标准包括1～3处肺转移癌，累积肿瘤直径＜7cm，有足够的肺功能（FEV_1＞1L）。PTV为GTV在四周外放5mm，头尾方向外放10mm。起始剂量为48Gy/3F，逐步提升至60Gy/3F。剂量限值要求为正常肺组织V15Gy＜35%。剂量限制毒性包括急性G3级肺和食管毒性，以及任何G4级毒性。结果SBRT剂量顺利爬坡至60Gy/3F，并未出现剂量限制毒性。接下来的 II 期研究纳入38例患者，共63个肺转移病灶，全部接受了60Gy/3F的照射，1年和2年的局部控制率分别为100%和96%，中位生存期19个月。G3级毒性发生率为8%，仅有1例患者出现肺炎症状。

结直肠癌肺转移病灶接受SBRT治疗后，临床疗效较好，毒性低。关于结直肠癌肺转移SBRT的前瞻性研究，如表4-4所示。一项来自意大利的研究[125]纳入33例结直肠癌肺转移的患者，每例患者有1～3个肺转移病灶，共56个病灶接受SBRT治疗。其中40个病灶接受24～27Gy单次照射，16个病灶接受27～42Gy/2～3F照射。病灶6个月、12个月和18个月的局部控制率分别为87.8%、62.0%和30.0%。仅有1例患者出现G1级肺炎。Linda Agolli等[126]纳入44例结直肠癌肺转移的患者，共69个病灶，接受SBRT治疗，27例患者有1个肺转移病灶，17例患者有2～4个病灶。多发肺转移患者接受23Gy单次照射（BED10＝76Gy），外周型病灶和小肿瘤（＜30cm³）接受30Gy单次照射（BED10＝120Gy），中央型病灶和大肿瘤（≥30cm³）接受45Gy/3F照射（BED10＝112.5Gy）。2年和3年的OS分别为67.7%和50.8%，2年和3年的无局部进展（LPFS）生存率分别是60.2%和54.2%，多发肺转移是预后的不良因素。急性期毒性发生率为20%（9/44），均为G1～G2级毒性，无G3级毒性发生。Jingu等[127]探讨了放疗剂量对结直肠癌肺转移预后的影响，该研究共纳入93例患者，104个肺转移病灶。全组的3年和5年OS分别为55.9%和42.7%，3年和5年的局部控制率（LC）分别是65.2%和56.2%。多因素分析结果显示，BED10是影响LC的独立预后因素，中位BED10为105.6Gy，BED10≥100Gy组的局部控制率更高（HR

表 4-4　结直肠癌肺转移 SBRT 的前瞻性研究

研究 （年份）	病例数 （例）	剂量	局部控制率	总生存率	毒性
Osti[135] （2013）	66 （23例CRC）	23Gy/1F 30Gy/1F	23Gy组79.4% 30Gy组94.7%	1年76.4% 2年36.2%	急性肺炎G2级 占6%， G3级占3%
Thibault[136] （2014）	254 （45例CRC）	52Gy/4F 60Gy/4F 50Gy/5F	CRC组 2年76%	—	肺炎占4%， 肋骨骨折占 18.5%
Carvajal[137] （2015）	13	50Gy/4F 54Gy/3F 34Gy/1F 60Gy/8F	2年92.3%	2年92.3%	G1/2级皮炎、 肺炎、乏力
Qiu[138]（2015）	65	50Gy/5～10F	2年LRFS 30.9%	2年42.8%	—

0.100, 95%CI 0.013～0.768, $P=0.027$）。有研究比较了手术和SBRT在肺转移癌当中的治疗疗效，该研究共纳入110例肺转移癌患者，64%的转移瘤来源于结直肠癌（70/110），其中68例接受手术治疗，42例接受SBRT治疗。按照转移灶位置不同，剂量分割模式包括60Gy/3F、60Gy/5F及60Gy/8F。尽管接受SBRT治疗的患者年龄更大，从确诊到发生转移的间隔时间更短，但两组的治疗效果并无差异[128]。SBRT组和手术组3年的OS分别为60%和62%，2年的LC分别为94%和90%。这也提示我们，在结直肠癌肺转移的患者中，SBRT在一定程度上能够很好地替代手术治疗，但仍需前瞻性研究对此进行验证。

越来越多的学者注意到，来源于结直肠癌的肺转移瘤，其放射敏感性较其他来源的肺转移瘤差。Biukley等[129]纳入77例患者，共122个肺转移瘤病灶，其中来源于结直肠癌的病灶有26个，来源于其他肿瘤的病灶有96个。SBRT的剂量分割模式包括25Gy单次照射以及50Gy/4F。结果显示，全组2年的OS和局部失败率（LF）分别是74.6%和16.2%，进一步分析表明结直肠癌（CRC）组患者较非CRC组更易出现局部治疗失败，两组的2年LF分别是42.2%和9.9%（$P<0.0004$）。在结直肠癌组中，BED10≥100Gy提示患者预后良好。Cao等[130]进行了一项关于结直肠癌肺转移接受SBRT治疗的荟萃分析，共纳入18篇文献，经过汇总分析，3年的OS、LC和PFS分别为52%、60%和13%。有5篇研究比较了CRC来源与非CRC来源之间的局部控制情况，结果显示，CRC来源的肺转移瘤，接受SBRT治疗后的局部控制率更低。因此，对于CRC肺转移癌，应该在条件允许的情况下，给予更高剂量的照射。

结直肠癌肺转移接受SBRT治疗的毒性较低，大部分为G1-2级毒性，G3级毒性发生率一般不超过5%[125-129]。常见的毒性包括放射性肺炎、食管炎、乏力、皮肤红斑、胸痛等[130]。此外，也有关于椎体压缩性骨折的报道[131]。在对靠近椎体的转移病灶进行SBRT治疗设计时，需注意尽量减少椎体的受照剂量。尽管目前文献报道的放射性肺炎发生率较低，但在多发肺转移患者实施SBRT时，仍需注意对正常肺组织进行剂量限制。有研究报道[132]，多发肺转移患者接受SBRT治疗时，与G2级及以上肺毒性相关的肺平均剂量为15Gy，与G2级以下肺毒性相关的肺平均剂量为8.5Gy。

结直肠癌肺转移SBRT治疗后，影响预后的常见因素包括照射剂量，转移瘤大小及个数，以及辅助化疗的情况[127, 130, 133, 134]，主要的失败模式为远处转移[133]。因此需要进一步探讨SBRT与其他治疗手段相结合，以提高疗效。

结直肠癌肺转移，接受SBRT治疗可取得很好的临床疗效，且耐受性良好。应根据肿瘤大小、位置、与危及器官的关系选择合理的剂量分割模式。对于外周型转移灶，远离气管、食管等危及器官，可给予较高的单次剂量照射，如54～60Gy/3F。对于位于中央区域的转移灶，紧邻大血管、椎体、气管、食管的病灶，可考虑降低单次剂量，增加分割次数，如单次6～10Gy，总量达到50～70Gy。需注意尽量满足BED10≥100Gy。

【临床病例】

患者，男性，72岁。2015年3月因直肠癌行手术治疗，术后行盆腔放疗及化疗。2018年10月发现左肺上叶结节（图4-5）。继续随诊，2019年9月胸部CT提示左肺上叶结节较前明显增大，考虑直肠癌肺转移（图4-6、图4-7）。既往高血压、心肌梗死病史，吸烟30年。

患者入院后经MDT会诊，结合既往病史及影像学表现、变化，考虑诊断直肠癌肺转移明确。穿刺活检及手术风险较高，建议行肺转移病灶SBRT治疗。

2019年11月，患者于放疗科行左肺上叶转移病灶SBRT治疗，予4DCT定位，95%PGTV 64Gy/8F、脊髓最大剂量（Dmax）＜18Gy（图4-8、图4-9）。

患者放疗后1个月复查胸部CT，可见左肺上叶病灶较前缩小，呈空洞样改变，周围可见炎性病变（图4-10）。现规律随访中。

（三）其他转移癌

结直肠癌其他部位转移的发生率较低，常见的有骨转移、腹膜后淋巴结转移、肾上腺转移等。相应的临床报道较少，在此处一并进行介绍。

结直肠癌接受手术治疗后，发生孤立性腹膜后淋巴结转移的概率约为1%。由于腹膜后区域危及器官较多，尤其是距离小肠、十二指肠较近，单次放疗剂量不宜过高，更加适用于常规分割放疗，SBRT的应用价值有限。一项韩国的研究[139]纳入7例出现腹膜后孤立性转移的结直肠癌患者，接受36～51Gy/3F的SBRT治疗，3年OS为71.4%，但是1例患者出现Ⅳ度肠梗阻，并接受手术治疗。对此类患者行SBRT治疗，

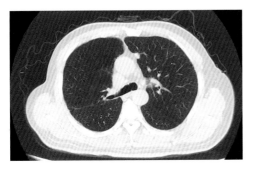

图4-5 2018年10月16日胸部CT

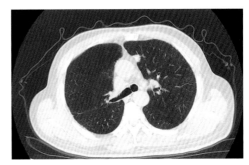

图4-6 2019年4月9日胸部CT

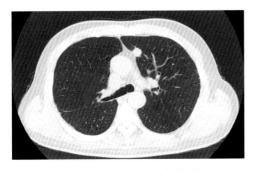

图4-7 2019年9月25日胸部CT

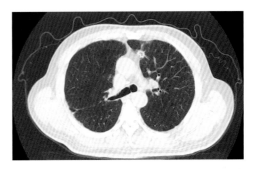

图4-8 2020年1月3日胸部CT（疗后1个月）

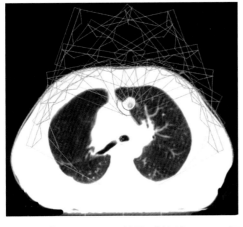

图4-9 靶区及SBRT射野（蓝线-GTV，红线-PGTV）

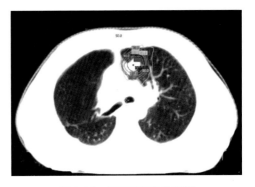

图4-10 SBRT剂量分布图

要严格掌握适应证，注意病灶与危及器官的位置，做好危及器官的剂量限制。

结直肠癌发生骨转移的概率较低，且主要为脊柱转移。SBRT的主要作用在于镇痛和局部控制。目前，尚无专门针对结直肠癌骨转移SBRT治疗的文献报道。根据其他文献综述报道来看，SBRT治疗脊柱转移的局部控制率可高达81% ～ 94%[140]。但需要注意，当单次照射剂量超过20Gy时，患者出现压缩性骨折的风险会大大提升，尤其是已有病理性骨折、出现溶骨性病变及脊柱错位的患者[141]。

结直肠癌发生肾上腺转移的概率同样在1%左右，SBRT对肾上腺转移同样有良好的效果。一项来自意大利的报道[142]纳入48例肾上腺转移的患者，其中12例来源于结肠癌。大部分患者接受36Gy/3F的SBRT治疗，只有2例患者出现局部失败，2年LC更是高达90%。毒性方面，只有1例患者出现G2级肾上腺功能不全，无急性期肝、胃肠道和肾毒性出现。

结直肠癌较少发生脑转移，一旦发生，进展迅速，预后差且严重影响患者生活质量。即便积极采用脑部放疗，其中位生存期仍不超过1年[143, 144]。对于寡转移患者，对转移病灶实施SRT即可，是否加用全脑放疗仍有争议。文献报道[145]，对于KPS 70 ～ 80分，且转移瘤最大直径＞15mm的患者，可能从全脑放疗中获益。

由于结直肠癌发生其他部位转移概率较低，目前并无大量文献报道。SBRT的实施大多以其他部位来源的文献报道为依据。拟采用SBRT时，需充分考虑患者的一般状况，病灶与危及器官之间的关系。根据治疗的目的，制定合理的治疗方案，通常能获得理想的疗效。

【临床病例】

患者，男性，66岁。2014年2月行右半结肠癌根治术，术后化疗8周期。此后规律随诊。2017年12月，患者自觉腰背部疼痛，并逐渐加重。VAS评分8分。查CT提示：L_2椎体骨质破坏（图4-11）。骨扫描提示：L_2椎体代谢异常增高灶，结合病史，考虑骨转移。

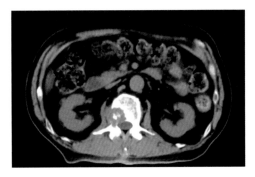

图4-11 疗前CT

入院后，经MDT会诊，考虑患者结肠癌骨转移诊断明确，建议行腰椎转移灶SBRT治疗。

2018年1月，患者接受L_2椎体转移病灶SBRT治疗，因病灶位于椎体，紧邻脊髓，单次放疗剂量不宜过高。予L_{1-3}椎体，95%PCTV 30Gy/10F。予局部骨质破坏区域，95%PGTV 40Gy/10F、脊髓Dmax＜34Gy（图4-12）。

患者放疗后疼痛逐渐缓解，放疗后3个月复查CT，溶骨性病变范围较前缩小（图4-13）。疼痛视觉模拟评分（visual analogue scale，VAS）为3分。

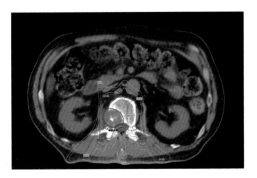

图4-12 靶区及剂量分布图

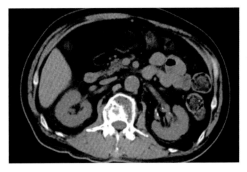

图4-13 疗后3个月CT

溶骨性病变范围缩小

五、体部立体定向放疗的实施流程与规范

下面以肺转移癌为例，介绍SBRT的一般流程。

1. 定位 患者取仰卧位，体膜固定，嘱患者平静呼吸，必要时采用腹带限制呼吸幅度，采用4DCT定位，层厚3mm扫描。

2. 靶区勾画　GTV包括为大体肿瘤，根据4DCT上的呼吸幅度确定ITV，PTV一般为ITV外放5mm。

3. 处方剂量　按照治疗目的，肿瘤大小、位置，与危及器官的关系，给予合适的剂量分割模式，对以根治为目的的治疗，应尽可能保证BED10≥100Gy，并对危及器官进行合理限量。

4. 计划设计与评价　按照AAPMTG101号报告要求进行计划设计与评价，保证90%等剂量线包绕PTV，靶区适形性好，一般对均整度不做过多要求，根据DVH图评价靶区和危及器官剂量，保证危及器官不超量。

5. 计划实施　采用IGRT技术，每次治疗前均行图像验证（CBCT或MVCT），结合骨性配准与软组织配准，保证肿瘤中心与治疗中心位置一致。

六、立体定向放疗的研究方向

尽管SRT在转移性结直肠癌中能取得很好的疗效，并且患者耐受性良好。但现有研究大都为回顾性或小样本研究，证据等级不高，仍需要大样本前瞻性研究对SRT的临床疗效与耐受性进行评价。SRT在改善病灶局部控制方面有着重要的作用，大多数患者接受SRT治疗后的失败模式为其他部位转移，为进一步提升疗效，需要开展SRT联合其他全身治疗的临床研究。

近年来，免疫治疗已成为学者们关注的重点，并已经在多种晚期肿瘤中获得了理想的治疗效果。基础研究表明[100]，SRT能够激活机体的免疫应答，联合应用SRT和免疫疗法可引发"远隔效应"。不但能对受照肿瘤起到抑制作用，对其他远隔部位的肿瘤同样有效。目前，关于SRT与免疫治疗相结合的最佳剂量分割模式尚未确定。有报道称[146]，放疗单次剂量超过4Gy后，"远隔效应"的发生率逐渐升高，8～12Gy时达到较为稳定的顶峰，单次超过12Gy，则"远隔效应"发生率将再次下降。在未来，需要进一步对SBRT与免疫治疗结合的细节问题进行探究。

随着放射物理、计算机技术的不断发展，质子、重离子放疗也得到了越来越多的应用。质子和重离子在进入一定深度的组织后，其能量骤然传递给所在物质而致深部剂量突然上升，形成Bragg峰，具有独特的物理学优势。此外，重离子的相对生物学效应更大，对氧的依赖程度较低。质子和重离子的这些优势，使其更适合进行SRT，尤其是对一些放射抵抗的肿瘤。已有研究报道[147]，在局部晚期胰腺癌中，采用碳离子放疗55.2Gy/12F，可取得理想的治疗效果。结直肠癌来源的转移瘤，相对其他来源的转移瘤放射敏感程度低[129, 130]，采用质子、重离子放疗或将取得更佳的疗效。

总　结

　　SRT是转移性结直肠癌患者的重要治疗手段之一，在肝、肺、骨及肾上腺等转移中，都能获得很好的局部控制效果，且患者耐受性良好。在部分寡转移患者中，可延长患者的生存期，具有较高的经济效益比。

（吴　斌　徐　徕　钟敏儿　陆君阳　周皎琳　周　慷　潘　杰　胡　克）

参考文献

［1］卫生部医政司. 结直肠癌诊疗规范（2010年版）. 中国继续医学教育，2011，3（9）：1-14.

［2］Colon Cancer Version 1. 2022. NCCN clinical practice guidelines in oncology. 2022. https://www.nccn.org/professionals/physician_gls/default. aspx#rectal.

［3］PISANO M，ZORCOLO L，MERLI C，et al. 2017 WSES guidelines on colon and rectal cancer emergencies：obstruction and perforation［J］. World Journal of Emergency Surgery，2018，13（1）：36-62.

［4］GLYNNE-JONES R，WYRWICZ L，TIRET E，et al. Corrections to "Rectal cancer：ESMO Clinical Practice Guidelines for diagnosis，treatment and follow-up"［J］. Annals of oncology：official journal of the European Society for Medical Oncology，2018，29（Suppl 4）：iv263.

［5］"Rectal Cancer Version 1. 2022. NCCN clinical practice guidelines in oncology". 2022，https://www.nccn.org/professionals/physician_gls/default. aspx#rectal.

［6］JACOBS M，VERDEJA J，GOLDSTEIN H. Minimally invasive colon resection（laparoscopic colectomy）［J］. Surg Laparosc Endosc，1991，1（3）：144-150.

［7］NCCN Clinical Practice Guidelines in Oncology-Colon Cancer（2019 Version 2）［EB/OL］. http://www.nccn.org.

［8］NCCN Clinical Practice Guidelines in Oncology-Rectal Cancer（2019 Version 2）［EB/OL］. http://www.nccn.org.

［9］中华人民共和国卫生和计划生育委员会医政医管局，中华医学会肿瘤学分会. 中国结直肠癌诊疗规范（2017年版）［J］. 中华外科杂志，2018，56（4）：241-258.

［10］中国临床肿瘤学会指南工作委员会. 中国临床肿瘤学会（CSCO）结直肠癌诊疗

指南（2019）［M］. 北京：人民卫生出版社，2019.

［11］LACY A M, GARCÍA-VALDECASAS J C, DELGADO S, et al. Laparoscopy-assisted colectomy versus open colectomy for treatment of nonmetastatic colon cancer: a randomised trial［J］. Lancet, 2002, 359（9325）: 2224-2229.

［12］CLINICAL OUTCOMES OF SURGICAL THERAPY STUDY GROUP, NELSON H, SARGENT D J, et al. A comparison of laparoscopically assisted and open colectomy for colon cancer［J］. N Engl J Med, 2004, 350（20）: 2050-2059.

［13］GREEN B L, MARSHALL H C, COLLINSON F, et al. Long-term follow-up of the Medical Research Council CLASICC trial of conventional versus laparoscopically assisted resection in colorectal cancer［J］. Br J Surg, 2013, 100（1）: 75-82.

［14］BUUNEN M, HAGLIND E, PÅHLMAN L, et al. Survival after laparoscopic surgery versus open surgery for colon cancer: long-term outcome of a randomised clinical trial［J］. Lancet Oncol, 2009, 10（1）: 44-52.

［15］HEWETT P J, ALLARDYCE R A, BAGSHAW P F, et al. Short-term outcomes of the Australasian randomized clinical study comparing laparoscopic and conventional open surgical treatments for colon cancer: the ALCCaS trial［J］. Ann Surg, 2008, 248（5）: 728-738.

［16］YAMAMOTO S, INOMATA M, KATAYAMA II, et al. Short-term surgical outcomes from a randomized controlled trial to evaluate laparoscopic and open D3 dissection for stage II/III colon cancer: Japan Clinical Oncology Group Study JCOG 0404［J］. Ann Surg, 2014, 260（1）: 23-30.

［17］FAHIM M, DIJKSMAN L M, BURGHGRAEF T A, et al. Increased long-term mortality after open colorectal cancer surgery: A multicentre population-based study［J］. Colorectal Dis, 2021, 23（10）: 2567-2574.

［18］BONJER H J, DEIJEN C L, HAGLIND E, et al. A randomized trial of laparoscopic versus open surgery for rectal cancer［J］. N Engl J Med. 2015, 372（14）: 1324-1332.

［19］JEONG S Y, KANG S B, HAO J, et al. Open versus laparoscopic surgery for mid-rectal or low-rectal cancer after neoadjuvant chemoradiotherapy（COREAN trial）: survival outcomes of an open-label, noninferiority, randomised controlled trial［J］. Lancet Oncol, 2014, 15（7）: 767-774.

［20］FLESHMAN J, BRANDA M, SARGENT D J, et al. Effect of laparoscopic-assisted resection vs open resection of stage II or III rectal cancer on pathologic outcomes: the ACOSOG Z6051 randomized clinical trial［J］. JAMA, 2015, 314（13）: 1346-1355.

［21］STEVENSON A R, SOLOMON M J, LUMLEY J W, et al. Effect of laparoscopic-assisted resection vs open resection on pathological outcomes in rectal cancer: the ALaCaRT randomized clinical trial［J］. JAMA, 2015, 314（13）: 1356-1363.

［22］NICE guideline［NG151］-Colorectal cancer（2020）［EB/OL］. https://www.nice.org.uk/.

［23］SENA G, PICCIARIELLO A, MARINO F, et al. One-Stage Total Laparoscopic Treatment for Colorectal Cancer With Synchronous Metastasis. Is It Safe and Feasible?［J］. Front. Surg, 8: 752135.

［24］VAN DER POEL M J, TANIS P J, MARSMAN H A, et al. Laparoscopic combined resection of liver metastases and colorectal cancer: a multicenter, case-matched study using propensity scores [J]. Surg Endosc, 2019, 33 (4): 1124-1130.

[25] ZHOU J, FENG L H, LI X X, et al. The Value of Laparoscopic Simultaneous Colorectal and Hepatic Resection for Synchronous Colorectal Cancer Liver Metastasis: A Propensity Score Matching Study [J]. Front Oncol, 2022, 12: 916455.

[26] HAJIBANDEH S, HAJIBANDEH S, SULTANA A, et al. Simultaneous versus staged colorectal and hepatic resections for colorectal cancer with synchronous hepatic metastases: a meta-analysis of outcomes and clinical characteristics [J]. Int J Colorectal Dis, 2020, 35 (9): 1629-1650.

[27] MCCAHILL L E, YOTHERS G, SHARIF S, et al. Primary mFOLFOX6 plus bevacizumab without resection of the primary tumor for patients presenting with surgically unresectable metastatic colon cancer and an intact asymptomatic colon cancer: definitive analysis of NSABP trial C-10 [J]. J Clin Oncol, 2012, 30 (26): 3223-3228.

[28] BOUDJEMA K, LOCHER C, SABBAGH C, et al. Simultaneous Versus Delayed Resection for Initially Resectable Synchronous Colorectal Cancer Liver Metastases: A Prospective, Open-label, Randomized, Controlled Trial [J]. Ann Surg, 2021, 273 (1): 49-56.

[29] VALDIMARSSON V T, SYK I, LINDELL G, et al. Outcomes of simultaneous resections and classical strategy for synchronous colorectal liver metastases in sweden: a nationwide study with special reference to major liver resections [J]. World J Surg, 2020, 44 (7): 2409-2417.

[30] NITSCHE U, WEBER C, KAUF-MANN B, et al. Simultaneous versus staged resection of colorectal cancer liver metastasis: a retrospective single-center study [J]. J Surg Res, 2020, 255: 346-354.

[31] MARTIN R, PATY P, FONG Y, et al. Simultaneous liver and colorectal resections are safe for synchronous colorectal liver metastasis [J]. J Am Coll Surg, 2003, 197 (2): 233-242.

[32] MARTIN R C 2ND, AUGENSTEIN V, REUTER N P, et al. Simultaneous versus staged resection for synchronous colorectal cancer liver metastases [J]. J Am Coll Surg, 2009, 208 (5): 842-852.

[33] REDDY S K, PAWLIK T M, ZORZI D, et al. Simultaneous resections of colorectal cancer and synchronous liver metastases: a multi-institutional analysis [J]. Ann Surg Oncol, 2007, 14 (12): 3481-3491.

[34] MARTIN R C 2ND, AUGENSTEIN V, REUTER N P, et al. Simultaneous versus staged resection for synchronous colorectal cancer liver metastases [J]. J Am Coll Surg, 2009, 208 (5): 842-850.

[35] SLESSER A A, CHAND M, GOLDIN R, et al. Outcomes of simultaneous resections for patients with synchronous colorectal liver metastases [J]. Eur J Surg Oncol, 2013, 39 (12): 1384-1393.

[36] JENKINS L T, MILLIKAN K W, BINES S D, et al. Hepatic resection for metastatic colorectal cancer [J]. Am Surg, 1997, 63 (7): 605-610.

[37] SLESSER A A, SIMILLIS C, GOLDIN R, et al. A meta-analysis comparing simultaneous versus delayed resections in patients with synchronous colorectal liver metastases [J]. Surg Oncol, 2013, 22 (1): 36-47.

[38] ANDRES A, TOSO C, ADAM R,

et al. A survival analysis of the liver-first reversed management of advanced simultaneous colorectal liver metastases: a LiverMetSurvey-based study [J]. Ann Surg, 2012, 256 (5): 772-778.

[39] MAYO S C, PULITANO C, MARQUES H, et al. Surgical management of patients with synchronous colorectal liver metastasis: a multicenter international analysis [J]. J Am Coll Surg, 2013, 216 (4): 707-716.

[40] GIULIANTE F, VIGANÒ L, DE ROSE A M, et al. Liver-First Approach for Synchronous Colorectal Metastases: Analysis of 7360 Patients from the Liver Met Survey Registry[J]. Ann Surg Oncol,2021,28(13): 8198-8208.

[41] SCHEER M G, SLOOTS C E, VAN DER WILT G J, et al. Management of patients with asymptomatic colorectal cancer and synchronous irresectable metastases [J]. Ann Oncol, 2008, 19 (11): 1829-1835.

[42] BENSON A B, VENOOK A P, AL-HAWARY M M, et al. Colon Cancer, Version 1. 2020, NCCN Clinical Practice Guidelines in Oncology [J]. J Natl Compr Canc Netw, 2019, 19 (3): 329-359.

[43] FARON M, PIGNON J P, MALKA D, et al. Is primary tumour resection associated with survival improvement in patients with colorectal cancer and unresectable synchronous metastases? A pooled analysis of individual data from four randomised trials [J]. Eur J Cancer, 2015, 51 (2): 166-176.

[44] ISHIHARA S, NISHIKAWA T, TANAKA T, et al. Benefit of primary tumor resection in stage IV colorectal cancer with unresectable metastasis: a multicenter retrospective study using a propensity score analysis [J]. Int J Colorectal Dis, 2015, 30 (6):

807-812.

[45] KAROUI M, ROUDOT-THORAVAL F, MESLI F, et al. Primary colectomy in patients with stage IV colon cancer and unresectable distant metastases improves overall survival: results of a multicentric study [J]. Dis Colon Rectum, 2011, 54 (8): 930-938.

[46] GULACK B C, NUSSBAUM D P, KEENAN J E, et al. Surgical Resection of the Primary Tumor in Stage IV Colorectal Cancer Without Metastasectomy is Associated With Improved Overall Survival Compared With Chemotherapy/Radiation Therapy Alone [J]. Dis Colon Rectum, 2016, 59 (4): 299-305.

[47] TARANTINO I, WARSCHKOW R, WORNI M, et al. Prognostic Relevance of Palliative Primary Tumor Removal in 37, 793 Metastatic Colorectal Cancer Patients: A Population-Based, Propensity Score-Adjusted Trend Analysis[J]. Ann Surg,2015,262(1): 112-120.

[48] ALAWADI Z, PHATAK U R, HU C Y, et al. Comparative effectiveness of primary tumor resection in patients with stage IV colon cancer [J]. Cancer, 2017, 123 (7): 1124-1133.

[49] POULTSIDES G A, SERVAIS E L, SALTZ L B, et al. Outcome of primary tumor in patients with synchronous stage IV colorectal cancer receiving combination chemotherapy without surgery as initial treatment [J]. J Clin Oncol, 2009, 27 (20): 3379-3384.

[50] CIROCCHI R, TRASTULLI S, ABRAHA I, et al. Non-resection versus resection for an asymptomatic primary tumour in patients with unresectable stage IV colorectal cancer [J]. Cochrane Database Syst Rev,

2012（8）：CD008997.

［51］CORREIA M M, CHOTI M, ROCHA F G, et al. Colorectal Cacer Liver Metastases［M］. Springer Nature Switzerland AG, Switzerland, 2020.

［52］KANEMITSU Y. SHITARA K, MIZUSAWA J, et al. Primary Tumor Resection Plus Chemotherapy Versus Chemotherapy Alone for Colorectal Cancer Patients With Asymptomatic, Synchronous Unresectable Metastases（JCOG1007；iPACS）：A Randomized Clinical Trial［J］. J Clin Oncol, 2021, 39（10）：1098-1107.

［53］RAHBARI N N, LORDICK F, FINK C, et al. Randomized clinical trial on resection of the primary tumor versus no resection prior to systemic therapy in patients with colon cancer and synchronous unresectable metastases［J］. Journal of Clinical Oncology, 2012, 12：142.

［54］YANG T X, BILLAH B, MORRIS D L, et al. Palliative resection of the primary tumour in patients with Stage IV colorectal cancer：systematic review and meta-analysis of the early outcome after laparoscopic and open colectomy［J］. Colorectal Dis, 2013, 15（8）：e407-e419.

［55］DORAJOO S R, TAN W J, KOO S X, et al. A scoring model for predicting survival following primary tumour resection in stage IV colorectal cancer patients with unresectable metastasis［J］. Int J Colorectal Dis, 2016, 31（2）：235-245.

［56］MUNENE G, PARKER R D, SHAHEEN A A, et al. Disparities in the surgical treatment of colorectal liver metastases［J］. J Natl Med Assoc, 2013, 105（2）：128-137.

［57］WANG C C, LI J. An update on chemotherapy of colorectal liver metastases［J］. World J Gastroenterol, 2012, 18（1）：25-33.

［58］SUGARBAKER P H. Colorectal cancer metastases：a surgical perspective［J］. Surg Oncol Clin N Am, 2013, 22（2）：289-298.

［59］DE CUBA E M, KWAKMAN R, KNOL D L, et al. Cytoreductive surgery and HIPEC for peritoneal metastases combined with curative treatment of colorectal liver metastases：Systematic review of all literature and meta-analysis of observational studies［J］. Cancer Treat Rev, 2013, 39（4）：321-327.

［60］CUCCHETTI A, PISCAGLIA F, CESCON M, et al. Systematic review of surgical resection vs radiofrequency ablation for hepatocellular carcinoma［J］. World J Gastroenterol, 2013, 14, 19（26）：4106-4118.

［61］SAINANI N I, GERVAIS D A, MUELLER P R, et al. Imaging after percutaneous radiofrequency ablation of hepatic tumors：Part 2, Abnormal findings［J］. AJR Am J Roentgenol, 2013, 200（1）：194-204.

［62］MIMA K, BEPPU T, CHIKAMOTO A, et al. Hepatic resection combined with radiofrequency ablation for initially unresectable colorectal liver metastases after effective chemotherapy is a safe procedure with a low incidence of local recurrence［J］. Int J Clin Oncol, 2013, 18（5）：847-855.

［63］KOH W J, ABU-RUSTUM N R, BEAN S, et al. Uterine neoplasms, version1. 2018, NCCN clinical practice guidelines in oncology［J］. J Natl Compr Canc Netw, 2018, 16（2）：170-199.

［64］MERIGGI F, BERTOCCHI P, ZANIBONI A. Management of potentially resectable colorectal cancer liver metastases［J］. World J Gastrointest Surg, 2013, 27（5）：138-145.

［65］PARK M H, CHO J S, SHIN B S, et al. Comparison of internally cooled wet electrode and hepatic vascular inflow occlusion method for hepatic radiofrequency ablation [J]. Gut Liver, 2012, 6（4）: 471-475.

[66] SOLBIATI L, AHMED M, COVA L, et al. Small liver colorectal metastases treated with percutaneous radiofrequency ablation: local response rate and long-term survival with up to 10-year follow-up [J]. Radiology, 2012, 265（3）: 958-968.

[67] ELIAS D, BATON O, SIDERIS L, et al. Hepatectomy plus intraoperative radiofrequency ablation and chemotherapy to treat technically unresectable multiple colorectal liver metastases[J]. J Surg Oncol,2005,90(1): 36-42.

[68] LEE J, LEE J M, YOON J H, et al. Percutaneous radiofrequency ablation with multiple electrodes for medium-sized hepatocellular carcinomas [J]. Korean J Radiol, 2012, 13（1）: 34-43.

[69] MULIER S, MULIER P, MIAO Y, et al. Complications of radiofrequency coagulation of liver tumours [J]. Br J Surg, 2002, 89（10）: 1206-1222.

[70] PENG S, HUANG P, YU H, et al. Prognostic value of carcinoembryonic antigen level in patients with colorectal cancer liver metastasis treated with percutaneous microwave ablation under ultrasound guidance [J]. Medicine（Baltimore）, 2018, 97（10）: e0044.

[71] 黄哲, 李开艳, 周萍萍, 等. 结直肠癌肝转移超声引导下经皮微波消融与手术切除疗效的对比分析 [J]. 中华医学杂志, 2020（9）: 696-701.

[72] RUERS T S, JOOSTEN J, JAGER G J, et al. Long-term results of treating hepatic colorectal metastases with cryosurgery [J]. Br J Surg, 2001, 88（6）: 844-849.

[73] SEIFERT J K, SPRINGER A, BAI-ER P, et al. Liver resection or cryotherapy for colorectal liver metastases: A prospective case control study [J]. Int J Colorectal Dis, 2005, 20（6）: 507-520.

[74] WEAVER M L, ASHTON J G, ZEMEL R. Treatment of colorectal liver metastases by cryotherapy [J]. Semin Surg Oncol, 1998, 14（2）: 163-170.

[75] WALLACE J R, CHRISTIANS K K, PITT H A, et al. Cryotherapy extends the indications for treatment of colorectal liver metastases [J]. Surgery, 1999, 126（4）: 766-772.

[76] SULLIVAN R D, NORCROSS J W, WATKINS E JR. Chemotherapy of metastatic liver cancer by prolonged hepatic-artery infusion [J]. N Engl J Med, 1964, 270: 321-327.

[77] ACKERMAN N B. The blood supply of experimental liver metastases. Ⅳ. Changes in vascularity with increasing tumor growth [J]. Surgery, 1974, 75（4）: 589-596.

[78] ENSMINGER W D, GYVES J W. Clinical pharmacology of hepatic arterial infusion chemotherapy [J]. Semin Oncol, 1983, 10（2）: 176-182.

[79] BALCH C M, URIST M M, SOONG S J, et al. A prospective phase II clinical trial of continuous FUDR regional chemotherapy for colorectal metastases to the liver using a totally implantable drug infusion pump [J]. Ann Surg, 1983, 198（5）: 567-573.

[80] KEMENY N, DALY J, REICHMAN B, et al. Intrahepatic or systemic infusion nof fluorodeoxyuridine in patients with liver metastases from colorectal carcinoma. A randomized trial [J]. Ann Intern Med, 1987, 107: 459-465.

[81] CHANG A E, SCHNEIDER P D, SUGARBAKER P H, et al. A prospective

randomized trial of regional versus systemic continuous 5-fluorodeoxyuridine chemotherapy in the treatment of colorectal liver metastases [J]. Ann Surg, 1987, 206（6）: 685-693.

[82] HOHN D C, STAGG R J, FRIEDMAN M A, et al. A randomized trial of continuous intravenous versus hepatic intraarterial floxuridine in patients with colorectal cancer metastatic to the liver: the Northern California Oncology Group trial [J]. J Clin Oncol, 1989, 7（11）: 1646-1654.

[83] SAFI F, BITTNER R, ROSCHER R, et al. Regional chemotherapy for hepatic metastases of colorectal carcinoma（continuous intraarterial versus continuous intraarterial/intravenous therapy）. Results of a controlled clinical trial [J]. Cancer, 1989, 64（2）: 379-387.

[84] WAGMAN L D, KEMENY M M, LEONG L, et al. A prospective, randomized evaluation of the treatment of colorectal cancer metastatic to the liver [J]. J Clin Oncol, 1990, 8（11）: 1885-1893.

[85] MARTIN J K JR, O'CONNELL M J, WIEAND H S, et al. Intra-arterial floxuridine vs systemic fluorouracil for hepatic metastases from colorectal cancer: a randomized trial [J]. Arch Surg, 1990, 125（8）: 1022-1027.

[86] ROUGIER P, LAPLANCHE A, HUGUIER M, et al. Hepatic arterial infusion of floxuridine in patients with liver metastases from colorectal carcinoma: long term results of a prospective randomized trial [J]. J Clin Oncol, 1992, 10（7）: 1112-1118.

[87] ALLEN-MERSH T G, EARLAM S, FORDY C, et al. Quality of life and survival with continuous hepatic-artery floxuridine infusion for colorectal liver metastases [J]. Lancet, 1994, 344（8932）: 1255-1260.

[88] META-ANALYSIS GROUP IN CANCER. Reappraisal of hepatic arterial infusion in the treatment of nonresectable liver metastases from colorectal cancer [J]. J Natl Cancer Inst, 1996, 88（5）: 252-258.

[89] HARMANTAS A, ROTSTEIN L E, LANGER B. Regional versus systemic chemotherapy in the treatment of colorectal carcinoma metastatic to the liver. Is there a survival difference? Meta-analysis of the published literature [J]. Cancer, 1996, 78（8）: 1639-1645.

[90] LORENZ M, MULLER H H, SCHRAMM H, et al. Randomized trial of surgery versus surgery followed by adjuvant hepatic arterial infusion with 5-fluorouracil and folinic acid for liver metastases of colorectal cancer. German Cooperative on Liver Metastases（Arbeitsgruppe Lebermetastasen）[J]. Ann Surg, 1998, 228（6）: 756-762.

[91] KEMENY M M, ADAK S, GRAY B, et al. Combined-modality treatment for resectable metastatic colorectal carcinoma to the liver: surgical resection of hepatic metastases in combination with continuous infusion of chemotherapy. An intergroup study [J]. J Clin Oncol, 2002, 20（6）: 1499-1505.

[92] KEMENY N, HUANG Y, COHEN A M, et al. Hepatic arterial infusion of chemotherapy after resection of hepatic metastases from colorectal cancer [J]. N Engl J Med, 1999, 341（27）: 2039-2048.

[93] KEMENY N, EID A, STOCKMAN J, et al. Hepatic arterial infusion of floxuridine and dexamethasone plus high-dose Mitomycin C for patients with unresectable hepatic metastases from colorectal carcinoma [J]. J Surg Oncol, 2005, 91（2）: 97-101.

[94] DUCREUX M, YCHOU M, LAPLANCHE A, et al. Hepatic arterial oxaliplatin infusion plus intravenous chemotherapy in

colorectal cancer with inoperable hepatic metastases: a trial of the gastrointestinal group of the Federation Nationale des Centres de Lutte Contre le Cancer [J]. J Clin Oncol, 2005, 23 (22): 4881-4887.

[95] SONG C W, KIM M S, CHO L C, et al. Radiobiological basis of SBRT and SRS [J]. Int J Clin Oncol, 2014, 19 (4): 570-578.

[96] GARCIA-BARROS M, PARIS F, CORDON-CARDO C, et al. Tumor response to radiotherapy regulated by endothelial cell apoptosis [J]. Science, 2003, 300 (5622): 1155-1159.

[97] LEE Y, AUH S L, WANG Y, et al. Therapeutic effects of ablative radiation on local tumor require CD8[+] T cells: changing strategies for cancer treatment [J]. Blood, 2009, 114 (3): 589-595.

[98] MATSUMURA S, WANG B, KAWASHIMA N, et al. Radiation-induced CXCL16 release by breast cancer cells attracts effector T cells [J]. J Immunol, 2008, 181 (5): 3099-3107.

[99] LUGADE A A, MORAN J P, GERBER S A, et al. Local radiation therapy of B16 melanoma tumors increases the generation of tumor antigen-specific effector cells that traffic to the tumor [J]. J Immunol, 2005, 174 (12): 7516-7523.

[100] DEWAN M Z, GALLOWAY A E, KAWASHIMA N, et al. Fractionated but not single-dose radiotherapy induces an immune-mediated abscopal effect when combined with anti-CTLA-4 antibody [J]. Clin Cancer Res, 2009, 15 (17): 5379-5388.

[101] MARCONI R, STROLIN S, BOSSI G, et al. A meta-analysis of the abscopal effect in preclinical models: Is the biologically effective dose a relevant physical trigger? [J]. PLoS One, 2017, 12 (2): e0171559.

[102] TAKEDA A, SANUKI N, KUNIEDA E. Role of stereotactic body radiotherapy for oligometastasis from colorectal cancer [J]. World J Gastroenterol, 2014, 20 (15): 4220-4229.

[103] ARANDA E, ABAD A, CARRATO A, et al. Treatment recommendations for metastatic colorectal cancer [J]. Clin Transl Oncol, 2011, 13 (3): 162-178.

[104] VAN DER GEEST LGM, LAM-BOER JT, KOOPMAN M, et al. Nationwide trends in incidence, treatment and survival of colorectal cancer patients with synchronous metastases [J]. Clin Exp Metastasis, 2015, 32 (5): 457-465.

[105] HOUSE MG, ITO H, GÖNEN M, et al. Survival after Hepatic Resection for Metastatic Colorectal Cancer: Trends in Outcomes for 1, 600 Patients during Two Decades at a Single Institution [J]. J Am College Surg, 2010, 210 (5): 744-752.

[106] WEI A C, GREIG P D, GRANT D, et al. Survival After Hepatic Resection for Colorectal Metastases: A 10-Year Experience [J]. Ann Surgical Oncol, 2006, 13 (5): 668-676.

[107] LEAL J N, BRESSAN A K, VACHHARAJANI N, et al. Time-to-Surgery and Survival Outcomes in Resectable Colorectal Liver Metastases: A Multi-Institutional Evaluation [J]. J Am Coll Surg, 2016, 222 (5): 766-779.

[108] FOLPRECHT G, GROTHEY A, ALBERTS S, et al. Neoadjuvant treatment of unresectable colorectal liver metastases: correlation between tumour response and resection rates [J]. Ann Oncol, 2005, 16 (8): 1311-1319.

[109] SCORSETTI M, COMITO T, TOZZI A, et al. Final results of a phase II trial for

stereotactic body radiation therapy for patients with inoperable liver metastases from colorectal cancer [J]. J Cancer Res Clin Oncol, 2014, 141 (3): 543-553.

[110] STINTZING S, GROTHE A, HENDRICH S, et al. Percutaneous radiofrequency ablation (RFA) or robotic radiosurgery (RRS) for salvage treatment of colorectal liver metastases [J]. Acta Oncologica, 2013, 52 (5): 971-977.

[111] AMBROSINO G, POLISTINA F, COSTANTIN G, et al. Image-guided robotic stereotactic radiosurgery for unresectable liver metastases: preliminary results [J]. Anticancer Res, 2009, 29 (8): 3381-3384.

[112] HOYER M, ROED H, TRABERG HANSEN A, et al. Phase II study on stereotactic body radiotherapy of colorectal metastases [J]. Acta Oncologica, 2009, 45 (7): 823-830.

[113] KIM M S, KANG J K, CHO C K, et al. Three-fraction stereotactic body radiation therapy for isolated liver recurrence from colorectal cancer [J]. Tumori, 2009, 95 (4): 449-454.

[114] VAN DER POOL A E, MENDEZ ROMERO A, WUNDERINK W, et al. Stereotactic body radiation therapy for colorectal liver metastases [J]. Br J Surg, 2010, 97 (3): 377-382.

[115] CHANG DT, SWAMINATH A, KOZAK M, et al. Stereotactic body radiotherapy for colorectal liver metastases [J]. Cancer, 2011, 117 (17): 4060-4069.

[116] PETRELLI F, COMITO T, BARNI S, et al. Stereotactic body radiotherapy for colorectal cancer liver metastases: A systematic review [J]. Radiother Oncol, 2018, 129 (3): 427-434.

[117] PRICE TR, PERKINS SM, SAN-DRASEGARAN K, et al. Evaluation of response after stereotactic body radiotherapy for hepatocellular carcinoma [J]. Cancer, 2012, 118 (12): 3191-3198.

[118] CULLETON S, JIANG H, HADDAD CR, et al. Outcomes following definitive stereotactic body radiotherapy for patients with Child-Pugh B or C hepatocellular carcinoma [J]. Radiother Oncol, 2014, 111 (3): 412-417.

[119] DAWSON L A, NORMOLLE D, BALTER J M, et al. Analysis of radiation-induced liver disease using the Lyman NTCP model [J]. Int J Radiat Oncol Biol Phys, 2002, 53 (4): 810-821.

[120] LIANG S X, HUANG X B, ZHU X D, et al. Dosimetric predictor identification for radiation-induced liver disease after hypofractionated conformal radiotherapy for primary liver carcinoma patients with Child-Pugh Grade A cirrhosis [J]. Radiother Oncol, 2011, 98 (2): 265-269.

[121] 李晔雄. 肿瘤放射治疗学 [M]. 5版. 北京: 中国协和医科大学出版社, 2018.

[122] TIMMERMAN R, PAULUS R, GALVIN J, et al. Stereotactic body radiation therapy for inoperable early stage lung cancer [J]. JAMA, 2010, 303 (11): 1070-1076.

[123] CHANG J Y, SENAN S, PAUL M A, et al. Stereotactic ablative radiotherapy versus lobectomy for operable stage I non-small-cell lung cancer: a pooled analysis of two randomised trials [J]. Lancet Oncol, 2015, 16 (6): 630-637.

[124] RUSTHOVEN K E, KAVANAGH B D, BURRI S H, et al. Multi-institutional phase I/II trial of stereotactic body radiation therapy for lung metastases [J]. J Clin Oncol, 2009, 27 (10): 1579-1584.

[125] PASQUALETTI F, MONTRONE S,

VIVALDI C, et al. Stereotactic Body Radiotherapy in Patients with Lung Oligometastases from Colorectal Cancer [J]. Anticancer Res, 2017, 37 (1): 315-319.

[126] AGOLLI L, BRACCI S, NICOSIA L, VALERIANI M, et al. Lung Metastases Treated With Stereotactic Ablative Radiation Therapy in Oligometastatic Colorectal Cancer Patients: Outcomes and Prognostic Factors After Long-Term Follow-Up [J]. Clin Colorectal Cancer, 2017, 16 (1): 58-64.

[127] JINGU K, MATSUO Y, ONISHI H, et al. Dose Escalation Improves Outcome in Stereotactic Body Radiotherapy for Pulmonary Oligometastases from Colorectal Cancer [J]. Anticancer Res, 2017, 37 (5): 2709-2713.

[128] WIDDER J, KLINKENBERG T J, UBBELS J F, et al. Pulmonary oligometastases: metastasectomy or stereotactic ablative radiotherapy? [J]. Radiother Oncol, 2013, 107 (3): 409-413.

[129] B I N K L E Y M S, T R A K U L N, JACOBS L R, et al. Colorectal Histology Is Associated With an Increased Risk of Local Failure in Lung Metastases Treated With Stereotactic Ablative Radiation Therapy [J]. Int J Radiat Oncol Biol Phys, 2015, 92 (5): 1044-1052.

[130] CAO C, WANG D, TIAN D H, et al. A systematic review and meta-analysis of stereotactic body radiation therapy for colorectal pulmonary metastases [J]. J Thorac Dis, 2019, 11 (12): 5187-5198.

[131] RODRÍGUEZ-RUIZ M E, SAN MIGUEL I, GIL-BAZO I, et al. Pathological vertebral fracture after stereotactic body radiation therapy for lung metastases. Case report and literature review [J]. Radiat Oncol, 2012, 7 (1): 50.

[132] YENICE K M, PARTOUCHE J, CUNLIFFE A, et al. Analysis of Radiation Pneumonitis (RP) Incidence in a Phase I Stereotactic Body Radiotherapy (SBRT) Dose Escalation Study for Multiple Metastases [J]. Int J Radiat Oncol Biol Phys, 2010, 78 (3): S25-S28.

[133] JUNG J, SONG S Y, KIM J H, et al. Clinical efficacy of stereotactic ablative radiotherapy for lung metastases arising from colorectal cancer [J]. Radiat Oncol, 2015, 10 (1): 238.

[134] SHARMA A, BAKER S, DUIJM M, et al. Prognostic factors for local control and survival for inoperable pulmonary colorectal oligometastases treated with stereotactic body radiotherapy [J]. Radiother Oncol, 2019, 144: 23-29.

[135] OSTI M F, CARNEVALE A, VALERIANI M, et al. Clinical outcomes of single dose stereotactic radiotherapy for lung metastases [J]. Clin Lung Cancer, 2013, 14 (6): 699-703.

[136] THIBAULT I, POON I, YEUNG L, ERLER D, et al. Predictive factors for local control in primary and metastatic lung tumours after four to five fraction stereotactic ablative body radiotherapy: a single institution's comprehensive experience [J]. Clin Oncol (R Coll Radiol), 2014, 26 (11): 713-719.

[137] CARVAJAL C, NAVARRO-MARTIN A, CACICEDO J, et al. Stereotactic body radiotherapy for colorectal lung oligometastases: preliminary single-institution results [J]. J BUON, 2015, 20 (1): 158-165.

[138] QIU H, KATZ A W, CHOWDHRY A K, et al. Stereotactic Body Radiotherapy for Lung Metastases from Colorectal Cancer: Prognostic Factors for Disease Control and Survival [J]. Am J Clin Oncol, 2018, 41 (1): 53-58.

[139] KIM M-S, CHO C K, YANG K M, et al. Stereotactic body radiotherapy for isolated paraaorticlymph node recurrence from colorectal cancer [J]. World J Gastroenterol, 2009, 15 (48): 6091-6095.

[140] SAHGAL A, BILSKY M, CHANG E L, et al. Stereotactic body radiotherapy for spinal metastases: current status, with a focus on its application in the postoperative patient [J]. J Neurosurg Spine, 2011, 14 (2): 151-166.

[141] SAHGAL A, ATENAFU E G, CHAO S, et al. Vertebral compression fracture after spine stereotactic body radiotherapy: a multi-institutional analysis with a focus on radiation dose and the spinal instability neoplastic score[J]. J Clin Oncol,2013,31(27): 3426-3431.

[142] CASAMASSIMA F, LIVI L, MASCIULLO S, et al. Stereotactic radiotherapy for adrenal gland metastases: university of Florence experience [J]. Int J Radiat Oncol Biol Phys. 2012, 82 (2): 919-923.

[143] QUAN J, MA C, SUN P, WANG S, et al. Brain metastasis from colorectal cancer: clinical characteristics, timing, survival and prognostic factors [J]. Scand J Gastroenterol, 2019, 54 (11): 1370-1375.

[144] HEISTERKAMP C, HAATANEN T, SCHILD S E, et al. Dose escalation in patients receiving whole-brain radiotherapy for brain metastases from colorectal cancer [J]. Strahlenther Onkol, 2010, 186 (2): 70-75.

[145] RADES D, DZIGGEL L, BLANCK O, et al. A Score to Identify Patients with Brain Metastases from Colorectal Cancer Who May Benefit from Whole-brain Radiotherapy in Addition to Stereotactic Radiosurgery/Radiotherapy [J]. Anticancer Res,2018,38 (5): 3111-3114.

[146] VANPOUILLE-BOX C, FORMENTI S C, DEMARIA S. Toward Precision Radiotherapy for Use with Immune Checkpoint Blockers[J]. Clin Cancer Res,2018,24 (2): 259-265.

[147] SHINOTO M, TERASHIMA K, SUEFUJI H, et al. A single institutional experience of combined carbonion radiotherapy and chemotherapy for unresectable locally advanced pancreatic cancer [J]. Radiother Oncol, 2018, 129 (2): 333-339.

第五章

结直肠癌肝转移的诊治

第一节　外科视角

在结直肠癌患者的病程中，超过50%的患者会发生肝转移，其中15%～25%会发生同时性肝转移[1, 2]。结直肠癌肝转移（colorectal cancer liver metastasis, CRLM）是影响患者预后的主要因素，若不及时治疗，生存期只有6～12个月[3]，而手术切除肝转移灶后其5年生存率可达35%～55%[4]。现阶段，对CRLM的治疗，已逐步发展成为MDT对患者的全面评估，进而决定个性化治疗策略及方法；治疗方法涵盖手术、肝动脉栓塞/灌注化疗、消融等局部治疗，以及化疗、免疫治疗、靶向治疗等系统治疗。迄今为止，手术仍被认为是根治CRLM的唯一方法。

一、结直肠癌肝转移的诊断

（一）CRLM的影像学诊断

1. 肝转移灶的影像学诊断　对于肝转移灶影像学诊断首选肝增强磁共振（magnetic resonance, MR）检查，在有条件的医院推荐选择肝细胞特异性造影剂MR增强扫描，能够进一步提高肝转移瘤的检出率，适用于肝转移瘤基线评估和术前评估[1, 2]。对于无法行肝特异性造影剂MR增强扫描的患者，肝MR检查应至少包括T_2加权成像（T_2-weighted imaging, T_2WI）/FS和弥散加权成像（diffusion weighted imaging, DWI）序列[3]。对于既往诊治过程中没有行肝MR检查的患者，推荐肝局部治疗前行肝MR扫描，首选肝特异性造影剂增强扫描[4]。对于无法行肝增强MR检查的医院，也可行肝增强CT、超声造影等检查方式，了解肝转移灶的数量、大小及部位等信息。

在鉴别诊断方面，结直肠癌肝转移常见多发病灶，动态增强扫描病灶表现为动脉期、门脉期及延迟期的环形强化；而原发性肝癌多伴有肝炎、肝硬化病史，动态增强扫描病灶呈"快进快出"征象。

2. 原发灶的影像学诊断　对于肠道原发灶建议行结肠镜及结肠镜下病理活检作为结直肠癌检出及定性的首选检查方法。对于肠梗阻或穿孔等需要急诊治疗的情况，应在术后行结肠镜复查。对于无法完成全程结肠镜检查的患者可将CT结肠仿真内镜（CT colonography, CTC）作为首选检查方法[5, 6]。盆腔MR作为直肠癌局部定位、分期、危险性评估的首选检查，应包括水平面、冠状面及矢状面小野T_2WI序列。直肠肿瘤危险因素评估应包括肿瘤部位、T分期、黏液性成分、N分期、侧方淋巴结、直肠系膜筋膜（MRF）及壁外血管侵犯（EMVI）等情况。直肠超声内镜（endoscopic ultrasound, EUS）主要适用于早期直肠癌评估，不推荐用于中晚期直肠癌检查[7]。

3. 其他远处转移灶的影像学诊断　推荐胸部CT检查作为肺转移的首选检查，有助于排查肺部转移灶。PET-CT一般不作为一线推荐检查，适用于常规影像学检查不能明确的淋巴结转移和远处转移的评估。

（二）结直肠癌肝转移的分子病理检测

1. *RAS*基因突变检测　推荐*RAS*基因检测应至少包括但不限于*KRAS*基因2号外显子第12和13号密码子，还应包括*KRAS*基因第59、61、117和146号密码子，以及*NRAS*基因第12、13、59、61、117和146号密码子。推荐所有可手术切除的CRLM患者及结直肠癌根治术后肝转移患者进行转移灶的*RAS*基因突变检测[8, 9]。对于转移灶不可切除或难取活检的患者，可以对原发灶进行*RAS*基因突变检测[10-12]。

2. *BRAF*基因突变检测　*BRAF*基因检测应至少包括但不限于*BRAF*基因15号外显子第600号密码子（p.V600E/c.1799 T＞A）。虽然*BRAF*基因突变用于预测西妥昔单抗和帕尼单抗治疗的治疗效果仍然存在争议，但是大多数研究已经确证了*BRAF*突变型患者并不能从西妥昔单抗或帕尼单抗的治疗中获益[13-15]。推荐CRLM患者进行*BRAF*基因突变检测。

3. *PIK3CA*基因突变检测　*PIK3CA*基因检测应至少包括但不限于*PIK3CA*基因第9号外显子和第20号外显子。*PIK3CA*基因在结直肠癌中的突变率为8%～12%，*PIK3CA*第9号外显子突变经常伴发*RAS*和*BRAF*基因突变，第20号外显子多为独立突变[16-18]。越来越多的研究显示*PIK3CA*基因第20号外显子突变的转移性结直肠癌患者并不能从西妥昔单抗或帕尼单抗的治疗中获益[19-21]。与野生型患者相比，*PIK3CA*突变的结直肠癌患者能从阿司匹林的辅助治疗中获益[22, 23]。CRLM患者可以进行*PIK3CA*基因突变检测。

4. 微卫星不稳定（MSI）检测　可以在所有CRLM患者中进行MSI检测，检测方法为MSI基因检测和/或错配修复（MMR）蛋白免疫组化检测。美国癌症研究所（National Cancer Institute, NCI）推荐的MSI基因检测为5个微卫星序列标记，包括BAT25、BAT26、D5S346、D2S123和D17S250[24]。结直肠癌按微卫星不稳定性发生频率分为3种类型：在5个标记中有2个或2个以上位点发生微卫星不稳定性现象称为高度微卫星不稳定（MSI-H），即MSI阳性；≤1个位点发生微卫星不稳定性现象称为低度微卫星不稳定（MSI-L），即MSI阴性；若肿瘤无上述特征，则可将其归为微卫星稳定（MSS）。免疫组化检测推荐MLH1、PMS2、MSH2、MSH6四种抗体联合使用，以MSI基因检测为金标准，免疫组化检测灵敏度可达到93%以上，特异度为100%[25, 26]。

以上基于基因扩增技术的检测均应在获得国家相关部门认证的临床基因扩增检测技术实验室进行。

二、结直肠癌肝转移的分期

（一）CRLM的TNM分期

既往国际抗癌联盟（Union for International Cancer Control，UICC）和美国癌症联合委员会（American Joint Committee on Cancer，AJCC）推荐的TNM肿瘤分期系统将结直肠肿瘤简单地划分为M0和M1。2010年，第七版TNM分期提出了针对CRLM的M1亚分类[27]：局限于肝为M1a，包括CRLM在内多处远处转移为M1b。

2017年第八版TNM肿瘤分期系统提出新的结直肠癌M1亚分类[28]：对于CRLM，局限于肝为M1a；包括CRLM在内转移至多部位或器官而无腹膜转移为M1b；CRLM合并腹膜转移为M1c。

（二）日本CRLM分期系统

日本结直肠肿瘤学会（Japanese Society of Colorectal Oncology，JSCCR）建立了一种基于H、N和EM因子的CRLM分类方法[29]。

H因子分类：H1，肿瘤转移部位≤4个且肿瘤最大直径≤5cm；H2，除H1和H3外病变；H3，肿瘤转移部位≥5个且肿瘤最大直径＞5cm。

N因子分类：N0，无区域淋巴结转移；N1，1～3个局部淋巴结转移；N2，局部淋巴结转移4个及以上。

EM因子分类：M0，无远端转移；M1，远端转移。

根据上述标准的分期[30]：A期（H1，N0/1）；B期（H2，N0/1）或（H1，N2）；

C期（H2，N2）或（H3，任何N）或（EM，任何N，任何H）。C期患者可进一步分类为C-Ⅰ期（HT3，N0/1）；C-Ⅱ期（HT3，N2）或（HT2/3，EM1）。在JSCCR的最新指南中，使用EM因子分类如下：M0，无远端转移；M1a，远端转移器官1个；M1b，远端转移器官2个及以上，并需注明转移部位总数[31]。

三、评估结直肠癌肝转移的可切除性

（一）一般医疗状况评估

一般医疗状况包括慢性合并症、基础肝病、急性感染性或栓塞性疾病等情况的评估。年龄本身不应作为手术的禁忌证，但是高龄患者需要更加仔细的评估和筛选，术前应评估基础体力状态、慢性合并症及营养状态。

（二）肿瘤学评估

肿瘤学的评估手段包括血清肿瘤标志物、放射影像学及内镜检查等。癌胚抗原（CEA）最常应用，其变化趋势可以反映疾病的程度、对术前治疗的反应等。放射影像学和内镜评估，可判断原发灶是否已处理完全及是否可以再次手术处理。放射影像学可评估肝转移灶及肝外转移灶的数目和位置、术前系统治疗的效果。

肿瘤分子谱的评估也十分重要。有证据表明*KRAS*基因内不同位置的突变与不同的临床表现和复发模式相关[32, 33]。

（三）肝切除手术的评估

技术上可切除是指能够移除所有的肝转移灶，显微镜下切缘阴性且保留足够功能的肝体积。手术方式包括解剖性肝切除术、一步肝切除术、传统两步肝切除术（two-stage hepatectomy，TSH）伴或不伴门静脉栓塞（portal vein embolization，PVE）、联合肝分离及门静脉结扎的两步肝切除术（associating liver partition portal vein ligation staged hepatectomy，ALPPS）、局部消融术和肝动脉灌注治疗（HAIC）。

1. 左、右肝外周病灶　对于位于左、右肝且处于外周部位的CRLM，可以考虑保留肝实质肝切除术（parenchymal-sparing hepatectomy，PSH）。

2. 右肝外周、左肝中心病灶　对于CRLM病灶位于右肝周边、左肝中心的患者，可以考虑施行左肝切除＋右肝PSH。其中，左肝若为孤立病灶，也可以考虑左肝消融

治疗联合右肝PSH或右肝解剖性肝部分切除术。

3. 右肝中心、左肝外周病灶　当CRLM病灶位于右肝中心，通常需要施行右肝切除术，部分患者有较高的术后肝功能不全的风险。因此，可考虑TSH、ALPPS以促进残肝增生。

ALPPS围手术期并发症率和死亡率高于传统TSH[34, 35]，并且第一步手术后虽然获得残肝的快速增生，却没有获得相应可靠的肝功能。因此，TSH联合PVE仍是此类患者的标准术式[36]。

4. 左、右肝中心病灶　该类患者通常无法施行R0切除术。如果左肝病灶局限，可以考虑施行右肝切除联合消融治疗。左、右肝病灶多发且位于中心，则适用HAIC。

（四）高风险患者的再次评估

初次评估为高风险手术的患者，如残肝体积不够或肿瘤负荷较大，接受新辅助治疗后需要进行再次评估，部分患者可能会获得手术机会。

四、并存肝外转移的可切除结直肠癌肺转移的治疗选择

（一）肺转移

肺是结直肠癌除肝之外最常见的转移部位，肝、肺转移灶切除后的5年生存率为20%～61%。合并肝、肺转移的患者，若病灶局限且可手术切除，则预后相对较好，然而术后十分容易复发[37, 38]。

一般来说，大多数外科医生不会在肺转移灶切除术中系统地清扫淋巴结[39]。淋巴结转移是否与不良预后相关，目前尚存在争议。

（二）腹膜转移

同时存在腹膜转移癌（PC）和肝转移癌（LM）的患者，若未行根治性治疗，平均生存期只有5个月[40]。一些观察性研究表明经过选择的患者可能通过手术治疗获益，而积极的手术治疗似乎只能让肿瘤负荷较小的患者获益[41]。

（三）腹腔淋巴结转移

转移性结直肠癌患者肝门淋巴结转移发生率为11%～27%[42-44]。发生肝门淋巴结转移的患者预后不良[45]。术前CT、PET-CT诊断淋巴结阴性的患者术中不应常规行

淋巴结清扫，推荐选择性地进行淋巴结采样[46]。对于腹膜后、主动脉旁、腹腔干淋巴结转移或者存在其他部位EHD的患者，不推荐行肝切除术。

（四）其他部位转移

1. 肾上腺　肾上腺很少是结直肠癌唯一的转移部位[47]。由于缺乏足够的证据，无法对肾上腺转移灶切除术做出推荐。然而，推测对经过筛选的没有其他EHD的患者施行肾上腺转移灶切除术可能存在生存获益。

2. 卵巢　2%～8%的女性结直肠癌患者会发生卵巢转移[48, 49]。报道的生存率差异较大，从28个月到82个月不等[49, 50]。对绝经后女性施行预防性卵巢切除术已被证实无法改善预后，因此不推荐常规施行[51, 52]。由于手术并发症发生率较低并可获得潜在长期生存，可以考虑在施行LM切除术时行卵巢转移灶切除，尤其是卵巢转移是唯一EHD的时候。

3. 骨　结直肠癌发生骨转移的概率为5%～7%，其中印戒细胞类型的结直肠癌更容易发生骨转移[53, 54]。结直肠癌很少出现孤立性骨转移，骨转移平均OS为5～7个月[55, 56]。孤立性骨转移的患者预后差异较大，基于症状控制的原因，治疗上可以考虑放疗或手术。

4. 脑　结直肠癌脑转移也比较罕见，报道的发生率仅为0.3%～0.6%[57, 58]。通常，脑转移出现于疾病的终末期，患者多合并许多其他部位的转移灶，预后不良。大多数情况下，处理脑转移灶是为了缓解症状，不推荐常规进行脑转移灶切除术。

五、结直肠癌肝转移的预后因素及评分系统

（一）患者相关因素

良好的身体状态是治疗的前提。研究证实，较差的临床状态与不良的总生存率相关[59, 60]。年龄是一个具有争议的预后因素，许多研究认为不应单纯使用年龄大小作为预后因素，而应评估患者的身体功能状况。手术并发症对预后有不良影响[61]。其中，围手术期输血与较高的术后90天死亡率、术后肝衰竭发生率相关[62]。

（二）原发灶相关因素

原发肿瘤的淋巴结状态、术前肿瘤标志物（CEA和CA19-9）水平是结直肠癌肝转移的预后因素已成为共识[63-65]。

T分期[66, 67]作为结直肠癌肝转移的预后因素，尚存疑。尽管有证据显示T_3～T_4期患者的无病生存期较短，但多数研究并未发现高T分期肝转移癌患者与低生存率和不良结局相关[68]。

原发肿瘤的组织分化程度亦影响CRLM预后[66, 67]。然而，有研究表明即使肿瘤组织病理学特征较差，肝病灶较小且充分切除后，患者的生存仍然不受影响[69]。

结直肠癌遗传学特征对预后也有一定影响。在可切除的肝转移患者中，*KRAS*野生型患者的总生存期预估为70个月，而突变型可降低至19.0～50.9个月[66, 70]。*BRAF*（V600E和non-V600E）突变型患者在总生存率和无病生存期上都表现出较差预后[66, 71]。*KRAS*突变在CRLM患者肝切除术预后中有重要预测作用，接受化疗后肝切除的患者中，*KRAS*突变者的总生存期和无病生存期更短，且更早出现肺转移[72, 73]。

原发灶部位对预后的影响仍存在争议。有研究显示[74, 75]，在不可切除的转移癌患者中，原发肿瘤位于右半结肠的患者总生存期和无病生存期更短。但也有一些研究认为原发灶部位对疾病预后并无影响[76, 77]。

（三）肝转移灶相关因素

结肠癌肝转移患者中，肝转移灶的数目和大小、无病间隔期、肝切缘等因素与预后相关。既往认为R0切除是患者治愈的决定性因素，但是随着现代化疗的不断进步，R1和R0切除的患者治愈率相近，治疗理念也在发生转变[78, 79]。在*KRAS*突变患者中，R0和R1切除乃至更宽的切缘（1～4mm）均未使患者生存获益，而解剖性肝切除似乎获得了更高的5年生存率[80]。

（四）CRLM患者行肝切除术后风险评估系统

目前用于评估患者风险的评估系统种类繁多，包括Nordlinger评分[81]、MSKCC-CRS评分[82]、Iwatsuki评分[83]、长岛评分系统[84]、Schindl评分[85]、Minagawa评分[86]、Malik评分[87]、Basingstoke预测指数[88]、Konipke评分[89]、Dexiang评分[90]等。

其中MSKCC-CRS评分是最早用于CRLM患者肝切除术后的风险评估系统，也是目前全球应用最广泛的评估系统。该系统由5个术前临床因素组成：最大肝转移灶直径＞5cm、肝转移灶数目≥2个、原发肿瘤淋巴结阳性、无病生存期至出现肝转移＜

12个月、术前CEA水平＞200ng/ml。据此将CRLM患者分为低风险组（CRS 0～2分）和高风险组（CRS 3～5分）[91]。

六、结直肠癌肝转移的手术治疗

（一）手术适应证

CRLM手术患者一般需要符合以下几个条件：①患者一般情况及心肺功能等能够耐受手术创伤。②没有不可切除或不可控制的肝外转移灶。③术后残余肝体积及肝功能预计达到机体的需求[92]。肝功能评估是肝外科术前评估的重点内容。对于正常的肝组织，残余肝体积最少保留20%～25%，而对于慢性肝病或肝硬化患者，至少保留30%～40%[93-95]。另外，吲哚菁绿清除试验（ICGR15）可以用来评估患者的肝功能情况，简单地说，当ICGR15＜10%时，允许进行右半肝切除术，ICGR15逐渐增大时，所能切除的肝范围相应减少[96, 97]。CRLM手术的标准是R0切除，同时保留足够的残肝功能[98-100]。

（二）肝转移灶手术方式

目前肝转移灶手术入路主要有3种方式，即传统开腹手术、腹腔镜手术及机器人手术；根据转移灶位置及大小情况，可能会联合术中病变消融等局部治疗。1940年，Cattell首次报道了开腹直肠癌肝转移灶切除[101]。50年后，第一例腹腔镜下肝手术顺利完成[102]。此后，肝外科手术逐渐向微创方向发展。随着达芬奇机器人的面世，机器人辅助手术开始应用于各个领域；2010年，Giulianotti等报道了第一例机器人肝手术，之后陆续有了机器人应用于CRLM的报道[103]。

1. 开腹手术　开腹手术是CRLM传统的手术方式，因为不同医疗单位开展腹腔镜/机器人微创手术的比例和水平不一样，目前多数医疗单位在困难或风险较大的肝转移灶手术时，仍通过开腹入路进行[104]。常规开腹手术切口多采用右肋下反"L"字形或剑突下"人"字形切口。开腹手术能够使术者在直视下手术，充分利用术者手指的触感来感受肿瘤的边缘并引导切除方向，便于达到更好的R0切除；同时在开腹的情况下，术者能够很好地及时控制出血。开腹手术的缺点是切口大、创伤大，术后早期容易出现切口疼痛，恢复相对较慢，而且切口裂开、脂肪液化、感染，以及远期切口疝的风险大大增加[105, 106]。

2. 腹腔镜手术　自1991年腹腔镜技术应用于肝手术以来，腹腔镜下CRLM手术切除也逐渐开展并成熟。与开腹手术相比，合理地选择腹腔镜肝手术可以降低术后并发症发生率，促进术后康复，并且肿瘤切缘与开腹手术无明显差异[107, 108]。Robles-Campos等在2005—2016年前瞻性地纳入193例CRLM患者，随机分配至腹腔镜肝转移灶切除组96例、开腹肝转移灶切除组97例，对比分析了两组间的术后并发症发生率、肿瘤切缘与术后生存期等结果，发现腹腔镜组的术后并发症发生率更低，术后住院时间更短，但在肿瘤切缘及术后生存方面没明显的差异[109]。Syn等系统分析了2个随机临床试验及15个倾向性匹配对比的CRLM研究，共纳入1275例腹腔镜肝转移灶切除，1873例开腹肝转移灶切除，发现腹腔镜肝转移灶切除的长期预后并不亚于开腹肝转移灶切除[110, 111]。总的来说，腹腔镜切除的创伤较小，术后患者所需镇痛药较少，肠道功能恢复更快，并发症更少，整体恢复时间及住院时间更短，从而能够更早地进行术后系统治疗，优化了CRLM患者的治疗顺序[112-114]。这可能得益于腹腔镜对组织的放大、操作更加精细。因此，对于部分CRLM患者，腹腔镜肝转移灶切除手术是安全、可行的，是一个很好的选择。

现阶段，各级医疗单位的腹腔镜技术水平不一，所以能开展的腹腔镜肝手术与肿瘤的位置、大小有关。腹腔镜CRLM病灶的切除可以从容易操作的部位开始进行，如左肝外侧叶、解剖性左半肝切除及右肝前叶离主要血管、胆道较远的小病灶等[115-117]。位于右后叶、尾状叶、中肝等部位的转移灶腔镜下操作相对困难，可渐序开展，达到安全及可行的目的[118-121]。为了更好地暴露视野，也有学者建议对于S6、S7及S8背侧的病灶切除可采取半俯卧位，术中术后未出现手术相关并发症[122]。笔者自身经验觉得平卧或右侧略抬高，也可以方便、安全地完成手术。尾状叶由于位置特殊，在第一、第二肝门和下腔静脉之间，空间狭窄，出血风险高，一直以来都是肝手术的难点；但腹腔镜有视野的优势，目前已有不少医疗单位能顺利、安全地完成腹腔镜尾状叶切除，与开腹手术相比，围手术期并发症未见明显差异，证实了腹腔镜尾状叶手术的安全性与可行性[121, 123]。对于体积较大、数量较多的CRLM病灶，在腹腔镜下操作，可能会增加失血量、延长手术时间，但并不会增加相关并发症，也是安全和可行的；甚至有部分巨大肝转移灶成功开展腹腔镜ALPPS术式的案例[124, 125]。

3. 机器人手术　达芬奇机器人于21世纪登上历史舞台，其克服了腹腔镜手术的局限性，提高了操作灵活性及解剖精确性，降低了缝合难度，能更高效地进行血管和胆道重建、控制出血[94]。从目前报道看，机器人已经能完成腹腔镜下的所有肝切除术。一项纳入217例患者的系统分析提示，对于腹腔镜技术经验丰富的外科医生来说，机器人肝切除术是安全可行的，短期效果与腹腔镜手术相当[126, 127]，但对于肿瘤治疗的长期预后尚需进一步研究。机器人进行CRLM术后复发的再次手术，也是安全可行的，甚至在松解粘连等方面比开腹手术更具优势[127]。总体而言，现阶段机器人手术的优势还没完全体现出来，需要更多研究数据来深入探析机器人手术的效果。

（三）肝转移灶与原发灶手术顺序：同期与分期手术

同时性肝转移指的是在结直肠癌诊断时和原发灶切除后半年内发现的肝转移灶，15%～25%的患者会出现同时性肝转移[128, 129]。目前对同时性肝转移的手术时机尚未有统一的定论，可以分为原发灶先手术、同期手术、肝转移灶先手术3种，在合理的选择下，此3种手术策略在短期并发症的发生与长期的生存方面并没有明显的统计学差异[130-132]。

早期的开腹手术，因手术技术、空间及术后恢复等条件限制，常行分期手术，即先行原发灶的切除，后再行转移灶的切除，这样可以分散手术对患者的创伤，患者更容易耐受手术；另外，术者不需要兼顾一个手术入路对两个手术部位的操作，分期手术可更加清楚地暴露手术视野，以便手术的顺利进行[133, 134]。同期手术可以一次手术切除两个部位的病灶，可以减少患者两次手术的累积创伤，缩短患者术后开始进行辅助治疗的时间，同时还能减少患者的住院时间及手术住院总费用，在短期并发症及长期生存方面与分期手术并没有显著的差异[135-137]。因此，原发灶与转移灶的同期切除也被认为是安全可行的。腹腔镜、机器人下同期切除原发灶与肝转移灶也逐渐增多，其可行性和安全性也被逐步验证[138-141]。肝优先手术，主要是针对那些肝转移灶进展过快而原发灶相对稳定，但全身情况不能耐受同期手术的患者。肝优先手术可缓解肝转移灶的迅速进展，但存在等待过程中肝再发转移的风险[142]。目前大部分文献都是回顾性分析，需要更多良好设计的研究来证实。

（四）结直肠癌肝转移的特殊手术方式

1. 联合肝分离及门静脉结扎的两步肝切除术（ALPPS） 需要行半肝切除或扩大半肝切除而术后残余肝体积不能达到正常机体需求的患者，通过ALPPS能够在短期内迅速使残余肝组织增生，同时能隔离肿瘤向对侧肝转移，从而使残余肝体积达到手术的标准，满足患者术后所需的肝功能[143]。ALPPS早在2007年由德国的Hans Schlitt首先报道，早期因围手术期并发症发生率及死亡率较高而应用相对局限[144, 145]。后来由于技术的进步，ALPPS术式的应用快速增多；同时，比起传统的两步肝切除，ALPPS使残余肝体积增加更快，围手术期并发症更少，手术成功率及生存率更高[146-148]。迄今，ALPPS术式已广泛应用于CRLM，特别对于局限于半肝的巨大转移灶或多发转移灶的患者，其虽有机会达到R0切除，但是预计术后残余肝功能不足，ALPPS为此类患者提供了新的希望[148]。

2. 肝移植　符合肝转移灶切除条件的仅有20%～40%[149]，部分不具有肝转移灶切除条件的CRLM患者可选择肝移植，肝移植还可以作为肝转移灶术后复发的补救手术[150]。早期CRLM肝移植的5年生存率仅有12%左右，而并发症的发生率高达30%[151, 152]，加上早期肝源短缺，故CRLM肝移植发展滞后。随着综合治疗的发展，通过合适的选择患者，CRLM患者肝移植的5年生存率得到了显著的提高，因此通过肝移植来治疗部分不可切除的CRLM是可行的[153]。但总的来说，肝移植与手术切除肝转移灶相比，并没有明显的优势，而且费用高、供源少、术后移植排斥等一系列问题还有待商榷。

（五）肝转移灶的手术切缘

对于CRLM患者，R0切除一直是肝转移灶切除的主要目标。以往大量的研究表明R0切除可以延长CRLM患者的无病生存期与总生存期，因此，在条件允许时尽量追求＞1cm的手术切缘[154-156]。但近年来，也有研究发现肿瘤复发与生存期主要与肿瘤的生物学特性相关，对于部分患者，阳性切缘并非独立危险因素；因此对于邻近大血管等难以实现阴性切缘的肿瘤不再认为是肝转移灶手术的绝对禁忌[157-159]。随着治疗观念的改变，以及化疗、靶向、免疫等系统治疗的进展，CRLM的肝手术不再仅仅追求R0切缘，而是通过综合治疗积极控制肿瘤的进展，改善患者的生活质量，延长患者的总生存期[160, 161]。

七、随访

一项大型的多中心回顾性队列研究发现，CRLM在肝切除术后，无复发的患者5年总生存率为74.3%，复发患者的5年总生存率为57.5%，其中近50%的患者的中位复发时间为术后10.1个月。而在复发患者中，近50%的患者仅有肝内转移，31.8%的患者合并肝内和肝外转移[162]。复发相关的因素包括原发肿瘤淋巴结阳性、肝转移灶超过3个、最大转移灶直径＞4cm等[162]。

为了监测CRLM的复发，需要在肝转移灶切除术后进行密切的随访，包括完善血清CEA、CA19-9等肿瘤标志物的检测及CT、MRI等影像检查。对于肿瘤标志物的检测：建议术后第1～2年每3个月随访一次；第3～5年每6个月随访一次；之后每年一次。而对于肝转移灶的监测：术后第1～2年每3～6个月进行一次胸腹盆增强CT扫描；第3～5年每6～12个月进行一次；之后每年一次。在随访期间，如遇临床重大决策时，可行MRI平扫及增强扫描，必要时行肝细胞特异性造影剂增强MRI检查[163]。

CRLM患者就分期而言属于晚期，预后较差，手术仍是治愈CRLM的主要手段，能够显著地改善预后。CRLM患者肝影像学及分子病理学检查是制定治疗策略的基础。肝转移灶切除逐渐从传统的开腹手术向腹腔镜和机器人等微创手术方向发展，微创手术虽在改善预后上与传统手术并无明显差异，但是能减少CRLM患者术后并发症的发生，并促进术后康复。对于同时性CRLM患者，原发灶与肝转移灶的切除顺序尚存争议，需个体化选择合适的手术时机。ALPPS技术的成熟为预估残肝功能不足的患者带来了希望，而肝移植发展或可为无法手术切除或复发后无法切除的CRLM患者带来曙光。手术切缘可能不是影响术后CRLM患者总生存的必要因素，手术联合系统治疗可以改善患者的生活质量，延长其总生存期。

第二节　内科视角

概　述

肝转移是影响结直肠癌长期预后的重要不利因素。新辅助化疗、转化治疗、辅助化疗在结直肠癌肝转移（CRLM）患者中已广泛应用，然而国内外各大指南对于新辅助化疗、转化治疗及辅助化疗人群的选择、治疗策略和治疗方案的制定、治疗时长的判断等方面仍有一定争议，本节将从内科视角出发，结合最新指南和研究进展进行阐述。

近年来，随着CRLM诊断和治疗理念的推陈出新，对疾病状态的重新分类，以治疗目标为导向进行综合治疗的策略，以及新型分子靶向药物、免疫治疗药物的应用，促进了CRLM的精准治疗。同时，CRLM病情复杂，其诊断和治疗更加需要多学科的共同参与和共同协作。本文将从新辅助化疗、转化治疗、辅助化疗3个方面对CRLM的内科治疗进行阐述。

一、可切除肝转移灶的新辅助化疗

1. 新辅助化疗人群的选择　对于初始即可切除的肝转移灶，其治疗目标是达到无疾病状态（no evidence of disease，NED），从而获得治愈。因此，应该围绕手术进行相应的新辅助和/或辅助化疗，以降低术后复发的风险。手术难度较大时，应积极联合其他局部毁损手段。

对于初始可达到NED状态的CRLM，建议进行临床风险评分（CRS）[164]。CRS包含5个参数：原发肿瘤淋巴结阳性，同时性转移或异时性转移距离原发灶手术时间＜12个月，肝转移灶数目＞1个，术前CEA＞200ng/ml和转移灶最大径＞5cm。每个项目1分。0～2分为低危，3～5分为高危。CRS评分越高，术后复发风险越大。荷兰的一项大型回顾性研究分析了可切除CRLM患者单纯手术或新辅助治疗后接受手术的长期生存状况，研究按CRS分组，结果显示，对比单纯手术，新辅助化疗显著延长了高危复发组患者的长期生存（46个月 *vs* 33个月，$P = 0.004$）；而对于低危复发组的患者，新辅助化疗与单纯手术的长期生存无显著差异（65个月 *vs* 54个月，$P = 0.31$）[165]。因此，2016年版ESMO指南[166]和2021年版《中国临床肿瘤学会（CSCO）结直肠癌诊疗指南》[167]均推荐对于CRS评分低危的CRLM患者，直接手术切除肝转移灶，术后再进行辅助化疗；对于CRS评分高危患者，建议先行新辅助化疗，再行肝转移灶切除，术后再行辅助化疗。

2. 新辅助化疗方案的选择　目前，关于可切除的CRLM新辅助化疗高质量研究较少，但也已得到了一些循证医学证据的支持。Nordlinger等进行的EORTC 40983（EPOC）研究是一项Ⅲ期随机对照临床试验[168]，该研究共纳入364例可切除CRLM患者，这些患者在围手术期分别接受FOLFOX4方案（术前和术后各化疗6周期，182例）和单纯手术治疗（182例），目的是比较CRLM外科切除联合FOLFOX4（奥沙利铂＋5-FU）围手术期化疗的疗效是否优于单纯的外科切除，研究的主要终点是无进展生存期（PFS）。2008年发表在 *Lancet* 上的初步研究结果发现[168]，在接受了肝转移灶切除手术的患者中，围手术期化疗组的3年PFS显著优于单纯手术切除组（42.4% *vs* 33.2%，*P* = 0.025）。2013年发表在*Lancet Oncology*上的中位随访8.5年的最终研究结果显示[169]，围手术期化疗相比于单纯手术能够延长患者的PFS（20个月 *vs* 12.5个月，HR 0.81，95%CI 0.64～1.02，*P* = 0.068），围手术期化疗组的中位总生存期（OS）要好于单纯手术组（61.3个月 *vs* 54.3个月，HR 0.88，95%CI 0.68～1.14，*P* = 0.34），虽然未达到统计学差异。因此根据该结果，NCCN[170, 171]、ESMO[166]、CSCO[167]等多个指南都推荐FOLFOX或CAPEOX（奥沙利铂＋卡培他滨）方案作为可切除CRLM的术前化疗方案。除此之外，NCCN指南[170, 171]还提到可选择卡培他滨或5-FU＋亚叶酸钙，CSCO指南[167]则认为根据个体情况也可选择伊立替康为基础的方案［FOLFIRI（伊立替康＋5-FU）］，2019年版《可切除的进展期结直肠癌围手术期治疗专家共识》对FOLFIRI的选择原则做了进一步说明，推荐首选FOLFOX方案，但在原发肿瘤切除术后末次辅助化疗（奥沙利铂为基础的双药方案）与肝转移诊断间隔12个月以内，或2级及以上外周神经毒性未完全缓解的患者可选择FOLFIRI方案[172]。由于FOLFOXIRI（奥沙利铂＋伊立替康＋5-FU）方案较传统的双药方案可进一步提高客观反应率（ORR）[173]，因此，ESMO指南还推荐了FOLFOXIRI方案，尽管证据不充分，但该推荐得到了专家小组超75%的建议[166]。需要指出的是，相比经典的双药化疗，三药方案的骨髓抑制、消化道反应和神经毒性等不良反应发生率明显增加，因此三药化疗的适用人群需要经过严格选择。

　　靶向药物在可切除CRLM患者的应用中仍存在争议。引发这一争论的为2014年发表在*Lancet Oncology*上的前瞻性Ⅲ期New EPOC研究结果[174]，该研究共纳入了257例*KRAS* 2号外显子野生型的可手术切除的CRLM患者，对比了新辅助化疗联合西妥昔单抗与单纯化疗对可切除CRLM患者生存的影响，化疗方案包括FOLFOX或CAPEOX或FOLFIRI，当时公布的初步结果显示，化疗联合西妥昔单抗组的中位PFS显著差于单纯化疗组（14.1个月 *vs* 20.5个月，*P* = 0.030）。2020年公布的中位随访66.7个月的研究结果显示[175]，两组的PFS均较前略有延长，差异已无统计学意义，但化疗联合西妥昔单抗组的中位PFS仍差于单纯化疗组（15.5个月 *vs* 22.2个月，*P* = 0.304）；且化疗联合西妥昔单抗组的中位OS为55.4个月，也明显短于单纯化疗组的81.0个月（*P* = 0.036）。基于此，自2017年开始NCCN指南将新辅助化疗的建议修改为单纯化疗，删除了靶向药物的应用。但这一更新引发了业界诸多争论，主要集中在以下几点。①该研究的化疗联合西妥昔单抗组与单纯化疗组之间基线存在许多不平衡（R1切除为12% *vs* 8%，未切除率为24% *vs* 17%），因此化疗联合西妥昔单抗组较单纯化疗组存在更高的术后复发风险。②本研究中不到50%的患者接受术后辅助化疗，而EPOC研究中接受术后辅助化疗的患者达70%；本研究也缺乏术前和术后治疗总剂量和减量信息，因此研究质控存在问题。③研究纳入的可切除CRLM患者未进行危险分层，但根据患者基线特征可看出绝大部分属于可切除肝转移范畴内（肝转移数目为1～3个占77%，肿瘤直径＞3cm占53%，同时性转移占50%，CEA＞30μg/ml占25%），因此为较易切除、生物学行为比较好的患者。④对结直肠癌患者基因突变类型认识更深入后，靶向药物有效人群的基因检测有所扩展，也可能是影响研究结果的因素之一；抗表皮生长因子受体（epidermal growth factor receptor，EGFR）靶向药物（如西妥昔单抗、帕尼单抗）的适应人群应扩展为 *RAS* 和 *BRAF* V600E野生型，而不再仅仅限于New EPOC研究中纳入的 *KRAS* 第2号外显子野生型患者。Imai等[176]回顾了其中心1990—2012年987例接受手术切除的CRLM患者的生存情况，发现术后8个月内复发患者的生存明显差于8个月后复发的患者（27.7个月 *vs* 68.3个月，$P < 0.0001$）。对8个月内复发组的患者进行多因素分析，结果发现术前化疗是否联合靶向药物是影响术后早期复发的独立危险因素。这项回顾性研究结果提示，术前化疗联合靶向药物有可能会减少或延迟术后的复发，从而延长患者生存。也有2个小规模单臂Ⅱ期研究探讨了贝伐珠单抗联合CAPEOX或FOLFIRI方案新辅助化疗用于潜在治愈或可切除CRLM中的疗效，ORR在66.7%～73.2%，R0切除率为84.6%～92.8%[177, 178]。因此，2016年ESMO指南[166]仍建议在高危复发患者中可考虑新辅助化疗联合靶向药物治疗。但是，对于新辅助化疗联合靶向治疗是否有获益，仍有待进一步的大规模前瞻性随机临床研究的证实。现阶段，建议应根据手术切除难易程度、肿瘤生物学特征及患者具体情况等进行综合评判，在MDT基础上，制定个体化的治疗方案。

3. 新辅助化疗的疗程　新辅助化疗的目的是控制病灶，判断化疗反应和生物学行为，提高R0切除率，根据化疗反应指导术后化疗方案的选择，而不是追求病灶的影像学消失[178]。奥沙利铂和伊立替康均可引起肝实质不同的组织学改变（奥沙利铂与肝窦扩张相关，伊立替康与脂肪性肝炎相关）。有研究显示，新辅助化疗疗程超过3个月，肝切除术后肝功能不全的发生风险和手术风险会显著增加[179-181]。另外，化疗周期可能导致肿瘤病灶出现临床完全缓解，进而使手术范围难以确定。研究发现，术前化疗周期数的增多是出现影像学病灶消失的重要原因[182]。因此，为了减少长期化疗带来的潜在风险，多项指南均建议新辅助化疗的疗程原则上不超过3个月[167, 172, 183, 184]。其间应定期进行评估，及时进行手术，以尽可能降低术后并发症发生率。

二、不可切除肝转移的转化治疗

1. 转化治疗人群的选择　70% ~ 80%的CRLM患者在初始就诊时为不可切除，转化治疗是将技术上无法切除的转移性结直肠癌转化到可切除状态的全身治疗方法。对于技术上难以切除的患者，如果能通过有效的转化治疗使这些患者转化为可切除并进行手术，其5年OS可超过30%，显著优于姑息治疗[185]。而且，部分初始无法达到NED状态的肝转移患者，经过转化治疗后可转为适宜手术切除或达到NED状态，其术后5年的生存率与初始肝转移灶手术切除的患者相似[186]。目前尚无明确标准来区分这些患者中哪些可能只适合姑息治疗，而哪些可以接受转化治疗获得手术机会。在全身治疗有效手段越来越发达的今天，转化治疗和姑息治疗之间的界限越来越模糊。因此有部分研究者认为，只要不是广泛转移，预期生存期大于6个月，身体状况可耐受强治疗，均属于潜在可切除人群[187]，治疗目标是最大限度地缩小瘤体或增加残肝体积，建议完善基因检测，在MDT指导下给予这部分患者积极的全身治疗，然后根据治疗效果决定下一步治疗策略。

2. 转化治疗方案的选择　多项研究表明，CRLM的切除率与转化治疗的ORR呈正相关；转化治疗方案的ORR越高，CRLM的手术切除率也越高[188]。因此，术前转化治疗应选择高效化疗方案，高缓解率和缩瘤幅度较大是首要考虑因素，但患者的基因状态、原发肿瘤位置、肿瘤负荷、年龄、身体状况、方案的不良反应（患者耐受性及围手术期安全性），以及方案对长期生存的影响也需要考虑。

Ⅲ期GERCOR V308研究发现[189]，传统的一线FOLFIRI和FOLFOX方案仅能实现9% ~ 22%的转化率和7% ~ 15%的肝转移灶R0切除率。另一项Ⅲ期N9741研究仅得出了3.3%的转化结果[190]。

传统一线双药方案在大型研究中的低转化率推动了强力三药联合方案

FOLFOXIRI的研究。Ⅲ期GONO研究表明[173]，FOLFOXIRI方案与FOLFIRI方案相比，可明显提高ORR（66% *vs* 41%，*P* = 0.0002），显著提高单纯肝转移患者的R0切除率（36% *vs* 12%，*P* = 0.017），同时延长PFS（9.8个月 *vs* 6.9个月，*P* = 0.0006）和OS（22.6个月 *vs* 16.7个月，*P* = 0.032）；不过这种强化治疗带来了更多的2～3级周围神经毒性（19% *vs* 0）及3～4级中性粒细胞减少（50% *vs* 28%）。因此，三药方案仅适用于年龄较小、肿瘤负荷大、体力状况评分较好、可耐受强化疗的患者，治疗期间需要密切监测患者的不良反应情况。

近年来，越来越多的临床研究也证实经典化疗方案与靶向药物的结合显示出了比单用化疗药更显著的疗效获益，使得ORR进一步提升、转化切除率提高，其中EGFR靶向药物西妥昔单抗和帕尼单抗，以及抗血管内皮生长因子（vascular endothelial growth factor，VEGF）单克隆抗体贝伐珠单抗成为研究热点。

前期研究已证明，*KRAS/NRAS/BRAF*的突变预示着患者对西妥昔单抗和帕尼单抗的疗效不佳[191-193]；原发肿瘤的部位（左右半结肠）实际上也是不同结肠癌分子亚型的集合表现[194-196]，对抗EGFR单抗的疗效影响巨大。因此，目前NCCN指南明确指出[170, 171]，基于现有临床证据，仅对原发肿瘤位于左半结肠（结肠脾曲至直肠）的*RAS/BRAF*野生型的转移性结直肠癌患者推荐抗EGFR单抗的一线治疗。而对于*RAS/BRAF*野生型的左半结肠CRLM患者，根据CRYSTAL、FIRE-3、CALGB/SWOG 80405研究结果，双药化疗（FOLFOX/FOLFIRI）＋西妥昔单抗的ORR为66.3%、65.3%和68.6%，较传统双药化疗的ORR有明显提高[197-199]。而CRYSTAL研究的结果也进一步支持了经典化疗方案和西妥昔单抗的联用能够提高（*K*）*RAS*野生型CRLM患者的R0切除率[199]。

抗VEGF的贝伐珠单抗与双药化疗的联合方面，既往的Ⅲ期NO16966研究表明[200]，在奥沙利铂为基础的化疗方案中加入贝伐珠单抗并不能提高R0切除率。但2020年发表的Ⅲ期BECOME研究结果却表明[201]，在中国的*RAS*突变CRLM人群中，mFOLFOX6＋贝伐珠单抗与mFOLFOX6方案相比，可明显提高ORR（54.4% *vs* 36.7%，*P* < 0.001）、R0切除率（22.3% *vs* 5.8%）和OS（25.7个月 *vs* 20.5个月，*P* = 0.031）。

三药化疗与靶向药物联合后可否进一步提高疗效，也是很多学者关心的问题。2015年发表在*Lancet Oncology*上的TRIBE研究结果显示，FOLFOXIRI＋贝伐珠单抗的ORR高达65.1%，显著高于FOLFIRI＋贝伐珠单抗方案[202]。2020年发表在 *Lancet Oncology* 上的TRIBE 2研究同样证实FOLFOXIRI＋贝伐珠单抗的ORR明显高于FOLFOX＋贝伐珠单抗方案（62% *vs* 50%，$P = 0.0023$）[203]。2022年ASCO公布的CAIRO5研究也观察了FOLFOXIRI＋贝伐珠单抗对比FOLFOX/FOLFIRI＋贝伐珠单抗在初始不可切除右半结肠和/或 *RAS/BRAF* V600E突变CRLM患者中的疗效[204]，结果显示，三药＋贝伐珠单抗的ORR也明显高于双药＋贝伐珠单抗方案（53.5% *vs* 33.3%，$P < 0.001$）。帕尼单抗、西妥昔单抗等抗EGFR单抗也开展了一系列与三药联合的研究。2018年ASCO公布的Ⅱ期VOLFI研究旨在评估三药化疗＋帕尼单抗对比三药化疗一线治疗初始不可切除 *RAS* 野生型转移性结直肠癌的疗效[205]，研究发现三药化疗＋帕尼单抗组的ORR（87.3% *vs* 60.6%，$P = 0.004$）及意向性治疗（intention-to-treat，ITT）人群中的转移灶切除率（33.3% *vs* 12.1%，$P = 0.02$）都显著高于对照组；虽然两组的PFS相当（均为9.7个月，$P = 0.76$），但在ITT人群中，帕尼单抗的OS较对照组有较大的改善趋势（35.7个月 *vs* 29.8个月，$P = 0.12$）。一项多中心的Ⅱ期POCHER研究评估了FOLFOXIRI＋西妥昔单抗治疗初始不可切除的 *RAS/BRAF* 野生型转移性结直肠癌[206]，结果显示高达60%的患者在完成6周期化疗后接受了R0或R1切除，ORR达79.1%，接受切除患者的2年生存率为80.6%，而未切除的患者为47.1%（$P = 0.01$）。然而2022年ASCO公布的随机Ⅲ期TRIPLETE研究却发现FOLFOXIRI＋帕尼单抗在一线治疗初始不可切除 *RAS* 和 *BRAF* V600E野生型转移性结直肠癌的ORR与mFOLFOX6＋帕尼单抗组相似（73% *vs* 76%，$P = 0.87$）[207]。*BRAF* V600E突变的转移性结直肠癌患者预后较差，TRIBE研究的亚组分析发现在这组人群中[202]，接受FOLFOXIRI联合贝伐珠单抗治疗的患者与接受FOLFIRI联合贝伐珠单抗治疗的患者相比，ORR（56% *vs* 42%，95%CI 0.38～8.78）、OS（19个月 *vs* 10.7个月，95%CI 0.24～1.20）明显提高。2021年ASCO公布的FIRE 4.5研究结果也评估了FOLFOXIRI联合西妥昔单抗或贝伐珠单抗在既往未接受过治疗的 *BRAF* V600E突变型转移性结直肠癌患者中的疗效[208]，结果显示贝伐珠单抗组为60.0%，西妥昔单抗组为49.2%，虽然差异无统计学意义（$P = 0.33$），但数值上贝伐珠单抗组高于西妥昔单抗组；贝伐珠单抗组的中位PFS也长于西妥昔单抗组（10.1个月 *vs* 6.3个月，$P = 0.01$），且贝伐珠单抗组有OS获益的趋势。然而，需要注意的是，三药化疗联合靶向治疗在带来

高ORR的同时，也带来了不良反应的明显增加，导致很多患者无法完成所有疗程的治疗。

对于高度微卫星不稳定（MSI-H）/错配修复表达缺失（dMMR）的转移性结直肠癌患者，免疫检查点抑制剂治疗具有举足轻重的地位。Keynote-177是首个在晚期初治MSI-H/dMMR结直肠癌患者中头对头比较抗PD-1单抗和传统标准的化疗＋靶向治疗疗效的随机对照Ⅲ期研究，研究共纳入了307例患者，153例接受帕博利珠单抗治疗，154例接受由研究者决定的mFOLFOX6/FOLFIRI＋贝伐珠单抗/西妥昔单抗方案。2021年ASCO公布的最终OS分析中[209]，结果显示：免疫治疗组的PFS为16.5个月，明显高于对照组的8.2个月，差异有统计学意义（HR 0.59，95%CI 0.45～0.79，$P=0.0002$）；但两组总生存期差异无统计学意义（未达到 vs 36.7个月，HR 0.74，95%CI 0.53～1.03，$P=0.0359$）；两组客观缓解率分别为45.1%和33.1%，而且两组发生≥3级治疗相关不良事件的发生率分别为21.6%和66.4%，因此帕博利珠单抗目前已成为MSI-H/dMMR晚期结直肠癌患者的标准一线治疗方案。Checkmate-142是现阶段另一项受到大家广泛关注的多平行对照、开放标签的Ⅱ期单臂研究，旨在评价纳武利尤单抗或纳武利尤单抗联合伊匹木单抗在MSI-H/dMMR晚期结直肠癌患者中的安全性和有效性。其中一线纳武利尤单抗联合伊匹木单抗队列共纳入了45例初治患者，在2022年ASCO公布的5年随访数据中，ORR达到71%，中位PFS和OS均未达到[210]。因此，对于需要接受转化治疗的MSI-H/dMMR CRLM患者，NCCN[170, 171]和CSCO指南[167]推荐可考虑使用抗PD-1单抗单药或联合CTLA-4单抗等免疫治疗。

因此，综合以上证据，笔者认为，对于左半结肠 $RAS/BRAF$ 野生型初始不可切除CRLM患者，双药化疗＋抗EGFR单抗具有最佳获益/风险比。体力状况好、预后相对较差的右半结肠及 $RAS/BRAF$ V600E突变型CRLM患者，则倾向于选择三药＋贝伐珠单抗方案。预后中等的 RAS 突变型左半结肠及 $RAS/BRAF$ 野生型右半结肠CRLM患者，则需结合肿瘤负荷、CRS评分等因素综合考虑。而对传统化疗疗效不佳的MSI-H/dMMR CRLM患者，免疫治疗可能是更好的选择。

3. 转化治疗的时长　在开始转化治疗后，肝转移灶是否可手术切除的再评估一般需要每2个月进行1次。一旦判断为转化成功，为避免肿瘤出现影像学消失和化疗后过度肝损伤影响手术和增加围手术期死亡率和并发症，建议在患者评估为可切除时，尽快行手术治疗；建议在MDT指导下确定手术时机。

三、结直肠癌肝转移的术后辅助化疗

接受了原发灶和肝转移灶根治性切除的CRLM患者是否需行术后辅助化疗、化疗方案的选择和具体时长目前尚无统一定论。

EROTC 40983研究得出了在可切除CRLM中，围手术期FOLFOX方案化疗延长PFS的结论[168, 169]；但在术前未接受过新辅助化疗的患者中，FFCD9002研究曾探讨了对于肝切除术后行辅助化疗的长期生存情况，一组患者随机分配至单纯肝切除术组，另一组患者分配至单药5-FU辅助化疗组，结果发现单药5-FU辅助化疗组DFS虽有延长，但两组患者的5年OS差异没有统计学意义（51.1% vs 41.1%，$P = 0.13$）[211]。另一项Ⅲ期研究比较了5-FU/LV与FOLFIRI作为结直肠癌肝转移根治性切除后辅助化疗的疗效，两组患者的2年DFS仍没有显著差异，与单纯手术切除后的生存结果类似（51% vs 46%，$P = 0.43$）[212]。因此，目前的NCCN[170, 171]和CSCO指南[167]推荐对该类患者应进行辅助化疗，完成围手术期总共半年的治疗；而ESMO指南[3]则认为，生物学行为差、技术上不易切除的CRLM才有可能从辅助化疗中获益，生物学行为良好、技术上容易切除的患者可以不进行术后辅助化疗。化疗方案上，NCCN[170, 171]、ESMO[166]、CSCO指南[167]均推荐首选FOLFOX/CAPEOX方案；若不能耐受奥沙利铂，可改为卡培他滨或5-FU单药治疗。对于术后是否联合靶向药物，New EPOC研究显示[174, 175]，在RAS野生型患者中，术前使用FOLFOX＋西妥昔单抗有效的患者，术后使用原方案辅助化疗反而缩短了PFS。因此，如果术前联合靶向药物治疗有效，术后是否继续应用靶向药物目前尚存在争议。

四、结语

CRLM的诊疗进展迅速，在临床工作中需结合患者的临床病理因素、基因状况和个体情况进行疾病状态和复发风险评估，在MDT的协作下，进行个体化治疗，从而使患者获益最大化。

总　结

1. 对于可切除的CRLM患者，建议根据CRS评分制定治疗策略。对于CRS评分低危患者，可先行手术切除，再进行术后辅助化疗；对于CRS评分高危患者，建议先行新辅助化疗，再行肝转移灶切除，新辅助化疗首选FOLFOX/CAPEOX方案，化疗时长一般控制在2～3个月。

2. 对于初始不可切除的CRLM患者，建议根据患者的原发肿瘤部位、基因状况和个体情况等进行综合考量。对于左半结肠 *RAS/BRAF* 野生型初始不可切除CRLM患者，优选双药化疗＋抗EGFR单抗；体力状况好、预后相对较差的右半结肠及 *RAS/BRAF* V600E突变型CRLM患者，则倾向于选择三药＋贝伐珠单抗方案；而对传统化疗疗效不佳的MSI-H/dMMR CRLM患者，免疫治疗可能是更好的选择。转化治疗期间，每2个月进行1次疗效评估，一旦转化成功，尽快行手术治疗。

3. 原发灶、肝转移灶完全切除的CRLM患者，目前多数指南建议完成半年的围手术期化疗，首选术前化疗证实有效的方案；但术后是否需要联合术前证实有效的靶向药物，目前尚存在争议。

（赵　宏　徐海峰　杜顺达　吴香安　王　湘）

参考文献

[1] TSURUSAKI M, SOFUE K, MURAKAMI T. Current evidence for the diagnostic value of gadoxetic acid-enhanced magnetic resonance imaging for liver metastasis [J]. Hepatol Res, 2016, 46（9）: 853-861.

[2] YU M H, LEE J M, HUR B Y, et al. Gadoxetic acid-enhanced MRI and diffusion-weighted imaging for the detection of colorectal liver metastases after neoadjuvant chemotherapy [J]. Eur Radiol, 2015, 25（8）: 2428-2436.

[3] CHO J Y, LEE Y J, HAN H S, et al. Role of gadoxetic acid-enhanced magnetic resonance imaging in the preoperative evaluation of small hepatic lesions in patients with colorectal cancer [J]. World J Surg, 2015, 39（5）: 1161-1166.

[4] BEETS-TAN RG. Randomized multi-

centre trial of gadoxetic acid-enhanced MRI versus conventional MRI or CT in the staging of colorectal cancer liver metastases [J]. Br J Surg, 2014, 101 (6): 613-621.

[5] ATKIN W, DADSWELL E, WOOL-DRAGE K, et al. Computed tomographic colonography versus colonoscopy for investigation of patients with symptoms suggestive of colorectal cancer (SIGGAR): a multicentre randomised trial [J]. Lancet, 2013, 381 (9873): 1194-1202.

[6] HALLIGAN S, WOOLDRAGE K, DADSWELL E, et al. Computed tomographic colonography versus barium enema for diagnosis of colorectal cancer or large polyps in symptomatic patients (SIGGAR): a multicentre randomised trial [J]. Lancet, 2013, 381 (9873): 1185-1193.

[7] ACHIAM M P, LOGAGER V B, SKJOLDBYE B, et al. Preoperative CT versus diffusion weighted magnetic resonance imaging of the liver in patients with rectal cancer; a prospective randomized trial [J]. PeerJ, 2016, 4: e1532.

[8] ALLEGRA C J, RUMBLE R B, HAMILTON S R, et al. Extended RAS Gene Mutation Testing in Metastatic Colorectal Carcinoma to Predict Response to Anti-Epidermal Growth Factor Receptor Monoclonal Antibody Therapy: American Society of Clinical Oncology Provisional Clinical Opinion Update 2015 [J]. J Clin Oncol, 2016, 34 (2): 179-185.

[9] TANIGUCHI H, YAMAZAKI K, YOSHINO T, et al. Japanese Society of Medical Oncology Clinical Guidelines: RAS (KRAS/NRAS) mutation testing in colorectal cancer patients [J]. Cancer Sci, 2015, 106 (3): 324-327.

[10] ARTALE S, SARTORE-BIANCHI A, VERONESE S M, et al. Mutations of KRAS and BRAF in primary and matched metastatic sites of colorectal cancer [J]. J Clin Oncol, 2008, 26 (25): 4217-4219.

[11] HAN CB, LI F, MA J T, et al. Concordant KRAS mutations in primary and metastatic colorectal cancer tissue specimens: a meta-analysis and systematic review [J]. Cancer Invest, 2012, 30 (10): 741-747.

[12] KNIJN N, MEKENKAMP L J, KLOMP M, et al. KRAS mutation analysis: a comparison between primary tumours and matched liver metastases in 305 colorectal cancer patients [J]. Br J Cancer, 2011, 104 (6): 1020-1026.

[13] DI NICOLANTONIO F, MARTINI M, MOLINARI F, et al. Wild-type BRAF is required for response to panitumumab or cetuximab in metastatic colorectal cancer [J]. J Clin Oncol, 2008, 26 (35): 5705-5712.

[14] PIETRANTONIO F, PETRELLI F, COINU A, et al. Predictive role of BRAF mutations in patients with advanced colorectal cancer receiving cetuximab and panitumumab: a meta-analysis [J]. Eur J Cancer, 2015, 51 (5): 587-594.

[15] ROWLAND A, DIAS M M, WIESE M D, et al. Meta-analysis of BRAF mutation as a predictive biomarker of benefit from anti-EGFR monoclonal antibody therapy for RAS wild-type metastatic colorectal cancer [J]. Br J Cancer, 2015, 112 (12): 1888-1894.

[16] LI S, LI L, ZHU Y, et al. Coexistence of EGFR with KRAS, or BRAF, or PIK3CA somatic mutations in lung cancer: a comprehensive mutation profiling from 5125 Chinese cohorts [J]. Br J Cancer, 2014, 110 (11): 2812-2820.

[17] ZHANG J, ZHENG J, YANG Y, et al. Molecular spectrum of KRAS, NRAS,

BRAF and PIK3CA mutations in Chinese colorectal cancer patients: analysis of 1, 110 cases [J]. Sci Rep, 2015, 5: 18678.

[18] ROSTY C, YOUNG J P, WALSH MD, et al. PIK3CA activating mutation in colorectal carcinoma: associations with molecular features and survival [J]. PLoS One, 2013, 8 (6): e65479.

[19] DE ROOCK W, CLAES B, BERNASCONI D, et al. Effects of KRAS, BRAF, NRAS, and PIK3CA mutations on the efficacy of cetuximab plus chemotherapy in chemotherapy-refractory metastatic colorectal cancer: a retrospective consortium analysis [J]. Lancet Oncol, 2010, 11 (8): 753-762.

[20] MAO C, YANG Z Y, HU X F, et al. PIK3CA exon 20 mutations as a potential biomarker for resistance to anti-EGFR monoclonal antibodies in KRAS wild-type metastatic colorectal cancer: a systematic review and meta-analysis [J]. Ann Oncol, 2012, 23 (6): 1518-1525.

[21] SARTORE-BIANCHI A, MARTINI M, MOLINARI F, et al. PIK3CA mutations in colorectal cancer are associated with clinical resistance to EGFR-targeted monoclonal antibodies [J]. Cancer Res, 2009, 69 (5): 1851-1857.

[22] LIAO X, LOCHHEAD P, NISHIHARA R, et al. Aspirin use, tumor PIK3CA mutation, and colorectal-cancer survival [J]. N Engl J Med, 2012, 367 (17): 1596-1606.

[23] OGINO S, LOCHHEAD P, GIOVANNUCCI E, et al. Discovery of colorectal cancer PIK3CA mutation as potential predictive biomarker: power and promise of molecular pathological epidemiology [J]. Oncogene, 2014, 33 (23): 2949-2955.

[24] BOLAND C R, THIBODEAU S N, HAMILTON S R, et al. A National Cancer Institute Workshop on Microsatellite Instability for cancer detection and familial predisposition: development of international criteria for the determination of microsatellite instability in colorectal cancer [J]. Cancer Res, 1998, 58 (22): 5248-5257.

[25] LINDOR N M, BURGART L J, LEONTOVICH O, et al. Immunohistochemistry versus microsatellite instability testing in phenotyping colorectal tumors [J]. J Clin Oncol, 2002, 20 (4): 1043-1048.

[26] RIBIC C M, SARGENT D J, MOORE M J, et al. Tumor microsatellite-instability status as a predictor of benefit from fluorouracil-based adjuvant chemotherapy for colon cancer [J]. N Engl J Med, 2003, 349 (3): 247-257.

[27] EDGE S B, COMPTON C C. The American joint committee on cancer: the 7th edition of the AJCC cancer staging manual and the future of TNM [J]. Ann Surg Oncol, 2010, 17 (6): 1471-1474.

[28] AMIN M B, EDGE S, GREENE F, et al. AJCC Cancer staging manual [M]. 8th ed. New York: Springer, 2017.

[29] KATO T, YASUI K, HIRAI T, et al. Therapeutic results for hepatic metastasis of colorectal cancer with special reference to effectiveness of hepatectomy: analysis of prognostic factors for 763 cases recorded at 18 institutions [J]. Dis Colon Rectum, 2003, 46 (10 Suppl): S22-S31.

[30] BEPPU T, SAKAMOTO Y, HASEGAWA K, et al. A nomogram predicting disease-free survival in patients with colorectal liver metastases treated with hepatic resection: multicenter data collection as a project study for hepatic surgery of the Japanese Society of Hepato-Biliary-Pancreatic Surgery [J]. J

Hepatobiliary Pancreat Sci，2012，19（1）：72-84.

［31］Japanese Society for Cancer of the Colon and Rectum. Rectum and Anus［M］. 8th ed. Tokyo：Kanehara & CO.，LTD，2013.

［32］PEREIRA A A，REGO J F，MORRIS V，et al. Association between KRAS mutation and lung metastasis in advanced colorectal cancer［J］. Br J Cancer，2015，112（3）：424-428.

［33］VAUTHEY J N，ZIMMITTI G，KOPETZ S E，et al. RAS mutation status predicts survival and patterns of recurrence in patients undergoing hepatectomy for colorectal liver metastases［J］. Ann Surg，2013，258（4）：619-626；discussion 626-617.

［34］RATTI F，SCHADDE E，MASETTI M，et al. Strategies to increase the resectability of patients with colorectal liver metastases：a multi-center case-match analysis of ALPPS and conventional two-stage hepatectomy［J］. Ann Surg Oncol，2015，22（6）：1933-1942.

［35］SCHADDE E，ARDILES V，ROBLES-CAMPOS R，et al. Early survival and safety of ALPPS：frst report of the international ALPPS registry［J］. Ann Surg，2014，260（5）：829-836；discussion 836-828.

［36］WICHERTS D A，MILLER R，DE HAAS R J，et al. Long-term results of two-stage hepatectomy for irresectable colorectal cancer liver metastases［J］. Ann Surg，2008，248（6）：994-1005.

［37］RAJAKANNU M，MAGDELEINAT P，VIBERT E，et al. Is cure possible after sequential resection of hepatic and pulmonary metastases from colorectal cancer［J］. Clin Colorectal Cancer，2018，17（1）：41-49.

［38］MINEO TC，AMBROGI V，TONINI G，et al. Long term results after resection of simultaneous and sequential lung and liver metastases from colorectal carcinoma［J］. J Am Coll Surg，2003，197：386-391.

［39］INTERNULLO E，CASSIVI SD，VAN RAEMDONCK D，et al. Pulmonary metastasectomy：a survey of current practice amongst members of the European Society of Thoracic Surgeons［J］. J Thorac Oncol，2008，3（11）：1257-1266.

［40］THOMASSEN I，VAN GESTEL Y R，LEMMENS V E，et al. Incidence，prognosis，and treatment options for patients with synchronous peritoneal carcinomatosis and liver metastases from colorectal origin［J］. Dis Colon Rectum，2013，56（12）：1373-1380.

［41］ALLARD M A，ADAM R，RUIZ A，et al. Is unexpected peritoneal carcinomatosis still a contraindication for resection of colorectal liver metastases?［J］. Eur J Surg Oncol，2013，39（9）：981-987.

［42］ELIAS D，SARIC J，JAECK D，et al. Prospective study of microscopic lymph node involvement of the hepatic pedicle during curative hepatectomy for colorectal metastases［J］. Br J Surg，1996，83（7）：942-945.

［43］ERCOLANI G，GRAZI G L，RAVAIOLI M，et al. The role of lymphadenectomy for liver tumors：further considerations on the appropriateness of treatment strategy［J］. Ann Surg，2004，239（2）：202-209.

［44］JAECK D，NAKANO H，BACHELLIER P，et al. Signifcance of hepatic pedicle lymph node involvement in patients with colorectal liver metastases：a prospective study［J］. Ann Surg Oncol，2002，9（5）：430-438.

［45］LAURENT C，SA CUNHA A，RULLIER E，et al. Impact of microscopic hepatic lymph node involvement on survival after resection of colorectal liver metastasis［J］. J

Am Coll Surg, 2004, 198（6）: 884-891.

[46] GROBMYER S R, WANG L, GO- NEN M, et al. Perihepatic lymph node assessment in patients undergoing partial hepatectomy for malignancy [J]. Ann Surg, 2006, 244（2）: 260-264.

[47] ROSSO A E, UNTCH B R, KRIS M G, et al. Adrenal metastasectomy in the presence and absence of extraadrenal metastatic disease [J]. Ann Surg, 2019, 270（2）: 373-377.

[48] BANERJEE S, KAPUR S, MORAN BJ. The role of prophylactic oophorectomy in women undergoing surgery for colorectal cancer [J]. Color Dis, 2005, 7（3）: 214- 217.

[49] LEE S J, LEE J, LIM HY, et al. Survival beneft from ovarian metastasectomy in colorectal cancer patients with ovarian me- tastasis: a retrospective analysis [J]. Cancer Chemother Pharmacol, 2010, 66（2）: 229- 235.

[50] CARPIZO D, ARE C, JARNAGIN W, et al. Liver resection for metastatic colorectal cancer in patients with concurrent extrahepatic disease: results in 127 patients treated at a sin- gle center[J]. Ann Surg Oncol,2009,16(8): 2138-2146.

[51] SIELEZNEFF I, SALLE E, AN- TOINE K, et al. Simultaneous bilateral oophorectomy does not improve prognosis of postmenopausal women undergoing colorectal resection for cancer [J]. Dis Colon Rectum, 1997, 40（11）: 1299-1302.

[52] YOUNG-FADOK T M, WOLV B G, NIVATVONGS S, et al. Prophylactic oopho- rectomy in colorectal carcinoma: preliminary results of a randomized, prospective trial [J]. Dis Colon Rectum, 1998, 41（3）: 277- 283.

[53] KATOH M, UNAKAMI M, HARA M, et al. Bone metastasis from colorectal cancer in autopsy cases [J]. J Gastroenterol, 1995, 30（5）: 615-618.

[54] KANTHAN R, LOEWY J, KAN- THAN S C. Skeletal metastases in colorectal carcinomas: a Saskatchewan profle [J]. Dis Colon Rectum, 1999, 42（12）: 1592-1597.

[55] ROTH E S, FETZER D T, BARRON B J, et al. Does colon cancer ever metastasize to bone frst? A temporal analysis of colorectal cancer progression [J]. BMC Cancer, 2009, 9: 274.

[56] NOZUE M, OSHIRO Y, KURATA M, et al. Treatment and prognosis in colorectal cancer patients with bone metastasis [J]. On- col Rep, 2002, 9（1）: 109-112.

[57] CASCINO T L, LEAVENGOOD J M, KEMENY N, et al. Brain metastases from colon cancer[J]. J Neuro-Oncol,1983,1(3): 203-220.

[58] SCHOUTEN L J, RUTTEN J, HUVE- NEERS H A, et al. Incidence of brain me- tastases in a cohort of patients with carcinoma of the breast, colon, kidney, and lung and melanoma [J]. Cancer, 2002, 94（10）: 2698-26705.

[59] SIBERHUMER G R, PATY P B, DENTON B, et al. Long-termoncologic outcomes for simultaneous resection of syn- chronous metastatic liver and primary colorec- tal cancer [J]. Surgery, 2016, 160（1）: 67-73.

[60] ACCIUFFI S, MEYER F, BAUS- CHKE A, et al. Analysis of factors after resection of solitary liver metastasis in colorec- tal cancer: a 22-year bicentre study [J]. J Cancer Res and Clin Oncol, 2018, 144（3）: 593-599.

[61] DINDO D, DEMARTINES N, CLA- VIEN P A. Classification of surgical compli-

cations: a new proposal with evaluation in a cohort of 6336 patients and results of a survey [J]. Ann Surg, 2004, 240 (2): 205-213.

[62] RIBEIRO HSC, COSTA W L J R, DINIZ A L, et al. Extended preoperative chemotherapy, extent of liver resection and blood transfusion are predictive factors of liver failure following resection of colorectal liver metastasis [J]. Eur J Surg Oncol,. 2013, 39 (4): 380-385.

[63] CREASY J M, SADOT E, KOER-KAMP B S, et al. Actual 10-year survival after hepatic resection of colorectal liver metastases: what factors preclude cure? [J]. Surgery, 2018, 163 (6): 1238-1244.

[64] RIBEIRO HSC, STEVANATO-FILHO P R, COSTA W L J R, et al. Prognostic factors for survival in patients with colorectal liver metastases: experience of a single Brazilian center [J]. Arq Gastroenterol,2012,49 (4): 266-272.

[65] SPELT L, ANDERSSON B, NILS-SON J, et al. Prognostic models for outcome following iver resection for colorectal cancer metastases: a systematic review [J]. EJSO, 2011, 38 (2012): 16-24.

[66] MARGONIS G A, BUETTNER S, ANDREATOS N, et al. Prognostic factors change over time after hepatectomy for colorectal liver metastases [J]. Ann Surg, 2018, 20 (20): 1-9.

[67] LIU Q, HAO L, LOU Z, et al. Survival time and prognostic factors of patients with initial noncurative colorectal liver metastases [J]. Medicine, 2017, 96 (51): 1-5.

[68] COIMBRA F J, PIRES T C, COSTA JUNIOR W L, et al. Advances in surgical treatment of colorectal liver metastases [J]. Rev Assoc Med Bras, 2011, 57 (2): 220-227.

[69] ACCIUFFI S, MEYER F, BAUS-CHKE A, et al. Analysis of factors after resection of solitary liver metastasis in colorectal cancer: a 22-year bicentre study [J]. J Cancer Res and Clin Oncol, 2018, 144 (3): 593-599.

[70] TSILIMIGRAS D I, STATHOPOU-LOS I N, BAGANTE F, et al. Clinical significance and prognostic relevance of KRAS, BRAF, PI3K and TP53 genetic mutation analysis for resectable and unresectable colorectal liver metastases: a systematic review of the current evidence [J]. Surg Oncol, 2018, 27 (2): 280-288.

[71] MARGONIS G A, BUETTNER S, ANDREATOS N, et al. Association of BRAF mutations with survival and recurrence in surgically treated patients with metastatic colorectal liver cancer [J]. JAMA Surg, 2018, 153 (7): E1-8.

[72] VAUTHEY J N, ZIMMITTI G, KOPETZ S E, et al. RAS mutation status predicts survival and patterns of recurrence in patients undergoing hepatectomy for colorectal liver metastases [J]. Ann Surg, 2013, 258 (4): 619-626.

[73] PASSOT G, DENBO J W, YAMASH-ITA S, et al. Is hepatectomy justified for patients with RAS mutant colorectal liver metastases? An analysis of 524 patients undergoing curative liver resection [J]. Surgery, 2017, 161 (2): 332-340.

[74] MODEST D P, STINTZING S, WEIKERSTHAL L F, et al. Primary tumor location and efficacy of secondline therapy after initial treatment with FOLFIRI in combination with cetuximab or bevacizumab in patients with metastatic colorectal cancer [J]. J Clin Oncol, 2017, 35: 3525.

[75] VENOOK A P, OU F S, LENZ H J,

et al. Primary tumor location as an independent prognostic maker from molecular features for overall survival in patients with metastatic colorectal cáncer: analysis of CALGB/SWOG 80405 (Alliance) [J]. J Clin Oncol, 2017, 35: 3503.

[76] MARQUES M C, RIBEIRO H S, COSTA W L JR, et al. Is primary sidedness a prognostic factor in patients with resected colon cáncer liver metastases (CLM) ? [J]. J Surg Oncol, 2018, 117 (5): 858-863.

[77] WANG K, XU D, YAN X L, et al. The impact of primary tumor location in patients undergoing hepatic resection for colorectal liver metástasis [J]. Eur J Surg Oncol, 2018, 44 (6): 771-777.

[78] HOSOKAWA I, ALLARD M A, GELLI M, et al. Long-term survival benefit and potential for cure after R1 resection for colorectal liver metastases [J]. Ann Surg Oncol, 2016, 23 (6): 1897-1905.

[79] ADAM R, DELVART V, PASCAL G, et al. Rescue surgery for unresectable colorectal liver metastases downstaged by chemotherapy: a model to predict long-term survival [J]. Ann Surg, 2004, 240 (4): 644-657.

[80] MARGONIS G A, BUETTNER S, ANDREATOS N, et al. Anatomical resections improve disease-free survival in patients with KRAS-mutated colorectal liver metastases [J]. Ann Surg, 2017, 266 (4): 641-649.

[81] NORDLINGER B, GUIGUET M, VAILLANT J C, et al. Surgical resection of colorectal carcinoma metastases to the liver. A prognostic scoring system to improve case selection, based on 1568 patients. Association Francaise de Chirurgie [J]. Cancer, 1996, 77 (7): 1254-1262.

[82] FONG Y, FORTNER J, SUN R L, et al. Clinical score for predicting recurrence after hepatic resection for metastatic colorectal cancer: analysis of 1001 consecutive cases [J]. Ann Surg, 1999, 230 (3): 309-318.

[83] IWATSUKI S, DVORCHIK I, MADARIAGA J R, et al. Hepatic resection for metastatic colorectal adenocarcinoma: a proposal of a prognostic scoring system [J]. J Am Coll Surg, 1999, 189 (3): 291-299.

[84] NAGASHIMA I, TAKADA T, MATSUDA K, et al. A new scoring system to classify patients with colorectal liver metastases: proposal of criteria to select candidates for hepatic resection [J]. J Hepato-Biliary-Pancreat Surg, 2004, 11 (2): 79-83.

[85] SCHINDL M, WIGMORE S J, CURRIE E J, et al. Prognostic scoring in colorectal cancer liver metastases: development and validation [J]. Arch Surg, 2005, 140 (2): 183-189.

[86] MINAGAWA M, YAMAMOTO J, KOSUGE T, et al. Simplified staging system for predicting the prognosis of patients with resectable liver metastasis: development and validation [J]. Arch Surg, 2007, 142 (3): 269-276.

[87] MALIK H Z, PRASAD K R, HALAZUN K J, et al. Preoperative prognostic score for predicting survival after hepatic resection for colorectal liver metastases [J]. Ann Surg, 2007, 246 (5): 806-814.

[88] REES M, TEKKIS P P, WELSH F K, et al. Evaluation of long-term survival after hepatic resection for metastatic colorectal cancer: a multifactorial model of 929 patients[J]. Ann Surg, 2008, 247 (1): 125-135.

[89] KONOPKE R, KERSTING S, DISTLER M, et al. Prognostic factors and evaluation of a clinical score for predicting survival after resection of colorectal liver metastases [J]. Liver Int, 2009, 29 (1): 89-102.

[90] DEXIANG Z, LI R, YE W, et al. Outcome of patients with colorectal liver metastasis: analysis of 1, 613 consecutive cases [J]. Ann Surg Oncol, 2012, 19 (9): 2860-2868.

[91] RAHBARI N N, REISSFELDER C, SCHULZE-BERGKAMEN H, et al. Adjuvant therapy after resection of colorectal liver metastases: the predictive value of the MSKCC clinical risk score in the era of modern chemotherapy [J]. BMC Cancer, 2014, 14: 174.

[92] HASHIGUCHI Y, MURO K, SAITO Y, et al. Japanese Society for Cancer of the Colon and Rectum (JSCCR) guidelines 2019 for the treatment of colorectal cancer [J]. Int J Clin Oncol, 2020, 25 (1): 1-42.

[93] GRUTTADAURIA S, VASTA F, MINERVINI M I, et al. Significance of the effective remnant liver volume in major hepatectomies [J]. Am Surg, 2005, 71 (3): 235-240.

[94] CLAVIEN P A, PETROWSKY H, DEOLIVEIRA M L, et al. Strategies for safer liver surgery and partial liver transplantation [J]. N Engl J Med, 2007, 356 (15): 1545-1559.

[95] CIESLAK K P, RUNGE J H, HEGER M, et al. New perspectives in the assessment of future remnant liver [J]. Dig Surg, 2014, 31 (4-5): 255-268.

[96] WANG L J, YAN X L, LI J, et al. Indocyanine Green Clearance Test for the Preoperative Assessment of Chemotherapy-Related Hepatic Injury in Patients with Colorectal Liver Metastasis [J]. Cancer Manag Res, 2020, 12: 3237-3245.

[97] FAN S T. Liver functional reserve estimation: state of the art and relevance for local treatments: the Eastern perspective [J]. J Hepatobiliary Pancreat Sci, 2010, 17 (4): 380-384.

[98] ADAMS R B, HALLER D G, ROH M S. Improving resectability of hepatic colorectal metastases: expert consensus statement by Abdalla et al [J]. Ann Surg Oncol, 2006, 13 (10): 1281-1283.

[99] TSIM N, HEALEY A J, FRAMPTON A E, et al. Two-stage resection for bilobar colorectal liver metastases: R0 resection is the key [J]. Ann Surg Oncol, 2011, 18 (7): 1939-1946.

[100] HOMAYOUNFAR K, BLECKMANN A, CONRADI L C, et al. Bilobar spreading of colorectal liver metastases does not significantly affect survival after R0 resection in the era of interdisciplinary multimodal treatment [J]. Int J Colorectal Dis, 2012, 27 (10): 1359-1367.

[101] CATTELL R B. Successful removal of liver metastasis from carcinoma of the rectum [J]. Lahey Clin Bull, 1940, 2: 7-11.

[102] REICH H, MCGLYNN F, DECAPRIO J, et al. Laparoscopic excision of benign liver lesions [J]. Obstet Gynecol, 1991, 78 (5 Pt 2): 956-958.

[103] SUCANDY I, GIOVANNETTI A, SPENCE J, et al. Does preoperative MELD score affect outcomes following robotic hepatectomy for liver tumors? [J]. J Robot Surg, 2020, 14 (5): 725-731.

[104] MCNALLY S J, PARKS R W. Surgery for colorectal liver metastases [J]. Dig Surg, 2013, 30 (4-6): 337-347.

[105] NILSSON J H, STRANDBERG HOLKA P, STURESSON C. Incisional hernia after open resections for colorectal liver metastases-incidence and risk factors [J]. HPB (Oxford), 2016, 18 (5): 436-441.

[106] RAHBARI N N, GARDEN O J, PADBURY R, et al. Posthepatectomy liver

failure: a definition and grading by the International Study Group of Liver Surgery (ISGLS) [J]. Surgery, 2011, 149 (5): 713-724.

[107] HASEGAWA Y, KITAGO M, ABE Y, et al. Does laparoscopic resection for colorectal cancer liver metastasis have a long-term oncologic advantage? [J]. Hepatobiliary Surg Nutr, 2021, 10 (2): 246-248.

[108] CIRIA R, OCAÑA S, GOMEZ-LUQUE I, et al. A systematic review and meta-analysis comparing the short-and long-term outcomes for laparoscopic and open liver resections for liver metastases from colorectal cancer [J]. Surg Endosc, 2020, 34 (1): 349-360.

[109] ROBLES-CAMPOS R, LOPEZ-LOPEZ V, BRUSADIN R, et al. Open versus minimally invasive liver surgery for colorectal liver metastases (LapOpHuva): a prospective randomized controlled trial [J]. Surg Endosc, 2019, 33 (12): 3926-3936.

[110] SYN N L, KABIR T, KOH Y X, et al. Survival Advantage of Laparoscopic Versus Open Resection For Colorectal Liver Metastases: A Meta-analysis of Individual Patient Data From Randomized Trials and Propensity-score Matched Studies [J]. Ann Surg, 2020, 272 (2): 253-265.

[111] MORIS D, TSILIMIGRAS D I, MACHAIRAS N, et al. Laparoscopic synchronous resection of colorectal cancer and liver metastases: A systematic review [J]. J Surg Oncol, 2019, 119 (1): 30-39.

[112] MALA T, EDWIN B, GLADHAUG I, et al. A comparative study of the short-term outcome following open and laparoscopic liver resection of colorectal metastases [J]. Surg Endosc, 2002, 16 (7): 1059-1063.

[113] QIU J, CHEN S, PANKAJ P, et al. Laparoscopic hepatectomy for hepatic colorectal metastases--a retrospective comparative cohort analysis and literature review [J]. PLoS One, 2013, 8 (3): e60153.

[114] KAWAI T, GOUMARD C, JEUNE F, et al. Laparoscopic liver resection for colorectal liver metastasis patients allows patients to start adjuvant chemotherapy without delay: a propensity score analysis [J]. Surg Endosc, 2018, 32 (7): 3273-3281.

[115] NOMI T, FUKS D, AGRAWAL A, et al. Totally laparoscopic right hepatectomy combined with resection of the inferior vena cava by anterior approach [J]. Ann Surg Oncol, 2015, 22 (3): 851.

[116] MARTINEZ-CECILIA D, FONTANA M, SIDDIQI N N, et al. Laparoscopic parenchymal sparing resections in segment 8: techniques for a demanding and infrequent procedure [J]. Surg Endosc, 2018, 32 (4): 2012-2019.

[117] PORTIGLIOTTI L, FUKS D, SLIVCA O, et al. A comparison of laparoscopic resection of posterior segments with formal laparoscopic right hepatectomy for colorectal liver metastases: a single-institution study [J]. Surg Endosc, 2017, 31 (6): 2560-2565.

[118] KALIL J A, POIRIER J, BECKER B, et al. Laparoscopic Parenchymal-Sparing Hepatectomy: the New Maximally Minimal Invasive Surgery of the Liver-a Systematic Review and Meta-Analysis [J]. J Gastrointest Surg, 2019, 23 (4): 860-869.

[119] CHOUILLARD E, CHERQUI D, TAYAR C, et al. Anatomical bi-and trisegmentectomies as alternatives to extensive liver resections [J]. Ann Surg, 2003, 238 (1): 29-34.

[120] YOON Y S, HAN H S, CHO J Y, et al. Total laparoscopic liver resection for hepatocellular carcinoma located in all segments of

the liver［J］. Surg Endosc, 2010, 24（7）: 1630-1637.

［121］XU G, TONG J, JI J, et al. Laparoscopic caudate lobectomy: a multicenter, propensity score-matched report of safety, feasibility, and early outcomes［J］. Surg Endosc, 2021, 35（3）: 1138-1147.

［122］IKEDA T, MANO Y, MORITA K, et al. Pure laparoscopic hepatectomy in semiprone position for right hepatic major resection［J］. J Hepatobiliary Pancreat Sci, 2013, 20（2）: 145-150.

［123］CHEUNG T T. Technical notes on pure laparoscopic isolated caudate lobectomy for patient with liver cancer［J］. Transl Gastroenterol Hepatol, 2016, 1: 56.

［124］SHELAT V G, CIPRIANI F, BASSERES T, et al. Pure laparoscopic liver resection for large malignant tumors: does size matter?［J］. Ann Surg Oncol, 2015, 22（4）: 1288-1293.

［125］TRUANT S, EL AMRANI M, BAILLET C, et al. Laparoscopic Partial ALPPS: Much Better Than ALPPS!［J］. Ann Hepatol, 2019, 18（1）: 269-273.

［126］DWYER R H, SCHEIDT M J, MARSHALL J S, et al. Safety and efficacy of synchronous robotic surgery for colorectal cancer with liver metastases［J］. J Robot Surg, 2018, 12（4）: 603-306.

［127］MACHADO M A, SURJAN R C, BASSERES T, et al. Robotic Repeat Right Hepatectomy for Recurrent Colorectal Liver Metastasis［J］. Ann Surg Oncol, 2019, 26（1）: 292-295.

［128］CHALKIDOU A, MACMILLAN T, GRZEDA M T, et al. Stereotactic ablative body radiotherapy in patients with oligometastatic cancers: a prospective, registry-based, single-arm, observational, evaluation study

［J］. The Lancet Oncology, 2021, 22（1）: 98-106.

［129］BELGHITI J. Comparison of simultaneous or delayed liver surgery for limited synchronous colorectal metastases［J］. Br J Surg, 2010, 97（8）: 1290.

［130］BALTATZIS M, CHAN A K, JEGATHEESWARAN S, et al. Colorectal cancer with synchronous hepatic metastases: Systematic review of reports comparing synchronous surgery with sequential bowel-first or liver-first approaches［J］. Eur J Surg Oncol, 2016, 42（2）: 159-165.

［131］KELLY M E, SPOLVERATO G, LE G N, et al. Synchronous colorectal liver metastasis: a network meta-analysis review comparing classical, combined, and liver-first surgical strategies［J］. J Surg Oncol, 2015, 111（3）: 341-351.

［132］KRELL R W, D'ANGELICA M I. Treatment sequencing for simultaneous colorectal liver metastases［J］. J Surg Oncol, 2019, 119（5）: 583-593.

［133］BOLTON J S, FUHRMAN G M. Survival after resection of multiple bilobar hepatic metastases from colorectal carcinoma［J］. Ann Surg, 2000, 231（5）: 743-751.

［134］BELGHITI J.［Synchronous and resectable hepatic metastases of colorectal cancer: should there be a minimum delay before hepatic resection?］［J］. Ann Chir, 1990, 44（6）: 427-429; discussion 9-32.

［135］LE SOUDER E B, AZIN A, HIRPARA D H, et al. Considering the cost of a simultaneous versus staged approach to resection of colorectal cancer with synchronous liver metastases in a publicly funded healthcare model［J］. J Surg Oncol, 2018, 117（7）: 1376-1385.

［136］LE SOUDER E, AZIN A, WOOD

T, et al. The effect of a simultaneous versus a staged resection of metastatic colorectal cancer on time to adjuvant chemotherapy [J]. J Surg Oncol, 2018, 118 (1): 86-94.

[137] MAYO S C, PULITANO C, MARQUES H, et al. Surgical management of patients with synchronous colorectal liver metastasis: a multicenter international analysis [J]. J Am Coll Surg, 2013, 216 (4): 707-716; discussion 16-18.

[138] TRANCHART H, DIOP P S, LAINAS P, et al. Laparoscopic major hepatectomy can be safely performed with colorectal surgery for synchronous colorectal liver metastasis[J]. HPB (Oxford), 2011, 13 (1): 46-50.

[139] CHEUNG T, POON R J W J O H. Synchronous resections of primary colorectal tumor and liver metastasis by laparoscopic approach [J]. 2013, 5 (6): 298.

[140] XU J M, WEI Y, WANG X Y, et al. Robot-assisted one-stage resection of rectal cancer with liver and lung metastases [J]. World J Gastroenterol, 2015, 21 (9): 2848-2853.

[141] GIOVANNETTI A, SUCANDY I, DINALLO A, et al. Combined Robotic Colon and Liver Resection for Synchronous Colorectal Liver Metastasis: A Movement Toward a New Gold Standard [J]. Am Surg, 2019, 85 (8): e374-e376.

[142] GIULIANTE F, VIGANÒ L, DE ROSE A M, et al. Liver-First Approach for Synchronous Colorectal Metastases: Analysis of 7360 Patients from the LiverMetSurvey Registry[J]. Ann Surg Oncol, 2021, 28 (13): 8198-8208.

[143] SCHNITZBAUER A A, LANG S A, GOESSMANN H, et al. Right portal vein ligation combined with in situ splitting induces rapid left lateral liver lobe hypertrophy ena-bling 2-staged extended right hepatic resection in small-for-size settings [J]. Ann Surg, 2012, 255 (3): 405-414.

[144] SCHADDE E, SCHNITZBAUER A A, TSCHUOR C, et al. Systematic review and meta-analysis of feasibility, safety, and efficacy of a novel procedure: associating liver partition and portal vein ligation for staged hepatectomy [J]. Ann Surg Oncol, 2015, 22 (9): 3109-3120.

[145] ALVAREZ F A, ARDILES V, SANCHEZ CLARIA R, et al. Associating liver partition and portal vein ligation for staged hepatectomy (ALPPS): tips and tricks [J]. J Gastrointest Surg, 2013, 17 (4): 814-821.

[146] HASSELGREN K, RØSOK B I, LARSEN P N, et al. ALPPS Improves Survival Compared With TSH in Patients Affected of CRLM: Survival Analysis From the Randomized Controlled Trial LIGRO [J]. Ann Surg, 2021, 273 (3): 442-448.

[147] CHEBARO A, BUC E, DURIN T, et al. Liver Venous Deprivation (LVD) or Associating Liver Partition and Portal Vein Ligation for Staged Hepatectomy (ALPPS)?: A Retrospective Multicentric Study [J]. Ann Surg, 2021, 274 (5): 874-880.

[148] PETROWSKY H, LINECKER M, RAPTIS D A, et al. First Long-term Oncologic Results of the ALPPS Procedure in a Large Cohort of Patients With Colorectal Liver Metastases [J]. Ann Surg, 2020, 272 (5): 793-800.

[149] MANFREDI S, LEPAGE C, HATEM C, et al. Epidemiology and management of liver metastases from colorectal cancer [J]. Ann Surg, 2006, 244 (2): 254-259.

[150] TABBAL M, ALKHALIFA A M, ALQATTAN A S, et al. Salvage liver trans-

plantation after resection of colorectal cancer liver metastasis with favorable outcomes: a case report and review of the literature [J]. BMC Gastroenterology, 2021, 21 (1): 191.

[151] MORIS D, TSILIMIGRAS D I, CHAKEDIS J, et al. Liver transplantation for unresectable colorectal liver metastases: A systematic review [J]. J Surg Oncol, 2017, 116 (3): 288-297.

[152] MÜHLBACHER F, HUK I, STEININGER R, et al. Is orthotopic liver transplantation a feasible treatment for secondary cancer of the liver? [J]. Transplant Proc, 1991, 23 (1 Pt 2): 1567-1568.

[153] TOSO C, PINTO MARQUES H, ANDRES A, et al. Liver transplantation for colorectal liver metastasis: Survival without recurrence can be achieved [J]. Liver Transpl, 2017, 23 (8): 1073-1076.

[154] EKBERG H, TRANBERG K G, ANDERSSON R, et al. Determinants of survival in liver resection for colorectal secondaries [J]. Br J Surg, 1986, 73 (9): 727-231.

[155] SHIRABE K, TAKENAKA K, GION T, et al. Analysis of prognostic risk factors in hepatic resection for metastatic colorectal carcinoma with special reference to the surgical margin [J]. Br J Surg, 1997, 84 (8): 1077-1080.

[156] ARE C, GONEN M, ZAZZALI K, et al. The impact of margins on outcome after hepatic resection for colorectal metastasis [J]. Ann Surg, 2007, 246 (2): 295-300.

[157] JAYME V R, FONSECA G M, AMARAL I M A, et al. Infiltrative Tumor Borders in Colorectal Liver Metastasis: Should We Enlarge Margin Size? [J]. Ann Surg Oncol, 2021, 28 (12): 7636-7646.

[158] PAWLIK T M, SCOGGINS C R, ZORZI D, et al. Effect of surgical margin status on survival and site of recurrence after hepatic resection for colorectal metastases [J]. Ann Surg, 2005, 241 (5): 715-722, discussion 22-24.

[159] PENCOVICH N, HOULI R, LUBEZKY N, et al. R1 resection of colorectal liver metastasis-What is the cost of marginal resection? [J]. J Surg Oncol, 2019, 119 (3): 347-354.

[160] OSHI M, MARGONIS G A, SAWADA Y, et al. Higher Tumor Burden Neutralizes Negative Margin Status in Hepatectomy for Colorectal Cancer Liver Metastasis [J]. Ann Surg Oncol, 2019, 26 (2): 593-603.

[161] XU D, WANG H W, YAN X L, et al. Sub-millimeter surgical margin is acceptable in patients with good tumor biology after liver resection for colorectal liver metastases [J]. Eur J Surg Oncol, 2019, 45 (9): 1551-1558.

[162] HALLET J, SA CUNHA A, ADAM R, et al. Factors influencing recurrence following initial hepatectomy for colorectal liver metastases [J]. Br J Surg, 2016, 103 (10): 1366-1376.

[163] 中国医师协会外科医师分会, 中华医学会外科学分会胃肠外科学组, 中华医学会外科学分会结直肠外科学组, 等. 中国结直肠癌肝转移诊断和综合治疗指南（2023版）[J]. 中华消化外科杂志, 2023, 22 (1): 1-28.

[164] FONG Y, FORTNER J, SUN R L, et al. Clinical score for predicting recurrence after hepatic resection for metastatic colorectal cancer: analysis of 1001 consecutive cases [J]. Ann Surg, 1999, 230 (3): 309-321.

[165] AYEZ N, VAN DER STOK EP, GRÜNHAGEN DJ, et al. The use of neo-adjuvant chemotherapy in patients with resectable

colorectal liver metastases: Clinical risk score as possible discriminator [J]. Eur J Surg Oncol, 2015, 41 (7): 859-867.

[166] VAN CUTSEM E, CERVANTES A, ADAM R, et al. ESMO consensus guidelines for the management of patients with metastatic colorectal cancer [J]. Ann Oncol, 2016, 27 (8): 1386-1422.

[167] 中国临床肿瘤学会指南工作委员会. 中国临床肿瘤学会（CSCO）结直肠癌诊疗指南（2021版）[M]. 北京: 人民卫生出版社, 2021: 1-155.

[168] NORDLINGER B, SORBYE H, GLIMELIUS B, et al. Perioperative chemotherapy with FOLFOX4 and surgery versus surgery alone for resectable liver metastases from colorectal cancer (EORTC Intergroup trial 40983): a randomised controlled trial [J]. Lancet, 2008, 371 (9617): 1007-1016.

[169] NORDLINGER B, SORBYE H, GLIMELIUS B, et al. Perioperative FOLFOX4 chemotherapy and surgery versus surgery alone for resectable liver metastases from colorectal cancer (EORTC 40983): long-term results of a randomised, controlled, phase 3 trial [J]. Lancet Oncol, 2013, 14 (12): 1208-1215.

[170] National Comprehensive Cancer Network. NCCN Clinical Practice Guidelines in Oncology: Colon Cancer (Version 1. 2022) [EB/OL]. https://www. nccn. org/professionals/physician_gls/colon. Pdf (2022).

[171] National Comprehensive Cancer Network. NCCN Clinical Practice Guidelines in Oncology: Rectal Cancer (Version 2. 2022) [EB/OL]. https://www. nccn. org/professionals/physician_gls/rectal. Pdf (2022).

[172] 中国临床肿瘤学会（CSCO）结直肠癌专家委员会. 可切除的进展期结直肠癌围手术期治疗专家共识 [J]. 中华胃肠外科杂志, 2019, 22 (8): 701-710.

[173] FALCONE A, RICCI S, BRUNETTI I, et al. Phase III trial of infusional fluorouracil, leucovorin, oxaliplatin, and irinotecan (FOLFOXIRI) compared with infusional fluorouracil, leucovorin, and irinotecan (FOLFIRI) as first-line treatment for metastatic colorectal cancer: the Gruppo Oncologico Nord Ovest [J]. J Clin Oncol, 2007, 25 (13): 1670-1676.

[174] PRIMROSE J, FALK S, FINCH-JONES M, et al. Systemic chemotherapy with or without cetuximab in patients with resectable colorectal liver metastasis: the New EPOC randomised controlled trial [J]. Lancet Oncol, 2014, 15 (6): 601-611.

[175] BRIDGEWATER J A, PUGH S A, MAISHMAN T, et al. New EPOC investigators. Systemic chemotherapy with or without cetuximab in patients with resectable colorectal liver metastasis (New EPOC): long-term results of a multicentre, randomised, controlled, phase 3 trial [J]. Lancet Oncol, 2020, 21 (3): 398-411.

[176] IMAI K, ALLARD M A, BENITEZ C C, et al. Early Recurrence After Hepatectomy for Colorectal Liver Metastases: What Optimal Definition and What Predictive Factors? [J]. Oncologist, 2016, 21 (7): 887-894.

[177] GRUENBERGER B, TAMANDL D, SCHUELLER J, et al. Bevacizumab, capecitabine, and oxaliplatin as neoadjuvant therapy for patients with potentially curable metastatic colorectal cancer [J]. J Clin Oncol, 2008, 26 (11): 1830-1835.

[178] NASTI G, PICCIRILLO M C, IZZO F, et al. Neoadjuvant FOLFIRI + bevacizumab in patients with resectable liver metastases from colorectal cancer: a phase 2 trial [J].

Br J Cancer, 2013, 108（8）: 1566-1570.

［179］BENOIST S, BROUQUET A, PEN-NA C, et al. Complete response of colorectal liver metastases after chemotherapy: does it mean cure?［J］. J Clin Oncol, 2006, 24（24）: 3939-3945.

［180］TAKAMOTO T, HASHIMOTO T, SANO K, et al. Recovery of liver function after the cessation of preoperative chemotherapy for colorectal liver metastasis［J］. Ann Surg Oncol, 2010, 17（10）: 2747-2755.

［181］ROBINSON S M, WILSON C H, BURT A D, et al. Chemotherapy-associated liver injury in patients with colorectal liver metastases: a systematic review and meta-analysis ［J］. Ann Surg Oncol, 2012, 19（13）: 4287-4299.

［182］KAROUI M, PENNA C, AMIN-HASHEM M, et al. Influence of preoperative chemotherapy on the risk of major hepatectomy for colorectal liver metastases［J］. Ann Surg, 2006, 243（1）: 1-7.

［183］VAN VLEDDER M G, DE JONG M C, PAWLIK T M, et al. Disappearing colorectal liver metastases after chemotherapy: Should we be concerned?［J］. J Gastrointest Surg, 2010, 14（11）: 1691-1700.

［184］中华医学会外科学分会胃肠外科学组, 中华医学会外科学分会结直肠外科学组, 中国抗癌协会大肠癌专业委员会, 等. 中国结直肠癌肝转移诊断和综合治疗指南（V2018）［J］. 中华结直肠疾病电子杂志, 2018, 7（4）: 302-314.

［185］ADAM R, DELVART V, PASCAL G, et al. Rescue surgery for unresectable colorectal liver metastases downstaged by chemotherapy: a model to predict long-term survival［J］. Ann Surg, 2004, 240（4）: 644-658.

［186］ADAM R. Chemotherapy and surgery: new perspectives on the treatment of un-

resectable liver metastases［J］. Ann Oncol, 2003, 14（Suppl 2）: ii13-ii16.

［187］常文举, 任黎, 许剑民. 2019年结直肠癌肝转移诊疗指南最新解读［J］. 中国普外基础与临床杂志, 2019, 26（8）: 5.

［188］OKUNO M, HATANO E, NISHINO H, et al. Does response rate of chemotherapy with molecular target agents correlate with the conversion rate and survival in patients with unresectable colorectal liver metastases ? a systematic review［J］. Eur J Surg Oncol, 2017, 43（6）: 1003-1012.

［189］TOURNIGAND C, ANDRÉ T, ACHILLE E, et al. FOLFIRI followed by FOLFOX6 or the reverse sequence in advanced colorectal cancer: a randomized GERCOR study［J］. J Clin Oncol, 2004, 22（2）: 229-237.

［190］DELAUNOIT T, ALBERTS S R, SARGENT D J, et al. Chemotherapy permits resection of metastatic colorectal cancer: experience from Intergroup N9741［J］. Ann Oncol, 2005, 16（3）: 425-429.

［191］DOUILLARD J Y, OLINER K S, SIENA S, et al. Panitumumab-FOLFOX4 treatment and RAS mutations in colorectal cancer［J］. N Engl J Med, 2013, 369（11）: 1023-1034.

［192］SORICH M J, WIESE M D, ROWLAND A, et al. Extended RAS mutations and anti-EGFR monoclonal antibody survival benefit in metastatic colorectal cancer: a meta-analysis of randomized, controlled trials［J］. Ann Oncol, 2015, 26（1）: 13-21.

［193］DI NICOLANTONIO F, MARTINI M, MOLINARI F, et al. Wild-type BRAF is required for response to panitumumab or cetuximab in metastatic colorectal cancer［J］. J Clin Oncol, 2008, 26（35）: 5705-5712.

［194］BRULE S Y, JONKER D J, KARA-

PETIS C S, et al. Location of colon cancer (right-sided versus left-sided) as a prognostic factor and a predictor of benefit from cetuximab in NCIC CO. 17 [J]. Eur J Cancer, 2015, 51 (11): 1405-1414.

[195] MORETTO R, CREMOLINI C, ROSSINI D, et al. Location of primary tumor and benefit from anti-epidermal growth factor receptor monoclonal antibodies in patients with RAS and BRAF wild-type metastatic colorectal cancer [J]. Oncologist, 2016, 21 (8): 988-994.

[196] LOUPAKIS F, YANG D, YAU L, et al. Primary tumor location as a prognostic factor in metastatic colorectal cancer [J]. J Natl Cancer Inst, 2015, 107 (3): 427.

[197] TEJPAR S, STINTZING S, CIARDIELLO F, et al. Prognostic and Predictive Relevance of Primary Tumor Location in Patients With RAS Wild-Type Metastatic Colorectal Cancer: Retrospective Analyses of the CRYSTAL and FIRE-3 Trials [J]. JAMA Oncol, 2017, 3 (2): 194-201.

[198] ARNOLD D, LUEZA B, DOUILLARD J Y, et al. Prognostic and predictive value of primary tumour side in patients with RAS wild-type metastatic colorectal cancer treated with chemotherapy and EGFR directed antibodies in six randomized trials [J]. Ann Oncol, 2017, 28 (8): 1713-1729.

[199] VAN CUTSEM E, LENZ H J, KÖHNE C H, et al. Fluorouracil, leucovorin, and irinotecan plus cetuximab treatment and RAS mutations in colorectal cancer [J]. J Clin Oncol, 2015, 33 (7): 692-700.

[200] OKINES A, PUERTO O D, CUNNINGHAM D, et al. Surgery with curative-intent in patients treated with first-line chemotherapy plus bevacizumab for metastatic colorectal cancer First BEAT and the randomised phase-III NO16966 trial [J]. Br J Cancer, 2009, 101 (7): 1033-1038.

[201] TANG W, REN L, LIU T, et al. Bevacizumab Plus mFOLFOX6 Versus mFOLFOX6 Alone as First-Line Treatment for RAS Mutant Unresectable Colorectal Liver-Limited Metastases: The BECOME Randomized Controlled Trial[J]. J Clin Oncol, 2020, 38(27): 3175-3184.

[202] CREMOLINI C, LOUPAKIS F, ANTONIOTTI C, et al. FOLFOXIRI plus bevacizumab versus FOLFIRI plus bevacizumab as first-line treatment of patients with metastatic colorectal cancer: updated overall survival and molecular subgroup analyses of the open-label, phase 3 TRIBE study [J]. Lancet Oncol, 2015, 16 (13): 1306-1315.

[203] CREMOLINI C, ANTONIOTTI C, ROSSINI D, et al. Upfront FOLFOXIRI plus bevacizumab and reintroduction after progression versus mFOLFOX6 plus bevacizumab followed by FOLFIRI plus bevacizumab in the treatment of patients with metastatic colorectal cancer (TRIBE2): a multicentre, open-label, phase 3, randomised, controlled trial [J]. Lancet Oncol, 2020, 21 (4): 497-507.

[204] PUNT CORNELIS J A, BOND MARINDE J G, BOLHUIS K, et al. FOLFOXIRI + bevacizumab versus FOLFOX/FOLFIRI + bevacizumab in patients with initially unresectable colorectal liver metastases (CRLM) and right-sided and/or RAS/BRAFV600E-mutated primary tumor: Phase III CAIRO5 study of the Dutch Colorectal Cancer Group [J]. J Clin Oncol, 40, no. 17_suppl LBA3506-LBA3506.

[205] MODEST D P, MARTENS U M, RIERA-KNORRENSCHILD J, et al. FOLFOXIRI Plus Panitumumab As First-Line Treatment of RAS Wild-Type Meta-

static Colorectal Cancer：The Randomized，Open-Label，Phase II VOLFI Study（AIO KRK0109）[J]. J Clin Oncol，2019，37（ 35 ）：3401-3411.

[206] GARUFI C，TORSELLO A，TUM-OLO S，et al. Cetuximab plus chronomod-ulated irinotecan，5-fluorouracil，leucovorin and oxaliplatin as neoadjuvant chemotherapy in colorectal liver metastases：POCHER trial[J]. Br J Cancer，2010，103（ 10 ）：1542-1547.

[207] CREMOLINI C，ROSSINIC D，LONARDI S，et al. J Clin Oncol 40，no. 17_suppl（ June 10，2022 ）LBA3505-LBA3505.

[208] STINTZING S，HEINRICH K，TOUGERON D，et al. Randomized study to investigate folfoxiri plus either bevacizumab or cetuximab as first-line treatment of BRAF V600E-mutant mcrc：the phase-Ⅱ FIRE-4. 5 study（AIO KRK-0116）[J]. J Clin Oncol，2021，39（ 15 ）：3502.

[209] ANDRE T，SHIU KK，KIM T W，et al. Final overall survival for the phase III KN177 study：Pembrolizumab versus chemo-therapy in microsatellite instability-high/mis-match repair deficient（ MSI-H/dMMR ）meta-static colorectal cancer（ mCRC ）[J]. J Clin Oncol，2021，39（ 15 ）：3500.

[210] OVERMAN M J，LENZ H J，AN-DRE T，et al，et al. Nivolumab ±ipili-mumab in patients with microsatellite instabil-ity-high/mismatch repair deficient metastatic colorectal cancer：Five-year follow-up from CheckMate 142 [J]. J Clin Oncol，2022，40（ 16 ）：3510.

[211] PORTIER G，ELIAS D，BOUCHE O，et al. Multicenter randomized trial of adjuvant fluorouracil and folinic acid compared with surgery alone after resection of colorectal liver metastases：FFCD ACHBTH AURC 9002 trial [J]. J Clin Oncol，2006，24（ 31 ）：4976-4982.

[212] YCHOU M，HOHENBERGER W，THEZENAS S，et al. A randomized phase III study comparing adjuvant 5-fluorouracil/folinic acid with FOLFIRI in patients following complete resection of liver metastases from colorectal cancer [J]. Ann Oncol，2009，20（ 12 ）：1964-1970.

第六章

结直肠癌肺转移的诊治

第一节　外科视角

> **概　述**
>
> 　　结直肠癌治疗失败的最重要的原因是远处转移，文献报道有多达50%的患者术后会发生远处转移。最常见的转移部位是肝，其次是肺。国外文献报道结肠癌术后随访出现肺转移的概率为5% ～ 15%[1]，而国内有报道多达33%的患者会出现结直肠癌肺转移[2]。
>
> 　　与其他远处转移相比，肺转移瘤的生长相对较慢，总体生存期较好，因此临床处理相对积极。1944年，Blalock首次描述了结直肠癌肺转移的外科手术治疗[3]。回顾性研究表明，手术患者5年生存率为35% ～ 70%，显著高于单纯化疗患者（5年生存率仅为20%左右）[4]。Treasure等[5]报道了目前唯一的针对可能手术患者的随机对照研究，尽管因入组困难研究提前终止，但现有的结果表明对照组（未手术组）的5年生存率不足5%，远远低于手术组（36%）。总之，到目前为止，手术仍是疗效最显著的局部治疗方法。本节就结直肠癌肺转移外科治疗的相关问题进行讨论与阐述。

一、手术指征

　　1965年，Thomford等[6]首次提出了结直肠癌肺转移的手术指征：①患者一般情况较好，手术风险预期较低。②原发灶控制良好。③没有其他肺外转移灶，或者即使有，也能处理。④肺部转移灶可以彻底切除。基于以前的证据，NCCN指南制定了以下手术适应证：①在保证肺功能的前提下根据解剖部位进行最大限度的切除。②原发灶必须已经进行了根治性切除。③如果存在其他肺外转移病灶，但可以切除，则仍可进行肺部手术。④应有选择性地给患者手术。⑤如果转移灶能同时手术，可考虑同时或分期手术。

　　肺转移灶出现的时间常见有4种：在诊断结直肠癌期间、结直肠癌原发灶切除后的随访期间、肝转移发生后、既往肺转移瘤切除术后。其中，后两种是否有手术机会，在临床实践中尚有争议，下面进行分别探讨。

（一）肺转移复发者

肺转移灶首次切除后的复发率超过50% [7]，提示肺内或肺外存在隐匿性的微转移灶。对于肺部复发者，由于患者残余肺活量有限，可能无法耐受再次手术，而且初次手术造成的胸腔内粘连也给后续手术增加了困难。因此，多数外科医生不愿意对复发性肺转移灶进行反复切除。但值得注意的是，肺部复发本身并不是一个不良预后因素，重复切除后的生存率与初次切除后的大致相同（5年生存率为25% ~ 65%），甚至更高 [8]。如Hachimaru等 [9] 对138例患者进行回顾性分析，其中33例因肿瘤复发行肺转移灶重复切除，结果表明33例重复肺切除患者首次肺切除后5年生存率为64%，与105例未重复肺切除患者（5年生存率为61%）无显著差异。Park等 [10] 对202例结直肠癌肺转移患者进行回顾性分析，其中48例行肺转移灶重复切除（包含10例行第三次切除），结果表明在48例接受第二次转移灶切除术的患者中，第二次手术后的5年总生存率为79%，在接受第三次转移灶切除术的10例患者中，最后一次手术后5年总生存率为78%。Salah等 [11] 对7个已发表的回顾性研究进行了汇总分析，其中包括148例肺转移灶重复切除的患者，他们发现重复切除后的5年生存率为57.9%。这些研究表明重复肺转移灶手术是有效的。因此，对于多次复发者，在残余肺功能允许的情况下推荐积极切除。

（二）合并肝转移和肺转移者

结直肠癌肺转移同时或异时合并肝转移者的5年生存率为30% ~ 55%，如何治疗这类患者是当前研究的热点之一。许多研究表明，肺转移同时合并肝转移者仍能从手术中获益，即合并肝转移并非肺转移的手术禁忌证。如Brouquet等 [12] 回顾性分析了1260例合并肝肺转移的患者，发现同时切除肝肺转移灶的患者的生存率，要高于单纯切除肝转移灶者（5年生存率50% *vs* 40%），研究同时显示合并肝转移是预后的不良因素。然而，Jarabo等 [13] 对79例患者的研究表明，合并肝转移者并不降低5年生存率。研究结论的不一致可能与选择偏倚有关，即病情重、预后差的患者可能因无法耐受手术而丧失手术机会。有研究表明，一些因素如患者的年龄、肝转移灶数目、淋巴结情况、术前血清CEA水平等，能够提示合并肝肺转移者的预后，帮助筛选适合手术的患者。如Jarabo等 [13] 发现，单因素分析中年龄≥70岁、术前CEA≥5ng/ml及纵隔淋巴结受累提示预后较差，多因素分析中病理淋巴结转移和年龄是独立的预后因素。Brouquet等 [12] 发现术前CEA > 5ng/ml和直肠原发与预后较差有关。而Bellier等[14]对46例合并肝肺转移的患者进行回顾性研究，发现性别、年龄、肿瘤部位（结肠或直肠）、原发肿瘤T分期、同时还是异时合并肝转移、肺转移灶大小、纵隔淋巴结受累、无病生存期（disease-free survival，DFS）等均不是影响预后的因素，提示选择手术患者的要求可能不高。总体而言，基于目前的研究，对于合并肝肺转移的患者，如果能够彻底切除，肺转移灶及肝转移灶均切除可以使患者受益。

（三）肺门/纵隔淋巴结转移者

对肺门/纵隔淋巴结转移者是否仍有手术机会尚存争议。淋巴结转移（包括肺内淋巴结转移、肺门淋巴结转移和纵隔淋巴结转移）是重要的预后不良因素。Welter等[15]报道，无淋巴结受累的患者的中位生存期，明显高于肺门/纵隔淋巴结转移患者（86个月 *vs* 34.7/24.5个月）。患者预后主要受淋巴结转移的数目（而非大小）影响，即纵隔淋巴结转移的数目越多，患者预后越差。Zellweger等[8]的系统综述提示，淋巴结转移数目≤2个者的预后，要好于超过者。Cho等[16]的研究表明，淋巴结转移数目≤2个者能从手术中获益。也有研究认为对淋巴结转移者行手术治疗再辅以术后化疗，仍能显著延长患者生存期。Welter等[15]则认为，对纵隔淋巴结转移者不适合行根治性手术。目前对于淋巴结受累是否应该积极手术仍存在争议，缺乏进一步的研究证据，大多数研究淋巴结清扫并不正规，可能存在偏倚。对于术前怀疑有淋巴结转移尤其是纵隔淋巴结转移的患者，应该经过MDT讨论，谨慎选择手术。

二、术前检查

因CT比X线检查的灵敏度更高，能够发现＜1cm的结节，NCCN指南建议完善CT检查进行术前分期。Kumar等[17]报道，将患者分为术前行CT检查组和未行CT检查组，发现行CT检查组同时发现肺转移和肺外转移的概率显著升高。高分辨率CT可用于判断结节位置、数目、性质等，而增强CT可用于判断纵隔或肺门淋巴结转移情况。Kumar等[17]回顾性分析了71例结直肠癌肺转移的患者，其中44例使用CT作为术前评估工具，结果表明，CT对肺转移灶的检出率显著提高、OS显著改善。值得注意的是，CT对于小结节的灵敏度高，但特异度不足，研究表明多达1/3的患者存在性质待定的肺部病变[4]。Nordholm-Carstensen等[18]对12项研究、5873例患者进行了系统回顾，发现9%的结直肠癌术后患者在胸部CT上有性质不明确的肺结节，其中10.8%在随访时被证实为结直肠癌转移灶。随着人民生活水平的提高、健康意识的进步，越来越多的肺部小结节被筛查出来，需要注意的是肺部发现结节不一定就是肺转移瘤，需要有经验的MDT团队讨论，判定结节性质。

PET-CT对于评估未被识别的转移性疾病方面有独特优势，但其对亚厘米结节的灵敏度并不比CT高，因此不常规推荐作为初始评估手段[4]。只有在考虑手术能够彻底切除病灶，需术前检查排除其他部位转移时，可考虑行PET-CT检查。

三、手术方案的选择

（一）开胸手术与胸腔镜手术

既往传统的胸外科手术是采用开胸术式，经典的切口是后外侧切口，切口需要20～30cm，甚至更长，需要切断胸壁的各层肌肉，同时需要牵开器撑开肋间隙，常造成肋骨骨折，对患者的创伤较大。患者术后疼痛明显，术后肺部感染等并发症发生率较高，术后恢复较慢。

20世纪90年代胸腔镜开始使用以来，经过近30年的发展，胸腔镜微创手术已经在多家单位成熟开展。与传统开胸术式相比，胸腔镜手术具有手术创伤小、术后疼痛轻、恢复快、术后并发症少、对肺功能影响小、切口美观的优势，且手术效果不劣于开胸手术。随着微创技术的发展，手术切口从传统的四孔、三孔向两孔、一孔以及机器人手术过渡，患者创伤更小。对于肺转移癌的患者，有可能需要双侧肺部手术甚至多次重复手术，尤其适合胸腔镜手术。当然，对于一些较小的转移灶，特别是亚厘米的转移灶，距离肺表面＞1cm的转移灶，术中定位是一个挑战。但随着技术的进步，很多新技术用于辅助定位，如鱼钩定位、弹簧圈定位、亚甲蓝染色定位、超声定位、放射性核素定位、电磁导航支气管镜定位、近红外荧光定位、分子靶向成像定位、三维立体定位等，极大地提高了我们的定位精准度。总之，目前的证据表明，胸腔镜手术与开胸手术的同侧复发率和5年生存率相近[19]，且并发症更少、住院时间更短[20]。目前胸腔镜手术在一些大的中心的比例在90%以上，因此，我们推荐选择将胸腔镜作为首选的手术方式。

（二）手术切除范围

根据肿瘤的大小和部位，肺部肿瘤的切除范围包括楔形切除、肺段切除、肺叶切除、联合肺叶切除、肺叶袖式切除和全肺切除等。手术切除的彻底性是重要的生存预测指标[8, 21]。目前多数研究认为，行楔形切除患者的预后并不亚于肺段切除和肺叶切除的患者[22]。因此，楔形切除是结直肠癌肺转移中最常见的手术方式，特别是对于肿瘤不大、位于肺外周1/3的患者。应该注意的是，楔形切除应该保证足够的切缘。1995年Rusch等[23]研究发现，对于肺转移瘤患者，切缘距离肿瘤0.5～1.0cm已足够。而Welter等[24]研究发现，1～2cm的切缘距离更合适。Davini等[25]回顾分析了210例结肠癌肺转移的手术患者，他将患者分为3组，一组手术切缘距离肿瘤≥2cm，一组为1～2cm，一组<1cm。结果表明，3组的3年生存率分别为77%、73%、46%，5年生存率分别为58%、42%、34%，即切缘>2cm者的预后显著更优。因此我们建议，条件允许时切缘距肿瘤边缘应≥2cm。

肺段切除占结直肠癌肺转移手术的2%～20%[26]。肺段切除和楔形切除同属于亚肺叶切除，但肺段切除属于解剖性切除，需要离断相应肺段的动脉、静脉及肺段支气管，操作较肺楔形切除复杂，其主要优势是可切除距离肺表面比较深的病灶。如病灶位于肺叶中1/3时，为了保证足够的切缘，可考虑行肺段切除。此外，肺段切除的淋巴结清扫范围较楔形切除广，对怀疑有周围淋巴结转移的患者，为了获取淋巴结行冰冻切片病理检查，可考虑行肺段切除。有研究表明肺段切除的患者术后复发率比楔形切除者更低，但5年生存率相近[26]。Shiono等[26]对比分析了553例行肺段切除（$n=98$）和楔形切除（$n=455$）的患者，发现肺段切除患者5年生存率（80.1% *vs* 68.5%）和5年无复发生存率（48.8% *vs* 36%）均较高，提示肺段切除较楔形切除有优势。在他的研究中，肺段切除的患者肿瘤平均直径大于楔形切除患者（18mm *vs* 14mm），楔形切除患者的切缘复发率高于肺段切除的患者（7.3% *vs* 2.0%），提示肺段切除较楔形切除更能保证有足够的切缘，建议对于肿瘤位置较深，尤其是位于中1/3的患者，为了保证足够切缘，可考虑行肺段切除。

当肿瘤位置较深，如位于肺门，或肿瘤较大，可考虑行肺叶切除；如肿瘤侵犯邻近肺叶，可考虑行联合肺叶切除；若肿瘤侵犯支气管开口，若能彻底切除肿瘤，可考虑行袖式肺叶切除；全肺切除对患者的创伤更大，并发症较肺叶切除明显增加，除非特别情况，尽量避免行全肺切除，特别是右侧全肺切除[3, 22]。

（三）淋巴结清扫

纵隔淋巴结受累是预后不良的危险因素。结直肠癌肺转移患者中，出现纵隔淋巴结转移的概率为12.0% ～ 19.2%[27, 28]。常规纵隔淋巴结清扫的作用仍有争议，目前尚缺乏清扫淋巴结对患者预后影响的研究。可以确定的是，淋巴结清扫阳性的患者预后最差（5年生存率约为25%），淋巴结清扫阴性的患者预后最好（5年生存率约为58%），而未行淋巴结清扫的患者预后介于两者之间（5年生存率约为44%）[8]。当然，这个研究可能会存在选择偏倚，即行淋巴结清扫的患者术前检查或术中可能就发现有淋巴结转移可能，而未行淋巴结清扫的患者术前检查可能就没有发现转移的证据。目前证据表明，对于CT评估中未发现淋巴结转移的患者，没有发现他们能从术中淋巴结清扫中获益[4]。因此，常规行淋巴结清扫对患者的益处可能是有限的。欧洲胸外科医生学会的调查也表明，约1/3的胸外科医生从未对结直肠癌肺转移患者行淋巴结采样或清扫[22]。但对于术前PET-CT或CT怀疑有淋巴结转移者，经MDT讨论，若手术则术中可考虑行淋巴结清扫。

四、围手术期化疗的作用

化疗已作为辅助治疗方案用于临床实践，目的在于提高R0切除率，降低术后复发的风险。但目前为止，尚无公认有效的化疗方案。长期以来，氟尿嘧啶是唯一有效的药物，直到近年来，伊立替康、奥沙利铂，以及分子靶向药物贝伐珠单抗、西妥昔单抗和帕尼单抗逐渐进入临床应用[29]。但目前关于结直肠癌肺转移围手术期化疗的研究不多，在少量的报道中，化疗的益处不一致，有认为获益、不确定或负获益者。

认为获益者方面，Cho等[16]回顾性分析了615例结直肠癌肺转移患者，其中370例（54.7%）行肺术前化疗，461例（75.0%）行肺术后辅助化疗，多因素分析结果表明，术后辅助化疗可显著改善患者预后，而术前化疗未改善患者预后。Shiomi等[30]对100例结直肠癌肺转移术后患者的研究表明，即使只有一处肺转移灶、术前CEA水平正常的患者，也能从术后化疗中获益。

反对者方面，Renaud等[31]对320例结直肠癌肺转移患者进行分析后认为，辅助化疗与预后无关。而Iida等[21]对1030例结直肠癌单纯肺转移的患者进行回顾性分析，其中围手术期化疗者为241例，无围手术期化疗者214例，单因素分析结果表明，围手术期化疗者预后反而不如未行化疗者。

Nakajima 等[29] 将1990年以来的26个中心、1223例结直肠癌肺转移患者数据进行了荟萃分析，其中A组为1990—1999年（451例），B组为2000—2004年（433例），C组为2005—2007年（339例）。结果表明，未接受辅助化疗的患者的总生存期在A、B两组间无显著差异，而C组同时行手术切除和辅助化疗的患者预后明显好于A、B组。这一分析表明，接受术后辅助化疗者的生存率随着时间的推移而增加，提示较新的化疗方案对患者有积极的影响。临床实践中应在MDT指导下评估是否行辅助化疗。

五、影响手术预后的因素

临床实践中，对哪些患者进行手术切除尚有争议：当一个孤立的、缓慢生长的肺转移灶在长时间无病生存期（DFS）后被检测到时，外科医生不会犹豫实行手术切除；相反，如果在结直肠癌手术切除后的几个月内，大量转移灶广泛分布于肺和胸外器官时，推荐手术治疗是不合理的。因此，探索影响结直肠癌肺转移手术预后的因素，筛选能从手术获益的患者就显得尤为重要。Pfannschmidt 等[32] 于2007年综述了为期10年的20个研究，纳入超过1500例患者，发现较好预后的因素为R0切除（相比于R1切除），较差预后的因素包括术前CEA水平、转移灶数目和纵隔淋巴结受累等。Gonzalez 等[33] 于2013年综述了为期11年的25项研究，纳入2925例患者，研究表明，预后差的危险因素包括结直肠癌和肺转移的无病生存期短、肺转移灶数目为多发（2处及以上）、纵隔或肺门淋巴结受累及术前CEA水平升高。由于各研究之间的异质性较大，目前尚没有明确的结论帮助我们选择能从手术中获益的患者。我们将研究较多的几个因素列举如下，值得注意的是，这些因素对预后的影响常常是可叠加的。如Maeda 等[34] 对单中心10年、131例结直肠癌肺转移患者的回顾性分析表明，术前血清CEA水平与转移灶数目是预后影响因素，且合并0种、1种和2种危险因素的患者，5年无病生存（DFS）率分别为58%、25%和12%[34]。国内对154例结直肠癌肺转移患者的研究表明，其他部位转移史、纵隔淋巴结状态、术前CEA水平被认为是独立的预后因素，且具有0种、1种、2种和3种危险因素的患者5年生存率分别为91.0%、70.0%、30.3%和0[20]。

（一）转移灶数目

已经有很多研究表明肺内转移灶的数目是影响术后生存和复发的重要预后因素，即转移灶数目越多，患者预后越差[8, 16, 34]。Cho 等[16] 回顾分析了615例结肠癌肺转移的手术患者，他将患者分为3组，第一组为孤立转移（$n = 414$），第二组转移灶为2～3个（$n = 159$），第三组转移灶为4个及以上（$n = 42$），结果发现3组的5年生存率分别为70.0%、56.2%和33.7%，无复发生存率分别为39.5%、30.6%和8.5%，即术后的生存和复发取决于转移灶的数量。Onaitis等[35]发现转移灶数目＞3个，患者的预后较差。即便如此，肺内多发转移灶的患者仍能从手术中获益。因此，无论患者有一个还是多个肺内转移灶，均推荐将每一个转移灶切除。对不适合手术的转移灶数目的截断值尚不明确，有研究认为当存在4个或以上转移灶时，患者可能无法从手术中获益，但尚缺乏足够数据支持[16]。

（二）DFS

DFS通常指结直肠癌原发灶切除至发现肺转移灶之间的时间间隔，但不同研究中对DFS的定义略有差异，迄今为止尚无一致的定义[8]。一般认为，短DFS代表转移性疾病的早期传播，提示肿瘤更具侵袭性[4]，但其能否有效提示预后尚存争议。多数研究认为，DFS超过12、24或36个月者总生存期明显延长。如Bölükbas等[36]回顾了165例患者，发现DFS超过36个月是生存的独立影响因素。也有少量研究认为DFS与总生存期无关，如Kim等[37]前瞻性地研究了105例患者，发现DFS 12个月（$P < 0.01$）是肺切除术后肺部复发的独立危险因素，但不影响3年和5年生存率[37]。总体而言，DFS可以作为判断患者能否从手术获益的指标，以避免不必要的切除[38]。

（三）术前CEA水平

术前血清CEA水平是很多研究关注的指标，但尚没有统一结论，认为术前CEA水平是预后指标的研究与反对这一结论的研究均很多。Watanabe等[39]发现，肺手术前血清CEA水平低于5ng/ml者，其5年生存率高达94%，显著高于平均值（68%），但在一些多因素分析的研究中，血清CEA水平对生存无影响。Renaud等[31]对320例患者的回顾性研究中发现，尽管切除肺转移灶后血清CEA水平下降，但在多因素分析中它不是生存的影响因素。总体而言，在提示预后方面，CEA水平在单因素分析中表现出了比在多因素分析中更重要的作用。鉴于多数阳性研究中采用的截断值为5ng/ml，我们也推荐将此值作为判断预后的截断值。

（四）转移灶大小

多数证据表明转移灶的大小不影响预后。如Hunt等[40]对190例结直肠癌肺转移患者进行回顾性研究，其中切除的转移灶大小为8～110mm（中位24mm），结果表明转移灶大小不影响预后。认为转移灶大小与预后呈负相关的研究较少，如Karim等[41]回顾性分析了加拿大420例结直肠癌肺转移患者，其中最大转移灶的平均大小为24mm，结果表明，转移灶大小与5年癌症特异性生存率和总生存率均相关。但总体而言，我们不推荐将转移灶大小纳入手术指征的评估中。

（五）转移灶分布

转移灶的分布是否影响肺转移灶切除后的生存尚不明确。一些研究认为，单侧转移灶较双侧转移灶的预后要好。如Chen等[42]回顾性分析了84例结直肠癌肺转移患者，其中单侧68例，5年生存率为74%，而双侧16例，5年生存率为0。也有研究表明转移灶的单侧或双侧不影响患者生存期，即双侧转移灶的患者也能从手术中获益。如Riquet等[43]发现，行双侧肺转移灶完全切除的患者的5年生存率为68%，甚至高于单侧转移灶完全切除的患者（36%），由此可见手术切除的彻底性才是影响患者生存的关键。由于胸腔镜的普及以及胸腔镜较传统开胸手术创伤小、恢复快的优势，患者同时行双侧胸腔镜手术在胸外科越来越普遍。因此我们建议，如果双侧病变可完全切除，则双侧病变并非手术的禁忌证。

（六）分子检测

最近的研究表明，分子生物标志物检测可能有望成为新的预后预测因子。如Renaud等[31]评估了180例患者的*BRAF*和*KRAS*的突变状态，发现93例患者（51.7%）存在*KRAS*突变，19例患者（10.6%）存在*BRAF*突变，而*BRAF*突变者的5年生存率为0，*KRAF*突变者为44%，野生型为100%，即*BRAF*突变与*KRAS*突变是预后不良的危险因素。Corsini等[44]对130例患者的研究发现，*RAS*突变和*TP53*突变与较差的预后相关，而*APC*突变与较好的预后相关。因此，分子生物标志物可能有助于选择手术对象，但目前相关研究数量仍很少。此外，Kollmann等[45]检测了53例结直肠癌肺转移患者的肺转移灶和原发灶的PD-1、PD-L1和PD-L2的表达，发现PD-1和PD-L1在肿瘤浸润淋巴细胞和肿瘤细胞中普遍表达，且PD-1的高表达与较低的生存率相关（低表达中位生存期78个月，高表达中位生存期35个月），提示原发灶的PD-1检测结果也有望用于手术患者的筛选。因此在有条件的单位，可考虑给患者行分子检测，有助于评估患者预后。

总　结

　　结直肠癌肺转移的外科手术治疗已成为转移性结直肠癌多学科综合治疗的重要手段。对于晚期结直肠癌患者要进行CT评估，以判断肺结节的位置、数目、性质及纵隔或肺门淋巴结转移情况。根据肺转移灶特点决定手术切除方式和范围。依据影响结直肠癌肺转移手术预后的因素筛选合适的患者接受手术治疗。肺转移灶的手术切除的彻底性是影响预后的重要因素。目前，肺转移灶切除手术仍是肺转移患者疗效最显著的局部治疗方法。

第二节　内科视角

概　述

　　结直肠癌的发病率及死亡率均较高，肝、肺为最常见的转移部位，肺转移的发生率仅次于肝转移，总发生率达10% ～ 29%[46-50]。据研究，19%的患者在初诊时已发生远处转移，其中11%为肺转移[47]。10% ～ 15%的患者在根治性手术后出现肺转移[51, 52]。

　　相较于结肠癌，直肠癌因直肠下静脉的回流特点，更易发生肺转移，尤其是中下段直肠癌[53]。回顾性分析显示，除原发直肠外，原发灶T或N分期较晚，术后CEA水平升高均是肺转移的危险因素[46, 54-56]。肺转移不同于肝等部位的远处转移，其转移病变的生长速度相对较慢，总体预后好[57]。

　　结直肠癌肺转移的具体机制仍有待深入研究。目前认为原发肿瘤的基因特征是发生肺转移的基础。研究发现，结直肠癌肺转移的患者发生 RAS、PIK3CA 基因突变者较多，相反，PTEN 拷贝数缺失者较少[58-61]。在结直肠癌细胞系及动物模型相关基础研究中，肺转移潜能的增加与蛋白磷酸酶4、转凝蛋白表达增加及HOX转录反义RNA的表达减少有关[62-64]。此外，肺转移灶与原发灶基因状态的不一致性，也反映出肿瘤细胞在侵袭转移过程中分子水平的变化，这种时空异质性对于靶向药物的选择有重要的临床意义。与其他部位转移的结直肠癌相比，肺转移灶与肠道原发灶的 *KRAS* 基因状态的一致性更差，表现为肺转移灶的 *KRAS* 突变率较原发灶更高[38, 59, 65]。肺转移灶中更高的 *HER2* 阳性率[66]、Wnt 通路的异常激活[67] 及 *APC* 突变的存在[68]，均提示结直肠癌肺转移特殊的分子特征。除基因特征外，肿瘤特异的微环境差异也可能与肺转移相关。少数研究发现，肺的微环境可以激活肺转移灶中的 Wnt 通路[67]。细胞因子在微环境中也可能发挥重要作用。肺组织可以分泌的细胞因子 CXCL10、CXCL12，分别通过与肿瘤细胞的 CXCR3 和 CXCR4 结合而促进肿瘤在肺等部位的转移[69-71]，但难以作为肺是特异性靶器官的证据。最新研究显示，在结直肠癌患者中，趋化因子 CXCR4 的表达与淋巴结转移和肝转移关系密切，而在肿瘤血管上激活 CXCR7 可能增加肺转移的发生率。在小鼠模型中阻断 CXCR4 的表达可减少肝和肺的转移，而阻断 CXCR7 的表达可减少肺转移的发生数量[72, 73]，推测肿瘤微环境中的趋化因子有可能在结直肠癌肺转移的发生发展中起作用。

目前，国际上暂缺乏针对结直肠癌肺转移诊治的指南规范。2018年，中国医师协会外科医师分会多学科综合治疗专业委员会和中国抗癌协会大肠癌专业委员会结合国内外研究数据及临床实践，进行了临床诊疗决策的推荐，出版了以最佳多学科诊疗模式为诊治基础的共识[74]。

在结直肠癌肺转移的综合治疗中，针对肺转移出现的时间、肺转移病变的特点、与其他远处转移的并存模式和出现顺序等情况，内科治疗的角色也在相应变化；内科治疗是重要的基石，其获益有时也存在一定争议。如何在不同情况下，以个体化治疗为原则，与局部治疗的各种手段相结合来制定治疗策略，是目前结直肠癌肺转移治疗的重点和难点。本节就结直肠癌肺转移的内科治疗的相关问题进行阐述。

一、同时性肺转移

基于肝转移的研究数据，一般将结直肠原发灶诊断或手术切除后3个月内的远处转移，定义为"同时性转移"[75]，但这种界定也有一定争议[47, 76]。

同时性肺转移患者的治疗不仅需要考虑转移灶的治疗，也要兼顾原发灶的处理。治疗初始阶段，建议通过 MDT 讨论以判断各转移灶和原发灶是否可根治性切除，是否技术上可达到无疾病状态（no evidence of disease，NED）。对于无法达到 NED 状态的患者，在全身疾病控制良好时，推荐在 MDT 的指导下决定是否行局部病灶的处理。

（一）初始可切除肺转移

对于初始可切除的肺转移，尽管手术切除显著改善了患者的生存，仍有部分患者面临术后复发的风险，因此，采用有效的药物治疗手段控制复发转移有重要临床意义。目前，普遍认为，围手术期治疗对于提高R0切除率、降低术后复发风险有益，同时术前药物治疗可以通过治疗反应预测肿瘤的生物学行为，并为术后药物治疗的方案选择提供依据。

在我国，直肠癌发病率高，且易发生肺转移，直肠癌肺转移的预后较结肠癌差[77]。对于$T_{3\sim4}$或N＋的中下段直肠癌伴同时性肺转移，2018年版《结直肠癌肺转移多学科综合治疗专家共识》[74]推荐，当治疗目标为NED状态时，推荐行术前系统药物治疗和直肠原发灶新辅助放疗，或全程新辅助治疗（total neoadjuvant therapy，TNT），然后进行原发灶和转移灶的根治性切除。转移灶和原发灶的处理顺序需MDT讨论决定，若患者保肛意愿强烈、拒绝手术，可选择在TNT模式治疗后，行转移灶根治性治疗，密切随访观察原发灶情况。对于无法达到NED的患者，在药物系统治疗后疾病稳定阶段，多学科讨论及征求患者意愿后可考虑行原发灶放疗/切除。术后根据患者个体情况完成≤6个月的辅助化疗[74]。对于$T_{1\sim2}N_0$的中下段直肠癌，建议术前系统药物治疗，行原发灶及肺转移灶手术，术后辅助化疗。对于上段直肠癌及结肠癌肺转移，建议可手术切除原发灶及转移灶，术后完成辅助化疗。

由于围手术期化疗相关的数据均来源于回顾性研究，且有关围手术期治疗的研究并未将可切除性同时性肺转移与异时性肺转移区分开，同时性肺转移的数据更少，因此目前无统一的推荐。对于肺转移灶初始可切除的患者，围手术期化疗方案可选择以奥沙利铂或伊立替康为基础的化疗药物，靶向药物的应用目前仍有争议，建议遵循个体化治疗的原则。

（二）潜在可切除肺转移

一部分患者的肺转移灶初始判断为不可切除，但经过系统化治疗，不可切除病灶可转化为可切除的病灶，继而获得R0切除的机会。目前对于潜在可切除的肺转移无明确定义。不可切除因素可能为肺转移灶分布广泛、数目多，或转移灶与重要结构关系紧密，技术上不可切除。据研究，与肝转移灶全身治疗的转化率相比，肺转移灶的转化率较低，仅为5.7%～7.0%[78, 79]，一线治疗的首次疗效评估结果为OS的独立预后因素[79]。

目前无肺转移转化治疗方案的随机对照研究数据，可参考肝转移转化治疗的方案，如FOLFOX（氟尿嘧啶/亚叶酸钙＋奥沙利铂）/XELOX（卡培他滨＋奥沙利铂）/FOLFIRI（氟尿嘧啶/亚叶酸钙＋伊立替康）/XELIRI（卡培他滨＋伊立替康）/FOLFOXIRI（氟尿嘧啶/亚叶酸钙＋伊立替康＋奥沙利铂）方案等；根据*RAS/RAF*基因状态及肠道原发灶的部位，可在化疗基础上联合靶向药物（抗EGFR单抗、贝伐珠单抗）治疗。由于肺转移较其他远处转移灶更常出现基因状态的改变，尤其是转移灶*KRAS*基因突变率及*HER2*的阳性率高于原发灶[65, 66, 80]，亦有Wnt通路激活[67]或*APC*突变[68]；因此应用原发灶的基因检测结果代表肺转移灶的基因状态，需要谨慎。如果肺转移灶中存在*HER2*扩增，应用抗EGFR单抗失败的概率可能增高，抗*HER2*单抗治疗［曲妥珠单抗＋帕妥珠单抗、曲妥珠单抗＋拉帕替尼、曲妥珠单抗-德鲁替康（fam-trastuzumab deruxtecan）］可作为治疗选择。目前，PD-1/PD-L1抗体在结直肠癌肺转移中尚无研究数据，肺转移灶的PD-L1、MSI状态亦无相关报道。基于肺转移灶发生的分子基础，基因突变更常见，因此有高水平肿瘤突变负荷（tumor mutation burden，TMB）的可能，有免疫治疗的前景。最新的研究针对局部晚期的直肠癌患者，探索了免疫治疗在新辅助治疗中与放疗联合应用的疗效，取得了较好的结果[81]；在结肠癌中，有研究探索了不同微卫星稳定状态的患者[82]新辅助治疗应用双药免疫治疗的疗效，手术后的病理反应率较高，耐受性较好。对于需转化治疗的结直肠癌肺转移患者，是否可以尝试免疫治疗仍需要更多的研究数据。

转化治疗中，应每6～8周进行病情评估，根据疗效评估效果及治疗后病灶的状态来判断是否成功转化为可切除病灶；由MDT讨论手术指征及可行性、手术方式及顺序（原发灶、肺转移灶）或其他局部治疗手段参与的时机。术后应根据术前药物治疗的疗效、手术病理情况、基因状态等因素制定术后系统性治疗的方案。

（三）不可切除肺转移

单纯肺转移（不合并肺外转移）的患者病情发展较慢，预后相对较好。临床实践中，对于无症状的单纯肺转移，尤其是肺内转移灶较小（＜1cm）的患者，可以选择"等待和观察"[74]，密切监测病灶的影像学变化及其他脏器是否有病变出现；或对判断为预后良好的患者选择单药氟尿嘧啶类药物治疗（如卡培他滨）。

也可考虑选择联合治疗，由于是姑息治疗，应充分地评估治疗方案的毒性和患者的耐受性。根据研究，对于不可切除的单纯肺转移，双药联合化疗的客观缓解率为35.7%[83]，无进展生存期为10.5个月，总生存期为31.5个月[49]。具体的治疗方案选择与晚期结直肠癌一线治疗的方案选择原则相同，推荐以奥沙利铂或伊立替康为基础，与氟尿嘧啶类药物的联合化疗方案；根据患者基因状态及肠道原发肿瘤的部位，在化疗基础上联合靶向药物。3.5%～6.5%的Ⅳ期结直肠癌患者存在dMMR/MSI-H，这部分患者对免疫检查点抑制剂敏感，建议选择免疫治疗。

不可切除肺转移的患者，在系统性治疗进入维持治疗期或病情进入稳定期，在药物治疗间期可考虑酌情联合姑息性局部治疗手段，如射频消融等介入治疗、局部放疗等。目前姑息性局部治疗的生存获益尚不明确，建议在多学科讨论后，谨慎考虑姑息性局部治疗的可行性。如果在前期治疗中选择了抗肿瘤血管靶向药物，应注意在有创性局部治疗前，有足够的停药时间。

（四）合并肺外转移

合并肺外转移的情况，应主要考量肺外转移灶的具体情况制定治疗策略。与单纯肺转移相比，合并肺外转移后，化疗的无进展生存期及总生存期均缩短[83]。2018年版《结直肠癌肺转移多学科综合治疗专家共识》认为，如果肺外转移灶数目≥2处，建议以全身姑息性药物治疗为主，治疗中根据疗效及肿瘤的生物学行为，再MDT讨论决定是否进行局部治疗；对于仅1处肺外转移的情况，如果通过治疗转化为可切除，可以参考可切除病变的治疗原则[74]。初始的药物治疗选择，推荐以奥沙利铂或伊立替康为基础，与氟尿嘧啶类药物的联合化疗方案；根据患者基因状态及肠道原发肿瘤的部位，在化疗基础上联合靶向药物。DNA错配修复缺陷型/微卫星不稳定型肿瘤患者，建议免疫检查点抑制剂治疗。

二、异时性肺转移

对于初次发现的异时性肺转移，主要指肠道原发灶根治性切除术后出现的肺转移。如果肺转移同时出现肠道原发灶的复发，如果肠道病变仍然可切除，可认为局部复发等同于原发灶，仍可以参照同时性肺转移的原则进行处理。如果肠道局部复发不可根治，可将其认为一处不可切除的肺外转移灶[74]。无论是哪种情况，都要综合评估肺转移灶与其他肺外的肿瘤病灶各自的特点及根治的可能性，以进行综合评价，选择治疗策略。

尽管目前缺乏随机对照研究的证据，在临床实践中，肺转移灶的手术治疗被认为是结直肠癌可切除肺转移患者的标准治疗。在多项回顾性研究中，接受肺转移灶切除手术治疗的患者，其5年生存率可达30.5%～54.4%[84-88]，而单纯药物治疗的5年生存率为20%～30%[89]。如果患者的肺转移灶部位、肺功能、合并疾病、体力状态等因素经MDT评估认为不宜手术，其他局部治疗手段，如放疗、射频消融等，也可作为替代选择的方法[90]。

对于可切除的异时性肺转移，并无随机对照研究对于围手术期化疗的获益进行评估，因此其获益仍有争议。据报道，肺转移灶切除术后进行辅助化疗的患者的总生存期（OS）较单纯手术组延长（49.8个月 *vs* 30.9个月，$P = 0.0058$）[91]；以氟尿嘧啶为基础的肺转移术后辅助化疗延长了患者的无进展生存期（PFS）[92, 93]。一项2020年发表的荟萃分析的结论认为，进行围手术期化疗的患者人群的OS及DFS/PFS/无复发生存期（recurrence free survival，RFS）均有不同程度获益，尤其是对于肺转移灶R0切除的患者，获益更显著[94]。相反，有研究数据显示，可切除异时性肺转移患者的术后辅助化疗与无病生存期及OS均无统计学相关性[95]。一项综合分析纳入了6项可切除肺转移癌围手术期化疗相关的回顾性研究，其中的5项研究均未显示出辅助化疗对OS的获益[96]。因此，目前对于结直肠癌可切除肺转移患者围手术期药物治疗的观点并不一致，需要根据患者的个体情况、由MDT详细讨论再确定围手术期的治疗方案。目前建议出现肺转移时可先应用药物治疗2～3个月，充分评估肿瘤的进展风险，筛选出更适合手术的患者；同时，围手术期治疗的策略也应该参考临床预后较差的因素，如多发转移灶、肺门淋巴结转移、术前CEA高水平、转移灶较大、原发灶分期晚、未达R0切除、原发灶为直肠等因素[74, 77, 97-103]。

对于异时性肺转移的围手术期药物治疗，比较缺乏相关的大样本临床研究数据。一项研究回顾性分析了61例异时性肺转移的结直肠癌患者，辅助化疗组较未辅助化疗组并未显示出显著的生存获益[104]。对于不可切除的异时性肺转移，可参考同时性不可切除肺转移的治疗策略。药物治疗选择，推荐以奥沙利铂或伊立替康为基础，与氟尿嘧啶类药物的联合化疗方案；根据患者基因状态及肠道原发肿瘤的部位，在化疗基础上联合靶向药物。对于MSI-H/dMMR的患者，建议一线治疗采用PD-1抗体治疗。

总　结

在结直肠癌肺转移的内科治疗中，需要考虑多种因素，如肺转移出现的时间、肺转移灶与原发肠道病变的特征及肿瘤的生物学行为等，都是需要综合分析的要点。MDT在结直肠癌肺转移的诊治中扮演了非常重要的角色，这也体现了"精准医学"的核心理念。

（徐　源　刘洪生　李宁宁）

参考文献

［1］PARNABY C N, BAILEY W, BALASINGAM A, et al. Pulmonary staging in colorectal cancer：a review［J］. Colorectal Dis, 2012, 14（6）：660-670.

［2］WANG Z, WANG X, YUAN J, et al. Survival Benefit of Palliative Local Treatments and Efficacy of Different Pharmacotherapies in Colorectal Cancer With Lung Metastasis：Results From a Large Retrospective Study［J］. Clin Colorectal Cancer, 2018, 17（2）：e233-e255.

［3］LI J, YUAN Y, YANG F, et al. Expert consensus on multidisciplinary therapy of colorectal cancer with lung metastases（2019 edition）［J］. J Hematol Oncol, 2019, 12（1）：16.

［4］KIM H K, ChO J H, LEE H Y, et al. Pulmonary metastasectomy for colorectal cancer：how many nodules, how many times?［J］. World J Gastroenterol, 2014, 20（20）：6133-6145.

［5］TREASURE T, LEONARD P. Pulmonary metastasectomy in colorectal cancer［J］. Br J Surg, 2013, 100（11）：1403-1404.

［6］THOMFORD N R. The surgical treatment of metastatic tumors in the lung［J］. J Thorac Cardiovasc Surg, 1965：49.

［7］GONZALEZ M, RIS H B, KRUEGER T, et al. Colorectal cancer and thoracic surgeons：close encounters of the third kind［J］. Expert Rev Anticancer Ther, 2012, 12（4）：495-503.

［8］ZELLWEGER M, ABDELNOUR-BERCHTOLD E, KRUEGER T, et al. Surgical treatment of pulmonary metastasis in colorectal cancer patients：Current practice and results［J］. Crit Rev Oncol Hematol, 2018, 127：105-116.

［9］HACHIMARU A, MAEDA R, SUDA T, et al. Repeat pulmonary resection for recurrent lung metastases from colorectal cancer：an analysis of prognostic factors［J］. Interact Cardiovasc Thorac Surg, 2016, 22（6）：826-830.

［10］PARK J S, KIM H K, CHOI Y S, et al. Outcomes after repeated resection for recurrent pulmonary metastases from colorectal cancer [J]. Ann Oncol, 2010, 21 (6): 1285-1289.

[11] SALAH S, WATANABE K, PARK J S, et al. Repeated resection of colorectal cancer pulmonary oligometastases: pooled analysis and prognostic assessment [J]. Ann Surg Oncol, 2013, 20 (6): 1955-1961.

[12] BROUQUET A, VAUTHEY J N, CONTRERAS C M, et al. Improved survival after resection of liver and lung colorectal metastases compared with liver-only metastases: a study of 112 patients with limited lung metastatic disease [J]. J Am Coll Surg, 2011, 213 (1): 62-69, 69-71.

[13] JARABO J R, FERNANDEZ E, CALATAYUD J, et al. More than one pulmonary resections or combined lung-liver resection in 79 patients with metastatic colorectal carcinoma [J]. J Surg Oncol, 2011, 104 (7): 781-786.

[14] BELLIER J, DE WOLF J, HEBBAR M, et al. Repeated Resections of Hepatic and Pulmonary Metastases from Colorectal Cancer Provide Long-Term Survival [J]. World J Surg, 2018, 42 (4): 1171-1179.

[15] WELTER S, JACOBS J, KRBEK T, et al. Prognostic impact of lymph node involvement in pulmonary metastases from colorectal cancer [J]. Eur J Cardiothorac Surg, 2007, 31 (2): 167-172.

[16] CHO J H, KIM S, NAMGUNG M, et al. The prognostic importance of the number of metastases in pulmonary metastasectomy of colorectal cancer [J]. World J Surg Oncol, 2015, 13: 222.

[17] KUMAR N, VERMA K, SHINDE R S, et al. Pulmonary metastasectomy of colorectal cancer origin: Evaluating process and outcomes [J]. J Surg Oncol, 2018, 118 (8):

1292-1300.

[18] NORDHOLM-CARSTENSEN A, WILLE-JORGENSEN P A, JORGENSEN L N, et al. Indeterminate pulmonary nodules at colorectal cancer staging: a systematic review of predictive parameters for malignancy [J]. Ann Surg Oncol, 2013, 20 (12): 4022-4030.

[19] PERENTES J Y, KRUEGER T, LOVIS A, et al. Thoracoscopic resection of pulmonary metastasis: current practice and results [J]. Crit Rev Oncol Hematol, 2015, 95 (1): 105-113.

[20] SUN F, CHEN L, SHI M, et al. Prognosis of video-assisted thoracoscopic pulmonary metastasectomy in patients with colorectal cancer lung metastases: an analysis of 154 cases [J]. Int J Colorectal Dis, 2017, 32 (6): 897-905.

[21] IIDA T, NOMORI H, SHIBA M, et al. Prognostic factors after pulmonary metastasectomy for colorectal cancer and rationale for determining surgical indications: a retrospective analysis [J]. Ann Surg, 2013, 257 (6): 1059-1064.

[22] DICKINSON K J, BLACKMON S H. Results of Pulmonary Resection: Colorectal Carcinoma [J]. Thorac Surg Clin, 2016, 26 (1): 41-47.

[23] RUSCH V W. Pulmonary metastasectomy. Current indications [J]. Chest, 1995, 107 (6 Suppl): 322S-331S.

[24] WELTER S, THEEGARTEN D, TRARBACH T, et al. Safety distance in the resection of colorectal lung metastases: a prospective evaluation of satellite tumor cells with immunohistochemistry [J]. J Thorac Cardiovasc Surg, 2011, 141 (5): 1218-1222.

[25] DAVINI F, RICCIARDI S, ZIRAFA C C, et al. Lung metastasectomy after

colorectal cancer: prognostic impact of resection margin on long term survival, a retrospective cohort study [J]. Int J Colorectal Dis, 2020, 35（1）: 9-18.

[26] SHIONO S, OKUMURA T, BOKU N, et al. Outcomes of segmentectomy and wedge resection for pulmonary metastases from colorectal cancer [J]. Eur J Cardiothorac Surg, 2017, 51（3）: 504-510.

[27] PFANNSCHMIDT J, KLODE J, MULEY T, et al. Nodal involvement at the time of pulmonary metastasectomy: experiences in 245 patients [J]. Ann Thorac Surg, 2006, 81（2）: 448-454.

[28] KAMIYOSHIHARA M, HIRAI T, KAWASHIMA O, et al. The surgical treatment of metastatic tumors in the lung: is lobectomy with mediastinal lymph node dissection suitable treatment? [J]. Oncol Rep, 1998, 5（2）: 453-457.

[29] NAKAJIMA J, IIDA T, OKUMURA S, et al. Recent improvement of survival prognosis after pulmonary metastasectomy and advanced chemotherapy for patients with colorectal cancer [J]. Eur J Cardiothorac Surg, 2017, 51（5）: 869-873.

[30] SHIOMI K, NAITO M, SATO T, et al. Effect of adjuvant chemotherapy after pulmonary metastasectomy on the prognosis of colorectal cancer[J]. Ann Med Surg（Lond）, 2017, 20: 19-25.

[31] RENAUD S, ALIFANO M, FALCOZ P E, et al. Does nodal status influence survival? Results of a 19-year systematic lymphadenectomy experience during lung metastasectomy of colorectal cancer [J]. Interact Cardiovasc Thorac Surg, 2014, 18（4）: 482-487.

[32] PFANNSCHMIDT J, DIENEMANN H, HOFFMANN H. Surgical resection of pulmonary metastases from colorectal cancer: a systematic review of published series [J]. Ann Thorac Surg, 2007, 84（1）: 324-338.

[33] GONZALEZ M, PONCET A, COMBESCURE C, et al. Risk factors for survival after lung metastasectomy in colorectal cancer patients: a systematic review and meta-analysis [J]. Ann Surg Oncol, 2013, 20（2）: 572-579.

[34] MAEDA R, SUDA T, HACHIMARU A, et al. Video-Assisted Thoracoscopic Pulmonary Metastasectomy in Patients with Colorectal Cancer: A Recent 10-Year Single-Institution Experience [J]. World J Surg, 2016, 40（6）: 1318-1323.

[35] ONAITIS M W, PETERSEN R P, HANEY J C, et al. Prognostic factors for recurrence after pulmonary resection of colorectal cancer metastases [J]. Ann Thorac Surg, 2009, 87（6）: 1684-1688.

[36] BÖLÜKBAS S, SPONHOLZ S, KUDELIN N, et al. Risk factors for lymph node metastases and prognosticators of survival in patients undergoing pulmonary metastasectomy for colorectal cancer [J]. Ann Thorac Surg, 2014, 97（6）: 1926-1932.

[37] KIM C H, HUH J W, KIM H J, et al. Factors influencing oncological outcomes in patients who develop pulmonary metastases after curative resection of colorectal cancer[J]. Dis Colon Rectum, 2012, 55（4）: 459-464.

[38] HWANG M R, PARK J W, KIM D Y, et al. Early intrapulmonary recurrence after pulmonary metastasectomy related to colorectal cancer [J]. Ann Thorac Surg, 2010, 90（2）: 398-404.

[39] WATANABE K, NAGAI K, KOBAYASHI A, et al. Factors influencing survival after complete resection of pulmonary

metastases from colorectal cancer [J]. Br J Surg, 2009, 96 (9): 1058-1065.

[40] HUNT S L, MCKAY A, KELLY L M, et al. A case series of pulmonary resection for metastatic colorectal cancer in a UK regional thoracic center [J]. Future Oncol, 2015, 11 (2 Suppl): 35-36.

[41] KARIM S, NANJI S, BRENNAN K, et al. Chemotherapy for resected colorectal cancer pulmonary metastases: Utilization and outcomes in routine clinical practice [J]. Eur J Surg Oncol, 2017, 43 (8): 1481-1487.

[42] CHEN F, HANAOKA N, SATO K, et al. Prognostic factors of pulmonary metastasectomy for colorectal carcinomas [J]. World J Surg, 2009, 33 (3): 505-511.

[43] RIQUET M, FOUCAULT C, CAZES A, et al. Pulmonary resection for metastases of colorectal adenocarcinoma [J]. Ann Thorac Surg, 2010, 89 (2): 375-380.

[44] CORSINI E M, MITCHELL K G, MEHRAN R J, et al. Colorectal cancer mutations are associated with survival and recurrence after pulmonary metastasectomy [J]. J Surg Oncol, 2019, 120 (4): 729-735.

[45] KOLLMANN D, SCHWEIGER T, SCHWARZ S, et al. PD1-positive tumor-infiltrating lymphocytes are associated with poor clinical outcome after pulmonary metastasectomy for colorectal cancer [J]. Oncoimmunology, 2017, 6 (9): e1331194.

[46] SIEGEL R, NAISHADHAM D, JEMAL A. Cancer statistics, 2012 [J]. CA Cancer J Clin, 2012, 62 (1): 10-29.

[47] MITRY E, GUIU B, COSCONEA S, et al. Epidemiology, management and prognosis of colorectal cancer with lung metastases: a 30-year population-based study [J]. Gut, 2010, 59 (10): 1383-1388.

[48] LABIANCA R, BERETTA GD, KILDANI B, et al. Colon cancer [J]. Crit Rev Oncol Hematol, 2010, 74 (2): 106-133.

[49] TAMPELLINI M, OTTONE A, BELLINI E, et al. The role of lung metastasis resection in improving outcome of colorectal cancer patients: results from a large retrospective study [J]. Oncologist, 2012, 17 (11): 1430-1438.

[50] WANG Z, WANG X, YUAN J, et al. Survival benefit of palliative local treatments and efficacy of different pharmacotherapies in colorectal cancer with lung metastasis: results from a large retrospective study [J]. Clin Colorectal Cancer, 2018, 17 (2): e233-e255.

[51] PIHL E, HUGHES E S, MCDERMOTT F T, et al. Lung recurrence after curative surgery for colorectal cancer [J]. Dis Colon Rectum, 1987, 30 (6): 417-419.

[52] LEE W, YUN S, CHUN H, et al. Clinical usefulness of chest radiography in detection of pulmonary metastases after curative resection for colorectal cancer [J]. World J Surg, 2007, 31 (7): 1502-1506.

[53] CHEN C H, HSIEH M C, HSIAO P K, et al. Tumor location is an independent predictive factor for distant metastasis and metastatic sites of rectal adenocarcinoma in patients receiving total mesorectal excision [J]. J Cancer, 2018, 9 (6): 950-958.

[54] WATANABE K, SAITO N, SUGITO M, et al. Incidence and predictive factors for pulmonary metastases after curative resection of colon cancer [J]. Ann Surg Oncol, 2013, 20 (4): 1374-1380.

[55] NORDHOLM-CARSTENSEN A, KRARUP P M, JORGENSEN L N, et al. Occurrence and survival of synchronous pulmonary metastases in colorectal cancer: a

nationwide cohort study［J］. Eur J Cancer, 2014, 50（2）: 447-456.

［56］TAN K K, LOPES GDE L JR, SIM R. How uncommon are isolated lung metastases in colorectal cancer? A review from database of 754 patients over 4 years［J］. J Gastrointest Surg, 2009, 13（4）: 642-648.

［57］PRASANNA T, CRAFT P S, CHUA Y J. et al. The outcome of patients（pts）with metastatic colorectal cancer（mCRC）based on site of metastases（mets）and the impact of molecular markers and site of primary cancer on metastatic pattern［J］. J Clin Oncol, 2017, 35（Suppl 15）: abstr 3560.

［58］KIM M J, LEE H S, KIM J H, et al. Different metastatic pattern according to the KRAS mutational status and site-specific discordance of KRAS status in patients with colorectal cancer［J］. BMC Cancer, 2012, 12: 347.

［59］CEJAS P, LÓPEZ-GÓMEZ M, AGUAYO C, et al. KRAS mutations in primary colorectal cancer tumors and related metastases: a potential role in prediction of lung metastasis［J］. PLoS One, 2009, 4（12）: e8199.

［60］PRICE T J, HARDINGHAM J E, LEE C K, et al. Prognostic impact and the relevance of PTEN copy number alterations in patients with advanced colorectal cancer（CRC）receiving bevacizumab［J］. Cancer Med, 2013, 2（3）: 277-285.

［61］RUSSO A L, BORGER D R, SZY-MONIFKA J, et al. Mutational analysis and clinical correlation of metastatic colorectal cancer［J］. Cancer, 2014, 120（10）: 1482-1490.

［62］DOU J, NI Y, HE X, et al. Decreasing lncRNA HOTAIR expression inhibits human colorectal cancer stem cells［J］. Am J Transl Res, 2016, 8（1）: 98-108.

［63］LI X, LIANG L, HUANG L, et al. High expression of protein phosphatase 4 is associated with the aggressive malignant behavior of colorectal carcinoma［J］. Mol Cancer, 2015, 14: 95.

［64］ZHOU H M, FANG Y Y, WEIN-BERGER P M, et al. Transgelin increases metastatic potential of colorectal cancer cells in vivo and alters expression of genes involved in cell motility［J］. BMC Cancer, 2016, 16: 55.

［65］EL-DEIRY W S, VIJAYVERGIA N, XIU J, et al. Molecular profiling of 6982 colorectal cancer samples suggests different possible treatment options specific to metastasis sites［J］. Cancer Biol Ther, 2015, 16（12）: 1726-1737.

［66］SARTORE-BIANCHI A, TRUSOLINO L, MARTINO C, et al. Dualtargeted therapy with trastuzumab and lapatinib in treatment refractory, KRAS codon 12/13 wild-type, HER2-positve metastatic colorectal cancer（HERACLES）: a proof-of-concept, multicentre, open-label, phase 2 trial［J］. Lancet Oncol, 2016, 17（6）: 738-746.

［67］RAO U S, HOERSTER N S, THIRU-MALA S, et al. The influence of metastatic site on the expression of CEA and celluar localization of β-catenin in colorectal cancer［J］. J Gastroenterol Hepatol, 2013, 28（3）: 505-512.

［68］KOVALEVA V, GEISSLER A L, LUTZ L, et al. Spatio-temporal mutation profiles of case-matched colorectal carcinomas and their metastases reveal unique de novo mutationns in metachronous lung metastases by targeted next generation sequencing［J］. Mol Cancer, 2016, 15（1）: 63.

［69］KRISHNAN K, KHANNA C, HEL-

MAN L J. The Molecular Biology of Pulmonary Metastasis [J]. Thorac Surg Clin, 2006, 16（2）: 115-124.

[70] VERBEKE H, STRUYF S, LAUREYS G, et al. The expression and role of CXC chemokines in colorectal cancer [J]. Cytokine Growth Factor Rev, 2011, 22（5-6）: 345-358.

[71] ITATANI Y, KAWADA K, INAMOTO S, et al. The Role of Chemokines in Promoting Colorectal Cancer Invasion/Metastasis [J]. Int J Mol Sci, 2016, 17（5）: E643.

[72] DOIJEN J, LOY T V, HAES W D, et al. Signaling properties of the human chemokine receptors CXCR4 and CXCR7 by cellular electric impedance measurements [J]. PLoS One, 2017, 12（9）: e0185354.

[73] GUILLEMOT E, KARIMDJEESOILIHI B, PRADELLI E, et al. CXCR7 receptors facilitate the progression of colon carcinoma within lung not within liver [J]. Br J Cancer, 2012, 107（12）: 1944-1949.

[74] 中国医师协会外科医师分会多学科综合治疗专业委员会, 中国抗癌协会大肠癌专业委员会. 结直肠癌肺转移多学科综合治疗专家共识（2018版）[J]. 实用肿瘤杂志, 2018, 33（6）: 487-501.

[75] GRUENBERGER T, BEETS G, VAN LAETHEM J L, et al. Treatment sequence of synchronously（liver）metastasized colon cancer [J]. Dig Liver Dis, 2016, 48（10）: 1119-1123.

[76] SLESSER AAP, GEORGIOU P, BROWN G, et al. The tumour biology of synchronous and metachronous coloretal liver metastases: a systemic review [J]. Nat Rev Cancer, 2017, 17（2）: 79-92.

[77] BOLUKBAS S, SPONHOLZ S, KUDELIN N, et al. R isk factors for lymph node metastases and prognosticators of survival in patients undergoing pulmonary metastasectomy for colorectal cancer [J]. Ann Thorac Surg, 2014, 97（6）: 1926-1932.

[78] NOZAWA H, ISHIHARA S, KAWAI K, et al. Characterization of conversion chemotherapy for secondary surgical resection in colorectal cancer patients with lung metastases [J]. Oncology, 2017, 92（3）: 135-141.

[79] LI W H. Oncological outcome of unresectable lung metastases without extrapulmonary metastases in colorectal cancer [J]. World J Gastroenterol, 2010, 16（26）: 3318.

[80] DANNER B C, GERDES J S, JUNG K, et al. Comparison of chromosomal aberrations in primary colorectal carcinomas to their pu, monary metastases [J]. Cancer Genet, 2011, 204（3）: 122-128.

[81] ZHANG T, et al. ASCO GI 2021, poster 63.

[82] M CHALABI, LF FANCHI, KK DIJKSTRA. Neoadjuvant immunotherapy leads to pathological responses in MMR-proficient and MMR-deficient early-stage colon cancers [J]. Nat Med, 2020, 26（4）: 566-576.

[83] LABOW D M, BUELL J E, YOSHIDA A, et al. Isolated pulmonary recurrence after resection of colorectalhepatic metastases--is resection indicated? [J]. Cancer J, 2002, 8（4）: 342-347.

[84] GOYA T, MIYAZAWA N, KONDO H, et al. Surgical resection of pulmonary metastases from colorectal cancer. 10-year follow-up [J]. Cancer, 1989, 64（7）: 1418-1421.

[85] MCAFEE M K, ALLEN M S, TRASTEK V F, et al. Colorectal lung metastases: results of surgical excision [J]. Ann Thorac Surg, 1992, 53（5）: 780-785.

[86] MCCORMACK P M, BURT M

E, BAINS M S, et al. Lung resection for colorectal metastases. 10-year results [J]. Arch Surg, 1992, 127 (12): 1403-1406.

[87] ZAMPINO M G, MAISONNEUVE P, RAVENDA P S, et al. Lung metastases from colorectal cancer: analysis of prognostic factors in a single institution study [J]. Ann Thorac Surg, 2014, 98 (4): 1238-1245.

[88] SALAH S, ARDISSONE F, GONZA-LEZ M, et al. Pulmonary metastasectomy in colorectal cancer patients with previously resected liver metastasis: pooled analysis [J]. Ann Surg Oncol, 2015, 22 (6): 1844-1850.

[89] HEINEMANN V, VON WEIKERST-HAL L F, DECKER T, et al. FOLFIRI plus cetuximab versus FOLFIRI plus bevacizumab as first-line treatment for patients with metastatic colorectal cancer (FIRE-3): a randomised, open-label, phase 3 trial [J]. Lancet Oncol, 2014, 15 (10): 1065-1075.

[90] IBRAHIM T, TSELIKAS L, YAZ-BECK C, et al. Systemic versus local therapies for colorectal cancer pulmonary metastasis: what to choose and when? [J]. J Gastrointest Cancer, 2016, 47 (3): 223-231.

[91] MUÑOZ LLARENA A, REVILLA S C, LABORDA AGN, et al. Prognostic factors associated with resectable pulmonary metastases from colorectal cancer [J]. Arch Bronconeumol, 2007, 43 (6): 309-316.

[92] KAIRA K, OKUMURA T, OHDE Y, et al. Prognostic signifcance of thymidylate synthase expression in the adjuvant chemotherapy after resection for pulmonary metastases from colorectal cancer [J]. Anticancer Res, 2011, 31 (9): 2763-2771.

[93] BRANDI G, DERENZINI E, FAL-CONE A, et al. Adjuvant systemic chemotherapy after putative curative resection of colorectal liver and lung metastases [J]. Clin Colorectal Cancer, 2013, 12 (3): 188-194.

[94] LI Y, QIN Y. Peri-operative chemotherapy for resectable colorectal lungmetastasis: a systematic review and meta-analysis[J]. J Cancer Res Clin Oncol, 2020, 146 (3): 545-553.

[95] PARK S, KANG B W, LEE S J, et al. Clinical signifcance of systemic chemotherapy after curative resection of metachronous pulmonary metastases from colorectal cancer [J]. Cancer Chemother Pharmacol, 2017, 80 (1): 187-193.

[96] GUERRERA F, FALCOZ PE, RE-NAUD S, et al. Does perioperative chemotherapy improve survival in patients with resectable lung metastases of colorectal cancer? [J]. Interact Cardiovasc Thorac Surg, 2017, 24 (5): 789-791.

[97] CHEN F, HANAOKA N, SATO K, et al. Prognostic factors of pulmonary metastasectomy for colorectal carcinomas [J]. World J Surg, 2009, 33 (3): 505-511.

[98] CHO J H, KIM S, NAMGUNG M, et al. The prognostic importance of the number of metastases in pulmonary me-tastasectomy of colorectal cancer [J]. World J Surg Oncol, 2015, 13: 222.

[99] CHO J H, HAMAJI M, ALLEN M S, et al. The prognosis of pulmonary metastasectomy depends on the location of the primary colorectal cancer [J]. Ann Thoracic Surg, 2014, 98 (4): 1231-1237.

[100] IIDA T, NOMORI H, SHIBA M, et al. Prognostic factors after pulmonary metastasectomy for colorectal cancer and rati-onale for determining surgical indications: a retrospective analysis [J]. Ann Surg, 2013, 257 (6): 1059-1064.

［101］IIZASA T, SUZUKI M, YOSHIDA S, et al. Prediction of prognosis and surgical indications for pulmonary metastasectomy from colorectal cancer［J］. Ann Thorac Surg, 2006, 82（1）: 254-260.

［102］KANEMITSU Y, KATO T, HIRAI T, et al. Preoperative probability model for predicting overall survival after resection of pulmonary metastases from colorectal cancer ［J］. Br J Surg, 2004, 91（1）: 112-120.

［103］PFANNSCHMIDT J, DIENEMANN H, Hoffmann H. Surgical resection of pulmonary metastases from colorectal cancer: a systematic review of published series［J］. Ann Thoracic Surg, 2007, 84（1）: 324-338.

［104］RAMA N, MONTEIRO A, BERNARDO J E, et al. Lung metastases from colorectal cancer: surgical resection and prognostic factors［J］. Eur J Cardiothorac Surg, 2009, 35（3）: 444-449.

第七章

转移性结直肠癌的放疗

概 述

转移性结直肠癌的治疗以全身治疗为主，在此基础上，充分考虑患者原发灶及转移灶的特点，适时选择局部治疗。放疗可以为新辅助治疗，也可以为根治性或姑息性治疗。

结直肠癌的治疗是多学科相结合的综合治疗，其治疗方式的选择主要依据临床分期。转移性结直肠癌患者，治疗以全身治疗为主，包括传统的化疗、靶向治疗、免疫治疗等。在此基础上，根据患者原发灶情况、转移灶的部位及数目、基础情况、全身疾病控制情况、局部症状等，在MDT框架下，适时选择局部治疗。放疗是局部治疗中重要的一种手段，既可作为新辅助治疗，也可作为根治性或姑息性治疗，积极参与整个治疗过程。通过积极、合适的综合治疗，可改善转移性结直肠癌患者的预后，为患者带来获益。

一、治疗原则

结直肠癌患者出现远处转移时，建议在MDT框架下进行讨论，制订最为适宜的治疗策略和方案。有多项研究表明，转移性结直肠癌患者采取MDT诊治模式后可获得更佳的预后[1, 2]。

对于转移性结直肠癌患者，全身治疗是基础。化疗方案多选择双药或三药联合化疗。所有患者均建议进行基因检测，有助于选择合适的靶向药物。随着免疫治疗的推广，免疫治疗在转移性结直肠癌患者中得到越来越多的运用，特别是在微卫星不稳定等特定人群中。

放疗作为局部治疗的一种，需与全身治疗相互配合。选择放疗的时机至关重要，需充分考虑转移的部位、数目、基础情况、全身疾病控制情况等。根据治疗目的的不同，既可作为转化治疗的手段之一，也可作为根治性治疗或姑息性治疗的方法。

同步行放化疗时，需要注意的一个问题是患者的耐受性和安全性，特别是在联合贝伐珠单抗治疗时。有一些研究提示其不良反应尚在可接受范围之内[3, 4]，提示化疗＋靶向治疗＋放疗的模式可能是未来的一个方向。放疗可以通过促进肿瘤抗原释放激活自体免疫系统，并有可能提高患者对免疫检查点抑制剂（ICPI）的应答，从而加强对全身疾病的控制[5, 6]，因此和免疫治疗的联合也值得期待，但其有效性及安全性方面尚需更多的研究。

二、转化治疗

相当比例的结直肠癌患者在初诊时便发现有转移，其中，肝转移最为常见，其次为肺转移，还有一部分患者可能同时存在多脏器的转移[7, 8]。既往的观念认为，这部分患者只能进行全身治疗，没有手术的机会。随着治疗理念的更新，一些患者通过转化治疗后，可能具备了分别将原发灶、转移灶完整切除的机会，从而获得更好的疗效。因此，我们将伴有转移的结直肠癌患者分为几类：①远处转移灶和结直肠原发灶均为可切除或潜在可切除。②远处转移灶不可切除，结直肠原发灶可切除或潜在可切除。③远处转移灶可切除或潜在可切除，结直肠原发灶不可切除。④远处转移灶和结直肠原发灶均不可切除。针对其不同特点，应选择不同的治疗策略。

（一）原发灶和转移灶均为可切除或潜在可切除

这些患者原发灶一般分期在T_{4b}之前，进行新辅助治疗后有望达到R0切除。转移灶一般数目少、累及脏器少，可直接切除，或者在进行全身治疗后，能够通过手术或其他局部处理方式得到治疗。因此，这些病灶称为可切除或潜在可切除。能够完整切除病灶，对于改善患者预后有重要意义，应积极争取根治机会。在这部分患者中，增加结直肠原发灶的放疗循证医学证据级别不高，对改善治疗结局，特别是总生存的作用尚不明确，少量研究认为接受盆腔放疗可能获得生存获益[9]。

目前结直肠原发灶的放疗方法主要有两种，主要借鉴了新辅助放疗模式。第一种为长程放疗，即常规分割放疗，总剂量为45～50Gy，25次，每周5次治疗。另一种为短程放疗，总剂量为25Gy，一共5次，1周内完成。这两种方法各有优劣。长程放疗的优势在于更可能缩小瘤体，提高R0切除率，增加病理完全缓解率，能更好地保护括约肌功能；缺点则是治疗周期长，有可能影响全身治疗的实施。短程放疗的优势在于治疗时间短，节约医疗资源，对全身治疗影响小；缺点是病灶降期效果差。因为这部分患者均需要进行多程化疗，短程放疗的缺点在一定程度上可被弥补。目前各大指南的推荐并不完全相同。NCCN指南建议可采用下列治疗策略：初始化疗，然后短程放疗或长程放化疗，之后手术切除结直肠原发灶及转移灶（同期或分期切除）；或者是初始放化疗或短程放疗，然后化疗，之后手术切除。这里的放疗方式首选短程放而非长程放化疗。ESMO 指南也支持该方法，主要是考虑到短程放疗后可尽快开始更强的全身治疗。但在 CSCO 指南中，两种放疗方法都可选择，并首选长程放化疗。原因是结合一些我国开展的临床研究和临床经验，长程放化疗耐受情况尚可，并能取得更佳的肠道原发灶退缩效果。

对于转移灶，也可进行新辅助放疗。例如，对于一些化疗后病灶退缩不满意的转移灶，可以尝试进行放疗，使其进一步退缩，可能争取到手术机会。

（二）结直肠原发灶可切除或潜在可切除，转移灶不可切除

这部分患者的转移灶数目多或累及脏器多，即使通过积极治疗也很难有转移灶局部处理的机会。此时治疗策略选择全身治疗为主。若患者原发灶局部症状较重，如出血、疼痛、肠梗阻，可进行放疗，以缩小病灶，缓解症状，改善生活质量。短程放疗和长程放疗的选择无太多循证医学证据。若患者肠道原发灶无明显症状，进行放疗是否获益尚不明确。在原发灶放疗前，可以进行肠道造口、姑息性切除或支架置入，以快速缓解症状，并避免出现需要急诊手术的完全性肠梗阻或肠穿孔。对于转移灶，即使无法切除，也可进行放疗。例如，放疗可以作为不可切除肝转移的治疗推荐之一。全美放射肿瘤学会的肝转移放疗研究结果显示，肝转移灶放疗的 2 年局部控制率可达 60% ～ 90%，与射频消融的疗效相当，2 年生存率为 30% ～ 80% [10]。这显示出对转移灶放疗同样具有一定意义。

（三）原发灶不可切除，转移灶可切除或潜在可切除

结直肠原发灶累及范围广，无法行手术切除。这些患者治疗以全身治疗为主。结直肠原发灶或转移灶均可行姑息放疗，缓解症状。

（四）原发灶及转移灶均不可切除

这部分患者治疗以全身治疗为主。原发灶或转移灶局部症状较重时，可行局部姑息治疗。

三、转移灶根治性放疗

放疗作为局部治疗的一种，除新辅助或姑息治疗外，一些患者也能进行根治性放疗。例如，针对肝、肺转移灶，可以进行体部立体定向放疗（SBRT），这种治疗在对肿瘤进行精确照射的同时，能够最大限度地降低对邻近正常组织的照射。SBRT 用于转移灶的早期经验表明，该治疗方法是安全的，并能实现较好的局部控制 [11, 12]（具体内

容见第四章第三节）。

对于较广泛部位的转移，如腹膜后淋巴结区域，也可以进行常规放疗模式的根治性放疗。需要特别注意的是，放疗介入的时机非常重要，一般建议在总体病情控制良好的情况下进行。具体的放疗实施可由MDT讨论后决定。

四、再程放疗

由于新辅助放化疗和TME手术的广泛应用，结直肠癌的局部复发在近几十年逐渐下降，但目前仍有10%左右的复发率[13]。这些患者的临床症状往往较为严重，如疼痛、便血等，严重影响生活质量。这种情况下，可以考虑再程放疗。结直肠癌再程放疗作用主要涉及以下3个方面：①缓解症状。②复发灶被评估为潜在可切除的病灶，进行新辅助放疗。③使用SBRT治疗小病灶。

对于放疗专科医生来说，再程放疗主要的问题是平衡放疗的效果和不良反应。目前尚缺乏大样本的随机对照研究，多为小样本量的回顾性研究。Cai等[14]分析了22例新辅助放疗、直肠癌术后盆腔复发的患者，其初始中位放疗剂量为48.6Gy（36～62Gy），再程放疗总剂量39Gy，采用超分割模式（1.3Gy/次，每天2次）。报道的急性期2级并发症发生率40.9%，3级并发症发生率22.6%，症状完全缓解率和部分缓解率分别为27.3%和59.1%。Lingareddy等[15]回顾性分析了52例患者，中位再程放疗剂量为30.6Gy（19.8～40.8Gy），剂量为1.8Gy/次，每天1次，或1.2Gy/次，每天2次。患者的出血症状均有改善，中位控制时间为10个月，疼痛完全缓解率为65%。这些研究发现，通过再程放疗，患者症状不同程度得到改善，急性不良反应可接受。同时发现，对患者进行每天2次的超分割治疗，可能有助于急性放疗不良反应的控制。

一项荟萃分析显示[16]，复发灶的完整切除对改善生存有明显作用，但可手术的复发患者仅占18%～33%，其中R0切除率仅为25%～60%[17, 18]。因此，当复发灶评估为潜在可切除时，再程放疗同样可作为新辅助治疗的手段。一项研究纳入了59例盆腔孤立性复发患者[19]，其初始放疗中位剂量为50.4Gy（30～55Gy），再程放疗剂量为40Gy（前期采用超分割模式治疗至30Gy，后期瘤床补量10Gy）。86.4%的患者完成放疗，病灶完全缓解率和部分缓解率分别为8.2%和35.6%，66.1%的患者接受了手术治疗，35.6%的患者达到R0切除；2～3级急性不良反应在可接受范围内，分别为28.8%和5.1%。另几项小样本的研究也报道了类似的结论[20, 21]。

对于较小的病灶，一些研究探索了SBRT的不良反应和疗效。Juffermans等[22]研究了47例患者，应用总剂量24～32Gy/4次的治疗，其总缓解率为72%。Gonzalez等[23]应用相同剂量的放疗，75%的患者症状得到中位生存期12个月的控制。均无严重的不良反应报告。

虽然局部复发的患者由于中位生存期较短，难以充分评估相关晚期不良反应，但从文献报道的症状缓解情况及手术R0切除率的提高来说，再程放疗能够为患者带来获益。

五、放疗技术

（一）原发灶放疗靶区

放疗靶区是指放疗医生决定的放疗的范围。它涉及以下几个概念。

1. 肿瘤区（gross tumor volume，GTV） 包括已经确定的肿瘤及受侵区域，其由查体、影像学检查等综合判断。除原发灶外（GTV），一般也包括转移的淋巴结（GTVnd）。

2. 临床靶区（clinical target volume，CTV） 包括已确定存在的肿瘤及潜在的受侵犯组织。这里主要介绍结直肠癌放疗的靶区。文献报道结直肠癌根治术后最常见的局部复发部位为骶前区、盆侧区、坐骨肛门窝、会阴、盆腔前侧、吻合口附近；最常见的淋巴结复发区域为直肠系膜区（46%）、直肠上动脉/肠系膜下动脉（28%）、髂内/闭孔区（27%）、髂外区（4%），而腹股沟淋巴结区非常少见（1%）[24]。因此，结直肠癌的临床靶区应包括直肠系膜区、骶前区、髂内血管区（盆侧壁区）。当肿瘤位于距肛门6cm以下时或行APR手术后，需包括坐骨肛门窝/肛门括约肌区；当肿瘤距肛门＞10cm时，下界可适当上提，不需包括全部的坐骨肛门窝。若病变为T_4期，侵犯子宫/附件、膀胱/尿道、皮肤、肛管、肛周或阴道下1/3，建议包括髂外淋巴结区，必要时可考虑照射腹股沟淋巴结引流区。

3. 计划靶区（planning target volume，PTV） 为了确保实际照射时对CTV的涵盖，将CTV进行外扩。其外扩的具体数值，与各单位采用的设备、固定方式、摆位准确度、是否进行图像引导等多种因素相关，也与盆腔内脏器活动相关。可根据各单位的实际情况采取个体化外放。有条件的单位应进行图像引导放疗（image-guided radiation therapy，IGRT），使治疗更加精准，同时可减少不良反应。

（二）放疗技术

随着科技的进步，放疗技术得到了很大发展。三维适形放疗（3D-CRT）已逐渐成为过去，目前的主流技术是调强放疗（intensity modulated radiation therapy, IMRT）。这是一种更先进的治疗技术，可使治疗靶区内的不同部位具有不同的放射强度。它需要使用专门软件进行计划设计，并对直线加速器进行自动化控制。IMRT技术治疗结直肠癌的优势包括靶区剂量增加，而周围正常组织的受照剂量减低。比较IMRT与传统技术治疗结直肠癌的剂量研究显示，IMRT对肠道、膀胱、骨盆和股骨头的放射剂量更低，差异有临床意义；同时在靶区覆盖、剂量均匀性和适形性方面表现更佳 [25, 26]。此外，还有螺旋断层放疗系统（TOMO）、质子治疗等技术，在剂量学上更加具有优势，但疗效上是否存在优势暂时还缺乏证据。对于再程放疗的患者，考虑到初始放疗对危及器官的影响，再程放疗强烈推荐调强放疗，有条件还可以考虑质子或重离子治疗，进一步降低治疗不良反应。同时，IGRT、自适应放疗（adaptive radiotherapy，ART）等技术的提出，使放疗朝着更加精准、更加有效的目标不断迈进。

（三）放疗具体实施

1. CT模拟定位　对于结直肠癌原发灶放疗的患者，定位前嘱患者排空大便，适当充盈膀胱（目的是将部分小肠推至放疗靶区以外，保护小肠）。定位前1.5～2小时服用肠道造影剂，使小肠显影。使用CT模拟定位机采集患者的CT图像，上传至计划系统。定位时，在肛门处放置金属标记。体位采用仰卧位或俯卧位，用热塑膜进行固定。采集图像时，扫描范围建议上界至第三腰椎（L$_3$）上缘，下界至坐骨结节下5cm，根据具体情况有所调整。扫描层厚为0.5cm。若无禁忌证，建议增强扫描。

对于转移灶进行放疗的患者，定位条件由病灶部位来决定。对于肝、肺等结直肠癌容易出现转移的病灶，若准备行SBRT，定位时推荐行呼吸监测，以更好地保护周围正常组织。

2. 靶区定义及勾画　定位后图像传至计划系统后，开始进行靶区勾画。根据患者病情，勾画GTV、CTV，并外放形成PTV。具体勾画情况见示例。

3. 正常组织　直肠癌原发灶放疗时，正常组织包括膀胱、双侧股骨头、骨髓、照射范围内的小肠和睾丸（男性）。转移灶的正常组织根据具体情况确定。

4. 靶区剂量及主要正常组织限量　术前/术后放疗：95% PTV接受的最小剂量为DT 45～50Gy/25次，共5周；晚期直肠癌：95% PTV接受的最小剂量为DT 45～50Gy/25次，共5周；肿瘤区补量至DT 66～70Gy。

直肠周围正常组织限量：50%膀胱体积的照射剂量＜50Gy；5%股骨头体积的照射剂量＜50Gy；50%小肠照射剂量＜20Gy，2ml剂量（高量）＜55Gy。

再程放疗的实施需要充分评估患者初始放疗的剂量、靶区、目前危及器官、放疗间隔等，剂量一般为20～40Gy，可选择常规分割或超分割治疗。

六、放疗的不良反应

放疗的不良反应主要包括急性反应和慢性反应。急性反应主要是指在放疗过程及放疗结束3个月内出现的反应。在此之后出现的反应一般称为慢性反应。同步放化疗增加了治疗期间消化道、胃肠道、血液系统的急性反应，但多为2/3级，因此认为同步放化疗对多数患者来说是能够耐受的。治疗期间针对这些不良反应，主要对症处理即可。随着医疗水平的提高，转移性结直肠癌患者仍有可能获得长期存活，我们也需考虑放疗后的慢性反应，包括肛门直肠功能障碍、性功能障碍、骶骨不全骨折等。这些不良反应也可能对患者生活质量造成影响。

> **总　结**
>
> 晚期转移性结直肠癌的治疗应在MDT框架下，进行个体化治疗。在全身治疗基础上，结合原发灶和转移灶的特点，选择合适的放疗时机及最佳的放疗方式。放疗可作为新辅助治疗，也可以为根治性治疗或姑息性治疗。对于部分患者，再程放疗亦可有所获益。

（苗　政）

参考文献

[1] RICHARDSON B, PRESKITT J, LICHLITER W, et al. The effect of multidisciplinary teams for rectal cancer on delivery of care and patient outcome: has the use of multidisciplinary teams for rectal cancer affected the utilization of available resources, proportion of patients meeting the standard of care, and does this translate into changes in

patient outcome? [J]. Am J Surg, 2016, 211 (1): 46-52.

[2] KONTOVOUNISIOS C, TAN E, PAWA N, et al. The selection process can improve the outcome in locally advanced and recurrent colorectal cancer: activity and results of a dedicated multidisciplinary colorectal cancer centre [J]. Colorectal Dis, 2017, 19 (4): 331-338.

[3] XIN Y, QIAO W, WEI X, et al. Neoadjuvant oxaliplatin and capecitabine combined with bevacizumab plus radiotherapy for locally advanced rectal cancer: results of a single-institute phase II study [J]. Cancer Commun, 2018, 38 (1): 24-32.

[4] WOLFGANG E, GUDRUN P, ALEXANDER DV, et al. Neoadjuvant Chemotherapy with Capecitabine, Oxaliplatin and Bevacizumab Followed by Concomitant Chemoradiation and Surgical Resection in Locally Advanced Rectal Cancer with High Risk of Recurrence-A Phase II Study [J]. Anticancer Res, 2017, 37 (5): 2683-2691.

[5] WELSH J W, TANG C, DE GROOT P, et al. Phase II Trial of ipilimumab with stereotactic radiation therapy for metastatic disease: outcomes, toxicities, and low-dose radiation-related abscopal responses [J]. Cancer Immunol Res, 2019, 7 (12): 1903-1909.

[6] THEELEN W, PEULEN HMU, LALEZARI F, et al. Effect of pembrolizumab after stereotactic body radiotherapy vs pembrolizumab alone on tumor response in patients with advanced non-small cell lung cancer: Results of the PEMBRO-RT phase 2 randomized clinical trial [J]. JAMA Oncol, 2019, 5 (9): 1276-1282.

[7] YOO P, LOPEZ-SOLER R, LONGO W, et al. Liver Resection for Metastatic Colorectal Cancer in the Age of Neoadjuvant Chemotherapy and Bevacizumab [J]. Clin Colorectal Can, 2006, 6 (3): 202-207.

[8] TAMPELLINI M, OTTONE A, BELLINI E, et al. Theroleoflungmetasta-sis resection in improving outcome of colorectal cancer patients: results from a large retrospective study [J]. Oncologist, 2012, 17 (11): 1430-1438.

[9] LOGAN J K, HUBER K E, DIPETRILLO T A, et al. Patterns of care of radiation therapy in patients with stage IV rectal cancer: a Surveillance, Epidemiology, and End Results analysis of patients from 2004 to 2009 [J]. Cancer, 2014, 120 (5): 731-737.

[10] HØYER M, SWAMINATH A, BYDDER S, et al. Radiotherapy for liver metastases: a review of evidence [J]. Int J Radiat Oncol Biol Phys, 2012, 82 (3): 1047-1057.

[11] PETERSEN S H, HARLING H, KIRKEBY L T, et al. Postoperative adjuvant chemotherapy in rectal cancer operated for cure [J]. Cochrane Database Syst Rev, 2012, 2012 (3): CD004078.

[12] SCORSETTI M, COMITO T, TOZZI A, et al. Final results of a phase II trial for stereotactic body radiation therapy for patients with inoperable liver metastases from colorectal cancer [J]. J Cancer Res Clin Oncol, 2015, 141 (3): 543-553.

[13] VALENTINI V, VAN STIPHOUT R G, LAMMERING G, et al. Nomograms for predicting local recurrence, distant metastases, and overall survival for patients with locally advanced rectal cancer on the basis of European randomized clinical trials [J]. J Clin Oncol, 2011, 29 (23): 3163-3172.

[14] CAI G, ZHU J, HU W, et al. Accelerated hyperfractionated intensity-modulated radiotherapy for recurrent/unresectable rectal

cancer in patients with previous pelvic irradi-ation: results of a phase II study [J]. Radiat Oncol, 2014, 9: 278.

[15] LINGAREDDY V, AHMAD N R, MOHIUDDIN M. Palliative reirradia-tion for recurrent rectal cancer [J]. Int J Radiat Oncol Biol Phys, 1997, 38: 785-790.

[16] BHANGU A, ALI S M, DARZI A, et al. Meta-analysis of survival based on resec-tion margin status following surgery for recur-rent rectal cancer [J]. Colorectal Dis, 2012, 14 (12): 1457-1466.

[17] HOLMAN F A, BOSMAN S J, HAD-DOCK M G, et al. Results of a pooled anal-ysis of IOERT containing multimodality treat-ment for locally recurrent rectal cancer: results of 565 patients of two major treatment centres [J]. Eur J Surg Oncol, 2017, 43 (1): 107-117.

[18] BOSMAN S J, HOLMAN F A, NIEU-WENHUIJZEN G A, et al. Feasibility of reirradiation in the treatment of locally recur-rent rectal cancer [J]. Br J Surg, 2014, 101 (10): 1280-1289.

[19] VALENTINI V, MORGANTI A G, GAMBACORTA M A, et al. Preoperative hyperfractionated chemoradiation for locally recurrent rectal cancer in patients previously irradiated to the pelvis: a multicentric phase II study [J]. Int J Radiat Oncol Biol Phys, 2006, 64 (4): 1129-1139.

[20] MOHIUDDIN M, LINGAREDDY V, RAKINIC J, et al. Reirradiation for rectal cancer and surgical resection after ultra high doses [J]. Int J Radiat Oncol Biol Phys,

1993, 27 (5): 1159-1163.

[21] SUN D S, ZHANG J D, LI L, et al. Accelerated hyperfractionation field-in-volved re-irradiation combined with concurrent capecitabine chemotherapy for locally recurrent and irresectable rectal cancer [J]. Br J Radi-ol, 2012, 85 (1011): 259-264.

[22] JUFFERMANS J H, HANSSENS P E, VAN PUTTEN W L, et al. Reirradiation and hyperthermia in rectal car-cinoma: a retrospec-tive study on palliative effect [J]. Cancer, 2003, 98 (8): 1759-1766.

[23] GONZALEZ GONZALEZ D, VAN DIJK J D P, BLANK L E C M. Radiotherapy and Hyperthermia [J]. Eur J Cancer, 1995, 31A (7-8): 1351-1355.

[24] ROELS S, DUTHOY W, HAUSTER-MANS K, et al. Definition and delineation of the clinical target volume for rectal caner [J]. Int J Radiat Oncol Biol Phys, 2006, 65 (4): 1129-1142.

[25] MOK H, CRANE CH, PALMER MB, et al. Intensity modulated radiation ther-apy (IMRT): differences in target volumes and improvement in clinically relevant doses to small bowel in rectal carcinoma [J]. Radiat Oncol, 2011, 6: 63-68.

[26] GUERRERO URBANO M T, HEN-RYS A J, ADAMS E J, et al. Intensi-ty-modulated radiotherapy in patients with locally advanced rectal cancer reduces volume of bowel treated to high dose levels [J]. Int J Radiat Oncol Biol Phys, 2006, 65 (3): 907-912.

附：结直肠癌患者病灶靶区勾画示例

患者，女性，65岁，直肠原发灶距肛门4cm，$cT_{3c}N_{2b}$，MRF（-），EMVI 4分。同时性肝转移灶2处，评估为可切除。MDT讨论后予新辅助放化疗。化疗为XELOX方案，放疗采用长程放疗。

放疗方案：PCTV：45Gy/25F；PGTV：56Gy/25F；PGTVnd：56Gy/25F。

图7-1显示了多个层面靶区勾画情况。

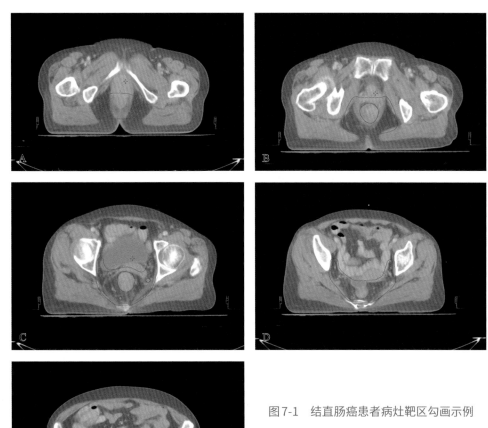

图7-1 结直肠癌患者病灶靶区勾画示例

A.包括直肠、部分坐骨肛门窝；B.包括病灶、坐骨肛门窝，瘤床同步加量；C.包括原发灶、淋巴结、部分坐骨结肠窝、闭孔淋巴结引流区，瘤床及转移淋巴结同步加量；D.包括直肠、闭孔/髂内淋巴结引流区；E.髂内、骶前淋巴结引流区

第八章

分子分型指导下的转移性结直肠癌个体化治疗

> ### 概 述
>
> 　　自2015年1月20日，美国在国情咨文中提出"精准医学计划"后[1]，肿瘤的治疗进入了一个全新的时代。精准医疗（precision medicine）本质上是通过基因组、蛋白质等组学技术，对一种疾病不同状态进行精确分类，从而精确寻找到疾病的治疗靶点[2]。
>
> 　　转移性结直肠癌的个体化治疗在近几年有了很大的突破和进展。目前各大指南（包括CSCO指南[3]、NCCN指南[4]、ESMO指南[5]）都强调对晚期结直肠癌患者确诊后进行基因检测，根据患者分子分型的特征决定治疗方案，特别是靶向药物及免疫治疗的选择。

一、转移性结直肠癌分子标志物检测的意义

　　转移性结直肠癌（mCRC）的个体化治疗始于对*KRAS*基因的认识，2009年公布的一项Ⅲ期临床研究显示，*KRAS*基因野生型的患者对抗EGFR单抗敏感，而*KRAS*第2号外显子突变的患者对抗EGFR单抗原发耐药[6-7]。针对*KRAS*基因突变的分层模型开启了CRC分子分型指导下个体化治疗的时代。之后随着对分子标志物的不断认识，mCRC不仅分为（*K*）*RAS*野生型/突变型，还有*BRAF* V600E突变型、*HER2*扩增、*NTRK*融合、高度微卫星不稳定（MSI-H）型等多种亚型。

　　对mCRC进行分子分型主要是基于两个因素：①不同分子分型的mCRC患者预后不同。来自TRIBE研究的数据显示，*RAS*和*BRAF*均野生型的mCRC患者接受FOLFOXIRI＋贝伐珠单抗方案治疗后中位总生存期（mOS）为37.1个月，而接受同样方案治疗的*RAS*突变型mCRC患者的mOS为25.6个月，*BRAF*突变型的mOS患者仅为13.4个月[8]。由此可以看出，mCRC并不是一种疾病，而是由不同亚型组成的一类疾病。②不同分子分型的mCRC患者对化疗、靶向治疗及免疫治疗的反应不同。如前文所述，*RAS*突变的患者对抗EGFR单抗耐药，*BRAF*突变的患者单独使用抗EGFR单抗也无效；对于MSI-H的患者化疗疗效欠佳，但对于免疫治疗却是优势人群。

　　不同分子分型mCRC临床特点的不同，使mCRC的个体化治疗成为必需。

二、分子标志物指导下的个体化治疗策略

（一）*RAS*野生型患者的治疗

*RAS*基因为致癌基因，家族中有3个成员，分别是*HRAS*、*KRAS*和*NRAS*，3种*RAS*基因具有相似的结构，均由4个外显子组成。虽然这3种致癌基因发生突变时都有能力使正常细胞发生转化，但在人类CRC患者中*KRAS*基因突变最为常见[9-11]。*RAS*基因能被复杂的网络激活，上游通路包括EGFR或PDGFR等，下游通路中RAF是最明确的信号转导通路。这也是*RAS/RAF*基因突变影响抗EGFR疗效的原因。

晚期结直肠癌中约40%存在*KRAS*基因的激活突变[12]，*KRAS*突变主要位于第2号外显子（密码子12，13）上[13]。另有约10%的mCRC患者存在*KRAS*第3、4号外显子及*NRAS*第2、3、4号外显子的突变[14]。自2015年起，美国临床肿瘤学会（American Society of Clinical Oncology，ASCO）推荐对准备接受抗EGFR单抗治疗的所有候选患者，均应针对*KRAS*和*NRAS*第2号外显子（密码子12和13）、第3号外显子（密码子59和61）及第4号外显子（密码子117和146）的突变进行检测[15]。目前各大指南均要求全面检测*KRAS*和*NRAS*第2、3、4号外显子的突变。2017年7月，美国FDA批准将RAXIS Extended RAS Panel用于检测mCRC患者肿瘤组织中*KRAS*基因第2、3、4号外显子及*NRAS*基因第2、3、4号外显子的56个特异性位点的突变，以全面评估*RAS*的基因状态[16]。mCRC中约50%的患者为*RAS*野生型，另一半为*RAS*突变型[17]。

对于*RAS*野生型且*BRAF* V600E野生型的不可切除mCRC，一线标准治疗方案为化疗联合靶向药物，靶向药物既可以选择抗EGFR单抗，也可以选择抗VEGF单抗。选择哪种单抗，主要由原发肿瘤所在部位决定[18]。

随着我们对CRC生物学行为认识的加深，发现左半结肠癌与右半结肠癌的临床病理特征有很大差异。从起源角度讲，右半结肠起源于中肠，而左半结肠起源于后肠；从临床表现看，右半结肠癌女性更多见，MUTYH相关性息肉病更多见，而左半结肠癌，男性更多见，家族性腺瘤性息肉病更多见；从分子分型的差异看，右半结肠癌*PIK3CA*突变、*BRAF*突变、MSI-H发生率更高，CMS1亚型多见；而左半结肠癌*HER2*过表达、*TP53*突变、*APC*突变发生率更高，CMS2亚型多见；从预后角度看，右半结肠癌预后更差[19, 20]。左半与右半结肠癌生物学特征的不同，使它们对于不同靶

向药物的反应不同。

有3项大的Ⅲ期随机对照研究，头对头地比较了 *RAS* 及 *BRAF* 野生型 mCRC 患者一线使用化疗联合贝伐珠单抗（抗 VEGF 单抗）与化疗联合抗 EGFR 单抗的优劣。其中一项为 FIRE-3 研究，735 例初治 mCRC 患者随机接受 FOLFIRI ＋贝伐珠单抗或 FOLFIRI ＋西妥昔单抗。其中 400 例 *KRAS/NRAS* 野生型患者的数据提示，对于左半结肠癌的患者，西妥昔单抗的获益大于贝伐珠单抗（中位总生存期 38 个月 *vs* 28 个月）；而对于右半结肠癌的患者，贝伐珠单抗优于西妥昔单抗（中位总生存期 23 个月 *vs* 18.3 个月）[21]。另一项为 CALGB/SWOG 80405 研究，对于 mCRC 患者一线使用西妥昔单抗联合 FOLFIRI 或 FOLFOX 对比贝伐珠单抗联合 FOLFIRI 或 FOLFOX 方案，得出了相似的结论：在 *RAS* 野生型 mCRC 患者中，原发肿瘤位于左半结肠的患者，西妥昔单抗优于贝伐珠单抗（中位生存期 39 个月 *vs* 33 个月）；而对于原发肿瘤位于右半结肠的患者，贝伐珠单抗优于西妥昔单抗（中位生存期 29 个月 *vs* 13 个月）[22]。在 2022 年 ASCO 年会上公布了 PARADIGM 研究，*RAS* 野生型 mCRC 患者一线 mFOLFOX ＋帕尼单抗（抗 EGFR）对比 mFOLFOX ＋贝伐珠单抗，主要研究终点为左半结肠 *RAS* 野生型患者的中位总生存期，结果显示左半结肠 *RAS* 野生型 mCRC 帕尼单抗优于贝伐珠单抗（37.9 个月 *vs* 34.3 个月，$P = 0.031$）[23]。

另一项针对 FIRE-3、CALGB/SWOG 80405 试验的荟萃分析[24]也证实了上述结果。对于左半结肠 *RAS* 野生型 mCRC 患者，当与标准化疗联合使用时，抗 EGFR 治疗的生存获益显著大于抗 VEGF 治疗（HR 0.71，95%CI 0.58 ～ 0.85）。而对于右半结肠 *RAS* 野生型 mCRC 患者，抗 VEGF 单抗与抗 EGFR 单抗相比有延长生存期的趋势（HR 1.3，95%CI 0.979 ～ 1.74）。

这些研究得出了一致结论，对于 *RAS* 野生型患者，在化疗为骨架的基础上联合抗 VEGF 单抗（贝伐珠单抗）或抗 EGFR 单抗（西妥昔单抗或帕尼单抗）都改善了患者生存。但对于 *RAS* 野生型患者，靶向药物的选择要根据原发肿瘤的部位，左半结肠癌抗 EGFR 治疗的生存获益显著大于抗 VEGF 治疗；而对于右半结肠癌，抗 VEGF 单抗与抗 EGFR 单抗相比有延长生存期的趋势。

（二）*KRAS* 突变型患者的治疗

1. 抗 EGFR 单抗　对于 *RAS* 突变的 mCRC 患者，多项临床研究已证实这类患者无法从抗 EGFR 单抗（西妥昔单抗或帕尼单抗）的治疗中获益[25]。

最早的研究，开始于对 *KRAS* 第 2 号外显子突变人群的亚组分析。这些研究包括 CRYSTAL、OPUS、CELIM 等，都是一线西妥昔单抗联合不同化疗方案治疗 mCRC 的研究。CRYSTAL Ⅲ期研究证实，在意向治疗 mCRC 人群（ITT）中，FOLFIRI 联合西妥昔单抗方案可以提高疗效；随后进行的亚组分析证实 [26]，西妥昔单抗的疗效与 *KRAS* 状态密切相关；在检测的人群中，*KRAS* 突变率为 35.6%；对于 *KRAS* 野生型患者，联合西妥昔单抗明显延长患者的无进展生存期（PFS）（HR 1.07，$P = 0.017$）；而 *KRAS* 突变的患者并未从西妥昔单抗的联合治疗中获益（HR 0.68，$P = 0.47$）；总体有效率（ORR）也是 *KRAS* 野生型患者联合西妥昔单抗后有提高（43% *vs* 59%，$P = 0.0025$），而 *KRAS* 突变患者有效率并无明显改变（40% *vs* 36%，$P = 0.46$）。OPUS 是一线西妥昔单抗与 FOLFOX4 方案联合治疗 mCRC 的Ⅲ期随机对照研究，结果证实联合治疗可显著提高有效率；进一步的亚组分析发现 233 例可评估 *KRAS* 状态的患者中 [27]，*KRAS* 突变型占 42%；*KRAS* 野生型患者西妥昔单抗显著提高 PFS（HR 0.57，$P = 0.016$）和 ORR（37% *vs* 61%，$P = 0.011$）；而在 *KRAS* 突变型患者中，西妥昔单抗不仅不获益，甚至带来生存的受损，PFS（HR 1.83，$P = 0.0192$）和 ORR（49% *vs* 33%，$P = 0.106$）。

EV-EREST 研究发现提高西妥昔单抗剂量可提高疗效；但亚组分析显示这种疗效的提高只发生在 *KRAS* 野生型患者中，而在 *KRAS* 突变型患者中，提高剂量的西妥昔单抗仍无法取得治疗反应 [28]。

随后，在关于另一个抗 EGFR 单抗帕尼单抗的 PRIME 研究中，进一步分析了非 *KRAS* 第 2 号外显子突变的 *RAS* 基因突变对抗 EGFR 单抗疗效的影响。在 1183 例初治的 mCRC 患者中有 108 例（17%）*KRAS* 第 2 号外显子野生型而 *KRAS* 第 3、4 号外显子及 *NRAS* 第 2、3、4 号外显子突变，这些患者接受帕尼单抗＋FOLFOX 方案的 PFS 和 OS 短于单用 FOLFOX 方案者 [29]。也就是说，*KRAS* 和 *NRAS* 的任何突变都使患者无法从帕尼单抗联合化疗中获益，与单纯化疗相比，联合帕尼单抗后 PFS（HR 1.31，95%CI 1.07 ～ 1.60，$P = 0.008$）和 OS（HR 1.21，95%CI 1.01 ～ 1.45，$P = 0.04$）反而缩短。

这些大样本研究的亚组分析均显示了抗 EGFR 单抗与 *RAS* 突变状态相关，对于 *RAS* 突变的 mCRC 患者，不推荐使用抗 EGFR 单抗。

2. 抗 VEGF 单抗　除抗 EGFR 单抗外，另一类重要的 mCRC 靶向药物就是抗血管生成的靶向药物，对于 *RAS* 突变的 mCRC 患者，能否从抗 VEGF 治疗中获益？从分子机制看，有研究发现 VEGF 在 EGFR 下游被调节，EGFR 的抑制可能导致 VEGF 表达下调[30]。

Ince 等[31] 对一线贝伐珠单抗联合 IFL 方案（伊立替康、氟尿嘧啶、四氢叶酸）治疗 mCRC 的一项Ⅲ期研究进行了回顾性分析，其中 295 例患者可分析 *KRAS* 状态，结果发现 *KRAS* 突变患者预后差；在 *KRAS* 和 *BRAF* 双野生型亚组，贝伐珠单抗获益（HR 0.57，95%CI 0.31 ～ 1.06）；*KRAS* 突变亚组，贝伐珠单抗获益（HR 0.67，95%CI 0.37 ～ 1.20）；研究者认为贝伐珠单抗治疗的获益与 *KRAS* 状态无关。

对 FIRE3 研究的回顾性分析发现，任何 *RAS* 突变的 mCRC 患者接受贝伐珠单抗＋FOLFIRI 的 PFS 明显优于西妥昔单抗＋FOLFIRI（12.2 个月 *vs* 6.1 个月，$P = 0.004$）[32]。

临床上尚无 *RAS* 突变 mCRC 患者抗血管靶向药物的大规模头对头研究，基于少量的亚组分析[33] 和专家共识，目前各指南均推荐对于 *RAS* 突变患者可以使用化疗联合贝伐珠单抗，或后线使用抗 VEGF 的酪氨酸激酶抑制剂，即抗 VEGF 单抗的使用不受 *RAS* 状态的影响。

3. *RAS* 抑制剂　*KRAS* 作为致癌基因，一直是肿瘤研究领域最活跃的研究方向，但由于 RAS 蛋白靶点缺少传统意义上的小分子结合口袋，导致一直无法找到可结合的抑制剂。近来，两种选择性不可逆 *KRAS* G12C 小分子抑制剂 Sotorasib（AMG510）和 Adagrasib 的出现改变了 *KRAS* G12C 突变无药可医的局面，且治疗效果令人鼓舞。

2019 年 ASCO 首次报道了 *KRAS* G12C 抑制剂 AMG 510 的临床研究结果。该Ⅰ期研究入组了 35 例既往接受过至少二线治疗的 *KRAS* G12C 突变患者，其中 19 例结直肠癌患者，14 例非小细胞肺癌（non-small cell lung carcinoma，NSCLC）患者，2 例其他类型肿瘤患者。结果显示，18 例可评估的 mCRC 患者中，13 例达疾病稳定（stable disease，SD）；在 10 例可评估 NSCLC 患者中，更是达到了 5 例（50%）部分缓解，9 例（90%）疾病控制的效果[34]。这一靶点抑制剂令人期待的Ⅰ期结果，给 *RAS* 突变患者带来了新的希望。

另一个 *KRAS* G12C 小分子抑制剂 Adagrasib 在 2021 ESMO 年会上也公布了一项研究的初步结果。KRYSTAL-1 是一项多队列Ⅰ/Ⅱ期研究[35]，旨在评估 *KRAS* G12C 抑制剂 Adagrasib 在 *KRAS* G12C 突变晚期实体瘤患者中的临床疗效。其中晚期结直肠癌队列包括单药治疗组和 Adagrasib＋西妥昔单抗联合治疗组。Adagrasib 单药治疗组46例患者，ORR为22%，疾病控制率（disease control rate，DCR）为87%，PFS为5.6个月（95%CI 4.1～8.3）。Adagrasib联合西妥昔单抗治疗组32例患者，ORR 43%，DCR 100%；数据分析时，仍有71%的患者在接受治疗。无论是Adagrasib单药还是联合西妥昔单抗，在既往接受过多线治疗的 *KRAS* G12C突变CRC患者中均表现出良好的耐受性，显现出具有前景的临床疗效。

目前，在clinicalTrials网站上注册的 *KRAS* G12C抑制剂达10种。未来，直接作用于 *RAS* 的抑制剂有望改善 *RAS* 突变患者的生存。

（三）*BRAF* V600E突变型患者的治疗

1985年人类首次发现了 *RAF* 基因[36]，在哺乳动物中，*RAF* 基因家族包括3个相关基因，分别命名为 *ARAF*、*BRAF* 和 *CRAF*。其中 *BRAF* 基因突变发现与多种肿瘤相关，B-RAF活化后，可强烈激活MEK和ERK信号，导致细胞过度增殖，出现恶性转化。结直肠癌患者中8%～12%携带 *BRAF* 基因突变[37]，其中约90%的突变位于第15号外显子的第1799位核苷酸上，胸腺嘧啶（T）变为腺嘌呤（A），导致其编码的谷氨酸被缬氨酸取代，即 *BRAF* V600E发生突变。*BRAF* 突变的结直肠癌中另有10%为非V600E突变，不同 *BRAF* 位点突变对蛋白活性影响不同，有些是激活突变，有些甚至是失活突变[36]。目前，对于结直肠癌，临床上关注的主要是 *BRAF* V600E突变这一亚型，这些患者更容易出现腹膜转移和远处淋巴结转移[38]，预后更差，5年生存率明显低于 *BRAF* 野生型（47.5% *vs* 60.7%），*BRAF* V600E突变的mCRC中位OS往往不到1年，并且这类患者对标准治疗的疗效反应也差。已有荟萃分析证实 *BRAF* V600E突变的mCRC患者使用抗EGFR单抗无显著获益[39]，下面我们将系统梳理一下针对 *BRAF* V600E突变mCRC的个体化治疗方案。

1. 三药联合抗VEGF单抗 两药联合贝伐珠单抗可以用于 *BRAF* V600E突变的mCRC，但OS不理想，仅10～12个月。TRIBE研究是一项三药FOLFOXIRI（氟尿嘧啶＋亚叶酸钙＋奥沙利铂＋伊立替康）联合贝伐珠单抗（Beva）对比FOLFIRI联合贝伐珠单抗一线治疗mCRC的随机对照Ⅲ期研究[8]，入组的508例患者中28例携带 *BRAF* 突变，在 *BRAF* 突变患者中，FOLFOXIRI＋Beva与FOLFIRI＋Beva相比无论OS（19个月 *vs* 10.7个月）、PFS（7.5个月 *vs* 5.5个月），还是有效率（56.3% *vs* 41.6%）均有明显提高，但差异未达统计学意义。目前FOLFOXIRI联合贝伐珠单抗已作为 *BRAF* 突变晚期结直肠癌患者的治疗选择之一，但选择该方案时要权衡三种细胞毒性药物联合靶向药物所带来的不良反应与经济压力。

2. BRAF抑制剂 2011年美国FDA批准BRAF抑制剂维莫非尼（vemurafenib）用于*BRAF*突变的恶性黑色素瘤患者，其单药有效率为53%（70/132），mOS为15.9个月[40]。但当该药用于*BRAF*突变的mCRC时，却未显示出明确的疗效。Kopetz等[41]开展了第一项BRAF抑制剂维莫非尼单药治疗*BRAF*突变mCRC的Ⅱ期临床研究，共入组21例患者，有效率（RR）仅为4.8%，疾病控制率（DCR）为38.1%，中位PFS为2.1个月，中位OS为7.7个月。另一项由Hyman等[42]开展的Ⅱ期BASKET研究中，10例*BRAF*突变mCRC患者接受维莫非尼单药治疗，RR为0，DCR为50%，中位PFS为4.5个月。两项研究的失败提示BRAF抑制剂单药无法有效抑制肠癌生长，之后的机制研究显示，mCRC中*BRAF* V600E的抑制可引起EGFR的快速反馈激活，导致肿瘤细胞持续增殖，从而使单药BRAF抑制剂失效。

3. BRAF抑制剂与其上下游通路的联合抑制 结直肠癌中BRAF抑制剂所引起的EGFR反馈性上调，提示可否通过抑制丝裂原激活蛋白激酶（mitogen activation protein kinase，MAPK）通路上的多个靶点，也就是同时抑制BRAF上游通路和/或下游通路，去有效阻断BRAF的异常激活，达到抑制肿瘤生长的目的。

（1）BRAF抑制剂+抗EGFR单抗联合：有3项小型试验分别评估了BRAF抑制剂与抗EGFR单抗联合的疗效，包括维莫非尼+帕尼单抗[43]、康奈非尼+西妥昔单抗[44]、达拉非尼+帕尼单抗[45]，缓解率为10%～19%。这些研究表明BRAF抑制剂可增加这类患者对抗EGFR单抗的敏感性。

2014年年末，美国西南肿瘤协作组（Southwestern Oncology Group，SWOG）开展了一项Ⅱ期随机对照临床研究SWOG 1406，旨在评估伊立替康+西妥昔单抗+维莫非尼（VIC）三药联合方案对于*BRAF* V600E突变mCRC的疗效，106例晚期既往接受过治疗的*BRAF*突变mCRC患者，随机接受VIC方案或西妥昔单抗+伊立替康方案，与对照组比较，试验组患者的PFS延长了一倍（4.4个月 *vs* 2个月），并且在未曾接受过伊立替康治疗的患者中，两组PFS差距更大（6.1个月 *vs* 1.9个月）；OS明显延长（9.6个月 *vs* 5.9个月）；有效率也显著提高（16% *vs* 4%），疾病控制率为66.7% *vs* 22.0%[46]。基于该方案带来的巨大生存获益，2018年第1版NCCN指南首次推荐*BRAF* V600E突变的mCRC患者可选择伊立替康+抗EGFR单抗（西妥昔单抗或帕尼单抗）+维莫非尼三药联合作为二线治疗的标准方案。

（2）BRAF抑制剂＋抗EGFR单抗＋/-MEK抑制剂联合：MEK位于BRAF信号通路的下游，RAS信号主要通过BRAF激活MEK-ERK，但在BRAF被抑制时，可以通过CRAF激活MEK-ERK。因此，研究者提出三重通路抑制的研究设计。BEACON研究是第一项针对*RAS*野生型、*BRAF* V600E突变mCRC的随机对照Ⅲ期研究[47]，患者既往接受过1种或2种治疗方案后发生进展，研究目的是比较西妥昔单抗＋康奈非尼（encorafenib，选择性BRAF抑制剂）＋/-比美替尼（binimetinib，MEK抑制剂）与FOLFIRI＋西妥昔单抗或伊立替康＋西妥昔单抗的疗效与安全性。受试者随机分到三药组、两药组和化疗对照组，mOS三药组9.3个月 *vs* 两药组9.3个月 *vs* 化疗对照组5.9个月，mPFS三药组4.3个月 *vs* 两药组4.2个月 *vs* 化疗对照组1.5个月，有效率分别为三药组27% *vs* 两药组20% *vs* 化疗对照组2%[48]。与标准治疗（化疗对照组）相比，康奈非尼＋西妥昔单抗±比美替尼显著改善了*BRAF* V600E突变mCRC患者的生存。BEACON研究提示放弃传统细胞毒性药物，代之以关键信号通路上下游及旁路的强力抑制可产生更显著的临床疗效。基于该方案的明显临床疗效，2019年第1版NCCN指南首次针对*BRAF* V600E突变的mCRC患者推荐BRAF抑制剂＋抗EGFR单抗（西妥昔单抗或帕尼单抗）＋/-MEK抑制剂的两药或三药联合作为二线治疗的标准方案，并成为2020年NCCN指南的主要推荐方案。

4. 与其他通路的联合抑制　肌醇脂-3-激酶（phosphatidylinositol 3-kinase，PI3K）家族参与多种信号通路，与其下游分子AKT组成的信号通路与肿瘤发生发展密切相关。PI3K可通过两种方式被激活，其中一种是通过Ras和p110直接结合导致PI3K的活化。细胞系研究提示*BRAF*突变mCRC的PI3K/AKT通路过度激活，有研究探索了在BRAF抑制剂基础上，联合抑制EGFR与PI3K/AKT靶点的方案。阿吡利塞（alpelisib，BYL719）可特异性抑制PI3K分子的α亚基，在一项评估康奈非尼＋西妥昔单抗＋/-阿吡利塞的Ⅰ/Ⅱ期临床研究中[49]，入组102例患者（三药组52例，两药组50例），三药联合可在一定程度上延长PFS（5.4个月 *vs* 4.2个月），提高有效率（26.9% *vs* 22.0%）。

Wnt信号通路与MAPK通路密切相关，一方面ERK可以活化Wnt的共受体LRP6，另一方面BRAF抑制剂可以直接上调Wnt信号通路，目前认为Wnt信号通路可能与BRAF抑制剂耐药相关。正在进行的一项临床研究NCT02278133，入组*BRAF* V600E和Wnt均突变的患者接受Wnt抑制剂WNT974联合康奈非尼＋西妥昔单抗[50]。

5. 免疫治疗方案 *BRAF* V600E突变的mCRC患者中15% ～ 25%同时存在高度微卫星不稳定（MSI-H）表型，远高于*BRAF*野生型患者的MSI-H发生率。这部分*BRAF*突变患者或许能从免疫检查点抑制剂的治疗中受益（参见下文"MSI-H"患者的治疗）。

对于*BRAF*突变的微卫星稳定型（MSS）患者，2022年ASCO GI上公布了一项康奈非尼＋西妥昔单抗＋纳武利尤单抗联合治疗的Ⅰ/Ⅱ期研究[51]，入组经治MSS *BRAF* V600E突变mCRC患者26例，ORR为50%，DCR为96%；mPFS为7.4个月，mOS为15.1个月；未观察到剂量限制性毒性（dose-limiting toxicity，DLT），3级以上不良反应发生率15%。基于这一初步结果，一项头对头比较双靶联合免疫与双靶的随机Ⅱ期SWOG2107研究已经启动，期待这项研究能回答免疫治疗对于*BRAF*突变MSS患者的价值。

总之，对于*BRAF* V600E突变的mCRC患者，目前化疗联合贝伐珠单抗是标准的一线治疗方案，三药（FOLFOXIRI）联合贝伐珠单抗对于体能状态好的患者可能是一种更有效的选择。BRAF抑制剂联合抗EGFR单抗＋/-MEK抑制剂已成为标准的二线方案。对于*BRAF*突变中的MSI-H患者，推荐免疫检查点抑制剂治疗。BRAF抑制剂与多个通路抑制剂联合和/或与免疫治疗PD-1联合的研究正在进行中，有望给这类预后很差的患者提供更有希望的策略。

（四）*HER2*扩增患者的治疗

*HER2*基因是表皮生长因子受体（EGFR）家族的一员，*HER2*激活可促进细胞增殖和分化、抑制凋亡导致肿瘤进展。抗HER2单抗如曲妥珠单抗、拉帕替尼、帕妥珠单抗等已成为*HER2*过表达乳腺癌及胃癌患者的重要治疗选择。在mCRC中*HER2*扩增/过表达的比例约为2.5%（2% ～ 9.5%），在*KRAS*野生型患者中约为5%[52]。

在早期，曾有两项研究评估曲妥珠单抗与化疗联合治疗*HER2*扩增/过表达mCRC的疗效，曲妥珠单抗是与HER2细胞外结构域结合的单克隆抗体，但这两项研究因疗效欠佳或入组问题均提前终止[53-54]。

随后在动物模型中发现对于*HER2*扩增的mCRC移植物模型，两种抗HER2单抗治疗的联合优于单药。HERACLES研究是一项多中心开放Ⅱ期研究[55]，旨在评估曲妥珠单抗联合拉帕替尼双重靶向治疗*RAS*野生型*HER2*阳性的难治性mCRC的有效性，拉帕替尼是一种针对EGFR1和HER2的酪氨酸激酶抑制剂；研究发现*KRAS*野生型mCRC中仅5%为HER2阳性，HER2阳性的27例患者经双重靶向治疗后RR达30%，疾病控制率（DCR）为59%，mPFS为21周，mOS为45周。MyPathway是基于分子学特征的晚期实体瘤靶向治疗开放多个篮式的Ⅱa期研究[56]，其中一个亚组评估了两种抗HER2治疗的另一种联合方式，即曲妥珠单抗＋帕妥珠单抗联合治疗除乳腺癌外的*HER2*过表达/扩增肿瘤患者；帕妥珠单抗为HER二聚化抑制剂的单克隆抗体，通过结合HER2，阻滞了HER2与其他HER受体的杂二聚；在57例*HER2*过表达的mCRC患者中，客观缓解率达32%，其中1例完全缓解，预估PFS 2.9个月，预估mOS 11.5个月。在2019年ESMO年会上，又公布了三项针对难治性*HER2*扩增/过表达mCRC的小Ⅱ期研究，包括HERACLES-B研究、TRIUMPH研究和MOUNTAINEER研究（表8-1）[57-59]，三项研究都采用了两种不同抗HER2靶向药物的联合方案，其中帕妥珠单抗＋T-DM1（曲妥珠单抗－美坦新偶联物）有效率最低（10%），但疾病控制率仍达80%，mPFS为4～5个月；曲妥珠＋新的强效选择性HER2酪氨酸激酶抑制剂图卡替尼的有效率最高，达52.2%，PFS为8.1个月，mOS为18.7个月。

　　基于HERACLES和MyPathway研究，2019年第二版NCCN结直肠癌指南新增对于*HER2*阳性mCRC二线治疗推荐HER2双靶向抑制，推荐级别2B类；2020年第一版NCCN指南把该推荐级别升级为2A类，并可以作为不能耐受强治疗的HER2阳性mCRC的一线方案。目前多个小Ⅱ期研究的数据提供了HER2靶向治疗可能有益的证据，但尚需更大型试验的证实。

　　抗体偶联药物（antibody-drug conjugate，ADC）可以更精准地把小分子细胞毒性药物运输到目标肿瘤细胞。抗HER2的ADC DS-8201（T-DXd，trastuzumab deruxtecan）已在乳腺癌中获批上市，它是曲妥珠单抗（赫赛汀、Trastuzumab）和依沙替康通过肽链构成的复合药物，同时兼具靶向药和化疗药的优点。DESTINY-CRC01研究[60]是一项DS-8201后线治疗*HER2*表达接受过≥2线治疗并进展（可包括曲妥珠单抗之外的HER2靶向治疗）的晚期结直肠癌患者的Ⅱ期多中心研究。分为3个队列，A队列（$n=53$例）为HER2 IHC3＋或IHC2＋同时ISH＋的患者；B队列（$n=7$例）为IHC2＋同时ISH-的患者；C队列（$n=18$例）为IHC1＋的患者。患者每3周静脉注射一次DS8201 6.4mg/kg。结果显示确认的ORR在队列A（HER2阳性）为45.3%；队列B或C未观察到反应。队列A的患者中位PFS为6.9个月；中位OS未

表 8-1 难治性 *HER2* 扩增/过表达 mCRC 相关研究结果

研究	方案	病例数	有效率（%）	疾病控制率（%）	无进展生存期（月）	总生存期（月）
HERACLES	曲妥珠+拉帕替尼	23	34.7	78	TTP: 5.5	—
MyPathway	曲妥珠+帕妥珠	57	32	—	2.9	11.5
HERACLES-B	帕妥珠+T-DM1	30	10	80	4.9	—
TRIUMPH	曲妥珠+帕妥珠	18	35.3	64.7	4.0	—
MOUNTAINEER	曲妥珠+图卡替尼	23	52.2	91	8.1	18.7

达到。NCCN 指南自 2021 年起增加 DS8201 作为 HER2 阳性 mCRC 二线治疗推荐，以及不能耐受强治疗的 HER2 阳性 mCRC 的一线方案。

总之，HER2 状态对于 mCRC 的预后价值尚不明确，但多个小 II 期研究支持 HER2 阳性 mCRC 使用 HER2 双靶向抑制及 ADC 药物。

（五）*NTRK* 基因融合患者的治疗

神经营养因子受体酪氨酸激酶（NTRK）家族包括 TRKA、TRKB 和 TRKC 三种蛋白，它们分别由 *NTRK*1、*NTRK*2 和 *NTRK*3 基因编码。神经营养因子与原肌凝蛋白受体激酶（tropomyosin receptor kinase，TRK）结合后可诱导受体二聚体化、磷酸化，并激活下游 PI3K、RAS/MAPK/ERK 和 PLC-γ 的信号通路。*NTRK* 基因融合是指 *NTRK*1/2/3 基因与其他基因融合，导致 TRK 异常。*NTRK* 基因融合较为罕见，但目前被认为是较明确的致癌因素。

NTRK 基因融合在多种肿瘤中都有发现。在 CRC 中 *NTRK* 基因融合的发生率为 0.2% ～ 1%[61]，这部分患者可能预后较差。在一项 2314 例结直肠癌样本的研究中，发现 0.35% 存在 *NTRK* 基因融合，并且只出现在 *RAS* 和 *BRAF* 均野生型的 CRC 中。大部分 *NTRK* 基因融合的 CRC 也存在错配修复表达缺失（dMMR）[62]。

NTRK 抑制剂已获批用于 *NRTK* 基因融合阳性的恶性肿瘤患者。2018 年《新英格兰医学杂志》首次公布了高选择性 NTRK 抑制剂拉罗替尼的临床疗效[63]，该联合分析纳入 3 项试验的 55 例各种 *NTRK* 基因融合阳性的恶性肿瘤患者，其中 4 例为原发性结肠癌；整个研究队列的总有效率为 75%，且缓解较持久，中位随访 9.4 个月时，86% 有效的患者仍在接受治疗或已接受了治愈性手术；4 例结肠癌患者中有 3 例肿瘤缩小。拉罗替尼的耐受性较好，最常见的不良反应（≥20%）为转氨酶升高、乏力、恶心、呕吐、头晕、腹泻、便秘和咳嗽，多为 1 ～ 2 级。2018 年 11 月，美国 FDA 批准拉罗替尼用于 *NTRK* 基因融合阳性但无已知获得性耐药突变、已发生转移或手术切除可能导致重度并发症、无其他适宜的治疗选择或治疗后癌症进展的成人及儿童实体肿瘤患者。

另一个 NTRK 抑制剂为恩曲替尼，2018 年 ESMO 公布了 3 项 I / II 期临床研究（STARTRK-2，STARTRK-1 和 ALKA-372-001）的联合分析结果[64]。研究共纳入 54 例 *NTRK* 基因融合阳性的成人肿瘤患者，其中 4 例为 CRC；有效率为 57.4%，其中完全缓解率 7.4%，中位 PFS 为 11.2 个月（95%CI 8.0 ～ 14.9），中位 OS 为 20.9 个月（95%CI 14.9 ～ NR），有效的 31 例患者中 61% 的缓解持续时间超过 9 个月。4 例 CRC

中1例有效。日本已批准将恩曲替尼用于包括CRC在内的10种*NTRK*基因融合肿瘤，美国FDA也于2019年8月批准将其用于无其他有效疗法的*NTRK*基因融合阳性肿瘤。

基于拉罗替尼和恩曲替尼在*NTRK*基因融合阳性肿瘤的临床数据，特别是研究中所包含的mCRC患者的结果，2019年NCCN第一版增加了推荐*NTRK*基因融合阳性的mCRC患者可使用拉罗替尼，2020年NCCN第一版又增加了恩曲替尼。

（六）MSI-H患者的治疗

MSI-H全称高度微卫星不稳定。微卫星是分布在人类基因里的简单重复序列，包含单核苷酸、双核苷酸或高位核苷酸的重复（小于10个），重复次数10～50次；人体在正常状态下，微卫星的长度和排序保持不变，并且稳定遗传。错配修复（MMR）系统负责监督和纠正DNA复制过程中产生的错误，MMR系统中主要的蛋白包括MLH1、MSH2、MSH3、MSH6、PMS2，它们形成异二聚体相互作用。当MMR基因发生突变后，即出现错配修复表达缺失（dMMR），会使DNA复制过程中产生错误，导致MSI-H。

MSI-H在CRC中的发生率约为13%[65]，其比例与分期相关，在Ⅱ期、Ⅲ期和Ⅳ期结直肠癌中的比例分别是22%、12%和5%。研究者发现MSI-H肿瘤中，每个肿瘤平均可检测出1782个体细胞突变，而在MSS（微卫星稳定）肿瘤中仅检测出73个体细胞突变（$P = 0.007$）[66]。较高的突变会产生较多的新抗原（neoantigen），"新抗原"可能会被免疫系统识别为异物，导致高水平的肿瘤浸润淋巴细胞（tumor infiltrating lymphocyte, TIL）反应，从而触发抗肿瘤免疫应答。因此，MSI-H肿瘤被认为是免疫治疗的有效人群。

程序性死亡受体-1（PD-1）是一种重要的免疫抑制分子，通过与T细胞表面的PD-L1受体结合，从而抑制T细胞活性来调节免疫系统并促进自身耐受。肿瘤细胞上表达的PD-L1可以通过PD-1与效应T细胞结合来抑制抗肿瘤活性。PD-L1在肿瘤中的表达与多种肿瘤的预后差相关。免疫检查点抑制剂PD-1/PD-L1抑制剂已在多个实体瘤中获得适应证。

KEYNOTE-016研究开启了MSI-H晚期结直肠癌免疫治疗的时代。在这项Ⅱ期研究中[67]，标准治疗失败后的肿瘤患者，接受帕博利珠单抗（PD-1抑制剂）10mg/kg每2周1次治疗，11例dMMR mCRC患者中78%取得客观缓解，所有患者均未达到中位无进展生存期和总生存期；而21例pMMR mCRC患者中则无1例取得客观缓解，中位PFS为2.2个月，mOS仅为5.0个月。从这项重要的研究中可以看出dMMR对于mCRC免疫治疗的预测作用，dMMR型mCRC对于PD-1抑制剂有较好的反应，而pMMR型mCRC不太可能从PD-1抑制剂单药治疗中获益。

关于MSI-H肿瘤的免疫治疗，随后公布了基于5项研究的荟萃分析[68]，5项研究共入组MSI-H/dMMR肿瘤患者149例，标准治疗失败后接受帕博利珠单抗10mg/kg每2周1次或200mg每3周1次，总体缓解率高达39.6%，7%完全缓解，78%的患者缓解持续时间超过6个月。其中90例mCRC的有效率达36%。根据这些数据，美国FDA于2017年5月23日批准帕博利珠单抗用于治疗常规化疗后失败的晚期MSI-H/dMMR型的晚期成人或儿童实体瘤，如结直肠癌、子宫内膜癌等。这是美国FDA首次根据生物标志物批准的跨瘤种适应证药物。

另一项CheckMate142研究评估了PD-1抑制剂单药或与CTLA-4抑制剂联合对于dMMR mCRC的疗效，2018年ASCO-GI公布的数据显示[69-70]，既往标准治疗失败的MSI-H mCRC，74例接受纳武利尤单抗（PD-1抑制剂）单药治疗，有效率为31%，8例缓解时间超过1年；119例接受纳武利尤单抗联合易普利单抗（CTLA-4抑制剂）治疗，有效率为55%，其中完全缓解为3.4%，1年无进展生存率为71%，1年总生存率为85%。最常见的不良反应是腹泻（22%，重度2%）、乏力（18%，重度2%）、瘙痒（17%，重度2%）和发热（15%，无重度）。2018年7月，美国FDA批准了对先前接受过治疗的MSI-H/dMMR型mCRC患者纳武利尤单抗联合易普利单抗的适应证。

免疫治疗在mCRC后线治疗的成功，推动了免疫治疗在mCRC一线治疗的研究探索。KEYNOTE-177是一项随机对照III期临床试验[71]，旨在评估与一线标准化疗相比，帕博利珠单抗（pembrolizumab）单药在MSI-H/dMMR mCRC患者中的疗效与安全性。研究共入组307例患者，帕博利珠单抗组的中位PFS达16.5个月，化疗组为8.2个月，免疫治疗组PFS延长超过一倍的时间，HR达0.59。有效率帕博利珠单抗组45.1% *vs* 化疗组33.1%。中位OS帕博利珠单抗组尚未达到（NR; 95%CI 49.2～NR），化疗组为36.7（27.6～NR）个月，HR 0.74（95%CI 0.53～1.03; $P=0.036$）；两组中位总生存期（OS）无显著差异，分析可能与标准治疗组后续患者应用交叉免疫治疗有关。本项研究为MSI-H型mCRC患者一线应用免疫治疗奠定了基础。

纳武利尤单抗联合易普利单抗用于初治MSI-H型mCRC的CheckMate142研究，2018年ESMO也公布一线治疗队列的结果[72]，44例患者在一线使用免疫治疗时有效率达60%，1年无进展生存率为77%，1年生存率为83%。这一结果提示两种免疫检查点抑制剂联合获益也可能会更大。

对于MSI-H型mCRC，免疫检查点抑制剂疗效确切且持久，目前NCCN指南推荐帕博利珠单抗、纳武利尤单抗联合伊匹木单抗一线应用于MSI-H/dMMR型mCRC患者的一线治疗。特别是基于KEYNOTE-177研究，CSCO指南也推荐帕博利珠单抗一线应用于MSI-H/dMMR mCRC患者的一线治疗。

对于MSI-H/dMMR型mCRC，可否在PD-1抑制剂基础上进一步提高疗效是目前关注的热点。正在进行的CheckMate 8HW研究[73]，一项国际多中心随机对照Ⅲ期临床试验，旨在评估PD-1抑制剂单药或PD-1抑制剂联合CTLA-4抑制剂或单纯化疗，在MSI-H/dMMR mCRC患者中的临床获益。而COMMIT研究[74]旨在评估MSI-H型mCRC一线mFOLFOX6/贝伐珠单抗＋阿替利珠单抗（PD-L1抑制剂）是否优于阿替利珠单抗单药。

MSS型mCRC是免疫治疗的耐受人群，免疫检查点抑制剂单药几乎无效，目前正在进行免疫检查点抑制剂与放疗、化疗、靶向治疗等多种治疗方式的联合[75-76]，以期突破MSS型mCRC免疫治疗的困境。

总　结

晚期结直肠癌的个体化治疗已明显提高了患者的长期生存获益。不同分子分型采用不同的治疗策略，已成为晚期结直肠癌患者治疗的规范及指南推荐；对于晚期结直肠癌患者要根据生物标志物选择不同的靶向药物，由于晚期结直肠癌缺乏驱动基因，因此目前肠癌的个体化治疗仍以化疗联合靶向药物或多个靶点的靶向药物联合为主。晚期结直肠癌的免疫治疗已取得突破性进展，但仍主要局限于MSI-H/dMMR型患者。

个体化治疗时代，分子标志物的检测对于晚期结直肠癌治疗策略的选择日趋重要。随着分子诊断技术的提高，未来对于结直肠癌的分子标志物一定会有更深入的认识，根据分子标志物确定的个体化治疗前景也将值得期待。

（赵　林）

参考文献

［1］PRECISION MEDICINE INITIATIVE ［EB/OL］．www.whitehouse.gov/precision-medicine．

［2］NATIONAL RESEARCH COUNCIL．Toward precision medicine：building a knowledge network for biomedical research and a new taxonomy of disease ［M］．Washington，DC：National Academies Press，2011．

［3］中国临床肿瘤学会指南工作委员会．中国临床肿瘤学会（CSCO）结直肠癌诊疗指南2022 ［M］．北京：人民卫生出版社，2022．

［4］National Comprehensive Cancer Network．Clinical practice guidelines in oncology（NCCN guidelines）．Colon cancer，Version 1. 2022 ［S］．2022．

［5］VAN CUTSEM E，CERVANTES A，ADAM R，et al．ESMO Consensus Guidelines for the Management of Patients With Metastatic Colorectal Cancer ［J］．Ann Oncol，2016，27（8）：1386-1422．

［6］VAN CUTSEM E，KOHNE C H，HITRE E，et al．Cetuximab and chemotherapy as initial treatment for metastatic colorectal cancer ［J］．N Engl J Med，2009，360（14）：1408-1417．

［7］DOUILLARD J Y，SIENA S，CASSIDY J，et al．Randomized，phase III trial of panitumumab with infusional fluorouracil，leucovorin，and oxaliplatin（FOLFOX4）versus FOLFOX4 alone as first-line treatment in patients with previously untreated metastatic colorectal cancer：the PRIME study ［J］．J Clin Oncol，2010，28（31）：4697-4705．

［8］CREMOLINI C，LOUPAKIS F，ANTONIOTTI C，et al．FOLFOXIRI plus bevacizumab versus FOLFIRI plus bevacizumab as first-line treatment of patients with metastatic colorectal cancer：updated overall survival and molecular sub-group analyses of the open-label，phase 3 TRIBE study ［J］．Lancet Oncol，2015，16（13）：1306-1315．

［9］TAKAYAMA T，OHI M，HAYASHI T，et al．Analysis of K-ras，APC，and beta-catenin in aberrant crypt foci in sporadic adenoma，cancer，and familial adenomatous polyposis ［J］．Gastroenterology，2001，121（3）：599-611．

［10］SHIBATA D，SCHAEFFER J，LI ZH，et al．Genetic heterogeneity of the c-K-ras locus in colorectal adenomas but not in adenocarcinomas ［J］．J Natl Cancer Inst，1993，85（13）：1058-1063．

［11］TORTOLA S，MARCUELLO E，GONZ-ÁLEZ I，et al．p53 and K-ras gene mutations correlate with tumor aggressiveness but are not of routine prognostic value in colorectal cancer ［J］．J Clin Oncol，1999，17（5）：1375-1381．

［12］PEETERS M，KAFATOS G，TAYLOR A，et al．Prevalence of RAS mutations and individual variation patterns among patients with metastatic colorectal cancer：A pooled analysis of randomised controlled trials ［J］．Eur J Cancer，2015，51（13）：1704-1713．

［13］JIMENO A，MESSERSMITH W A，HI-RSCH F R，et al．KRAS mutations and sensitivity to epidermal growth factor receptor inhibitors in colorectal cancer：practical application of patient selection ［J］．J Clin Oncol，2009，27（7）：1130-1136．

［14］DOUILLARD J Y，OLINER K S，SIENA S，et al．Panitumumab-FOLFOX4 treatment and RAS mutations in colorectal cancer [J]. N Engl J Med, 2013, 369 (11): 1023-1034.

[15] ALLEGRA C J, RUMBLE R B, HAMILTON S R, et al. Extended RAS Gene Mutation Testing in Metastatic Colorectal Carcinoma to Predict Response to Anti-Epidermal Growth Factor Receptor Monoclonal Antibody Therapy: American Society of Clinical Oncology Provisional Clinical Opinion Update 2015 [J]. J Clin Oncol, 2016, 34 (2): 179-185.

[16] US Food and Drug Administraton Pre-market approval for PRAXIS Extended RAS panel [EB/OL]. https://www. accessdata. fda. gov/scripts/cdrh/cfdocs/cfPMA/pma. cf-m?id=P160038&et_cid=39413534&et_rid=907466112&linkid=https%3a%2f%2f-www. accessdata. fda. gov%2fscripts%2f-cdrh%2fcfdocs%2fcfPMA%2fpma. cf-m%3fid%3dP160038, 2017-07-24.

[17] DIENSTMANN R, VERMEULEN L, GUINNEY J, et al. Consensus molecular subtypes and the evolution of precision medicine in colorectal cancer [J]. Nat Rev Cancer, 2017, 17 (2): 79-92.

[18] LOREE J M, PEREIRA AAL, LAM M, et al. Classifying Colorectal Cancer by Tumor Location Rather than Sidedness Highlights a Continuum in Mutation Profiles and Consensus Molecular Subtypes [J]. Clin Cancer Res, 2018, 24 (5): 1062-1072.

[19] LEE G H, MALIETZIS G, ASKARI A, et al. Is Right-Sided Colon Cancer Different to Left-Sided Colorectal Cancer?-A Systematic Review [J]. Eur J Surg Oncol, 2015, 41 (3): 300-308.

[20] STINTZING S, TEJPAR S, GIBBS P, et al. Understanding the Role of Primary Tumour Localisation in Colorectal Cancer Treat-ment and Outcomes [J]. E J Cancer, 2017, 84: 69-80.

[21] TEJPAR S, STINTZING S, CIARDIELLO F, et al. Prognostic and Predictive Relevance of Primary Tumor Location in Patients With RAS Wild-Type Metastatic Colorectal Cancer: Retrospective Analyses of the CRYSTAL and FIRE-3 Trials [J]. JAMA Oncol, 2017, 3 (2): 194-201.

[22] VENOOK A P, NIEDZWIECKI D, INNOCENTI F, et al. Impact of primary tumor location on overall survival (OS) and progression-free survival (PFS) in patients with metastatic colorectal cancer: analysis of CALGB/SWOG 80405 (Alliance) [J]. J Clin Oncol, 2016, 34 (Suppl): 3504.

[23] YOSHINO T, WATANABE J, SHITARA K, et al. Panitumumab (PAN) plus mFOLFOX6 versus bevacizumab (BEV) plus mFOLFOX6 as first-line treatment in patients with RAS wild-type (WT) metastatic colorectal cancer (mCRC): Results from the phase 3 PARADIGM trial [J]. J Clin Oncol, 2022 (Suppl 17).

[24] HOLCH J W, RICARD I, STINTZING S, et al. The relevance of primary tumour location in patients with metastatic colorectal cancer: A meta-analysis of first-line clinical trials [J]. Eur J Cancer, 2017, 70: 87-98.

[25] SORICH M J, WIESE M D, ROWLAND A, et al. Extended RAS mutations and anti-EGFR monoclonal antibody survival benefit in metastatic colorectal cancer: a meta-analysis of randomized, controlled trials [J]. Ann Oncol, 2015, 26 (1): 13-21.

[26] VAN CUTSEM E, LANG I, D'HAENS G, et al. KRAS status and efficacy in the first-line treatment of patients with metastatic colorectal cancer (mCRC) treated with FOL-

FIRI with or without cetuximab: The CRYS-TAL experience [J]. J Clin Oncol, 2008, 26 (Suppl): abstract 2.

[27] BOKEMEYER C, BONDARENKO I, HARTMANN J T, et al. KRAS status and efficacy of first-line treatment of patients with metastatic colorectal cancer (mCRC) with FOLFOX with or without cetuximab: The OPUS experience [J]. J Clin Oncol, 2008, 26 (Suppl): abstract 4000.

[28] TEJPAR S, PEETERS M, HUMBLET Y, et al. Relationship of efficacy with KRAS status (wild type versus mutant) in patients with irinotecan-refractory metastatic colorectal cancer (mCRC), treated with irinotecan and escalating doses of cetuximab: The EVEREST experience (preliminary data) [J]. J Clin Oncol, 2008, 26 (5): 4001.

[29] DOUILLARD J Y, OLINER K S, SIENA S, et al. Panitumumab-FOLFOX4 treatment and RAS mutations in colorectal cancer [J]. N Engl J Med, 2013, 369 (11): 1023-1034.

[30] MAITY A, PORE N, LEE J, SOLOMON D, et al. Epidermal growth factor receptor transcriptionally up-regulates vascular endothelial growth factor expression in human glioblastoma cells via a pathway involving phosphoinositol 3'-kinase and distinct from that induced by hypoxia [J]. Cancer Res, 2000, 60 (20): 5879-5886.

[31] INCE W L, JUBB A M, HOLDEN S N, et al. Association of k-ras, b-raf, and p53 status with the treatment effect of bevacizumab [J]. J Natl Cancer Inst, 2005, 97 (13): 981-989.

[32] HEINEMANN V, VON WEIKERST-HAL LF, DECKER T, et al. FOLFIRI plus cetuximab versus FOLFIRI plus bevacizumab as first-line treatment for patients with metastat-ic colorectal cancer (FIRE-3): a randomised, open-label, phase 3 trial [J]. Lancet Oncol, 2014, 15 (10): 1065-1075.

[33] DEMPKE W C, HEINEMANN V. Ras mutational status is a biomarker for resistance to EGFR inhibitors in colorectal carcinoma [J]. Anticancer Res, 2010, 30 (11): 4673-4677.

[34] FAKIH M G, O'NEIL B H, PRICE T J, et al. Phase 1 study evaluating the safety, tolerability, pharmacokinetics (PK) and efficacy of AMG510, a novel small molecule $KRAS^{G12C}$ inhibitor, in advanced solid tumors [J]. J Clin Oncol, 2019, 37 (Suppl; abstr 3003).

[35] J. WEISS, et al. KRYSTAL-1: Adagrasib (MRTX849) as monotherapy or combined with cetuximab (Cetux) in patients (Pts) with colorectal cancer (CRC) harboring a KRAS G12C mutation [C]. 2021 ESMO, LBA6.

[36] LAVOIE H, THERRIEN M. Regulation of RAF Protein Kinases in ERK Signalling [J]. Nat Rev Mol Cell Biol, 2015, 16 (5): 281-298.

[37] JONES J C, RENFRO L A, AL-SHAMSI H O, et al. Non-V600 BRAF Mutations Define a Clinically Distinct Molecular Subtype of Metastatic Colorectal Cancer [J]. J Clin Oncol, 2017, 35 (23): 2624-2630.

[38] SAMOWITZ W S, SWEENEY C, HERRICK J, et al. Poor survival associated with the BRAF V600E mutation in microsatellite-stable colon cancers [J]. Cancer Res, 2005, 65 (14): 6063-6069.

[39] PIETRANTONIO F, PETRELLI F, COI-NU A, et al. Predictive Role of BRAF Mutations in Patients With Advanced Colorectal Cancer Receiving Cetuximab and Panitu-mumab: A Meta-Analysis [J]. Eur J Cancer,

2015, 51（5）: 587-594.

[40] RAVNAN M C, MATALKA M S. Vemurafenib in patients with BRAF V600E mutation-positive advanced melanoma [J]. Clin Ther, 2012, 34（7）: 1474-1486.

[41] KOPETZ S, DESAI J, CHAN E, et al. Phase II pilot study of vemurafenib in patients with metastatic BRAF-mutated colorectal cancer [J]. J Clin Oncol, 2015, 33（34）: 4032-4038.

[42] HYMAN D M, PUZANOV I, SUBBIAH V, et al. Vemurafenib in multiple nonmelanoma cancers with BRAF V600 mutations [J]. N Engl J Med, 2015, 373（8）: 726-736.

[43] YAEGER R, CERCEK A, O'REILLY E M, et al. Pilot trial of combined BRAF and EGFR inhibition in BRAF-mutant metastatic colorectal cancer patients [J]. Clin Cancer Res, 2015, 21（6）: 1313-1320.

[44] VAN GEEL RMJM, TABERNERO J, ELEZ E, et al. A Phase Ib Dose-Escalation Study of Encorafenib and Cetuximab with or without Alpelisib in Metastatic BRAF-Mutant Colorectal Cancer [J]. Cancer Discov, 2017, 7（6）: 610-619.

[45] CORCORAN R B, ANDRÉ T, ATREYA C E, et al. Combined BRAF, EGFR, and MEK Inhibition in Patients with BRAFV600E-Mutant Colorectal Cancer [J]. Cancer Discov, 2018, 8（4）: 428-443.

[46] KOPETZ S, MCDONOUGH S L, MORRIS V K, et al. Randomized trial of irinotecan and cetuximab with or without vemurafenib in BRAF-mutant metastatic colorectal cancer （SWOG 1406）[J]. J Clin Oncol, 2017, 35（Suppl 4）: 520.

[47] KOPETZ S, GROTHEY A, YAEGER R, et al. Encorafenib, Binimetinib, and Cetuximab in BRAF V600E-Mutated Colorectal Cancer [J]. N Engl J Med, 2019, 381（17）: 1632-1643.

[48] TABERNERO J, GROTHEY A, VAN CUTSEM E, et al. Encorafenib Plus Cetuximab as a New Standard of Care for Previously Treated BRAF V600E-Mutant Metastatic Colorectal Cancer: Updated Survival Results and Subgroup Analyses from the BEACON Study [J]. J Clin Oncol, 2021, 39（4）: 273-284.

[49] TABERNERO J, VAN G R, GUREN T K, et al. Phase 2 results: Encorafenib （ENCO） and cetuximab （CETUX） with or without alpelisib （ALP） in patients with advanced BRAF-mutant colorectal cancer （BRAFm CRC）[J]. J Clin Oncol, 2016, 34（Suppl 15）: 3544.

[50] CLINICAL TRIALS.gov.Study of WNT974 in Combination with LGX818 and Cetuximab in Patients with BRAF-Mutant Metastatic Colorectal Cancer （mCRC） and Wnt Pathway Mutations [EB/OL]. NCT02278133.

[51] MORRIS V K, PARSEGHIAN C M, ESCANO M, et al. Phase I/II trial of encorafenib, cetuximab, and nivolumab in patients with microsatellite stable, BRAFV600E metastatic colorectal cancer [J]. J Clin Oncol, 2022, 40（Suppl 4）: 12.

[52] RICHMAN S D, SOUTHWARD K, CHAMBERS P, et al. HER2 overexpression and ampli cation as a potential therapeutic target in colorectal cancer: analysis of 3256 patients enrolled in the QUASAR, FOCUS and PICCOLO colorectal cancer trials [J]. J Pathol, 2016, 238: 562-570.

[53] CLARK J W, NIEDZWIECKI D, HOLLIS D, et al. Phase II trial of 5-fl uororuacil （5-FU）, leucovorin （LV）, oxaliplatin （Ox）, and trastuzumab （T） for pa-

tients with metastatic colorectal cancer（CRC）refractory to initial therapy［J］. Proc Am Soc Clin Oncol, 2003, 21: 3584.

［54］RAMANATHAN R K, HWANG J J, ZAMBONI W C, et al. Low overexpression of HER-2/neu in advanced colorectal cancer limits the usefulness of trastuzumab（Herceptin）and irinotecan as therapy. A phase II trial［J］. Cancer Invest, 2004, 22（6）: 858-865.

［55］SARTORE-BIANCHI A, TRUSOLI-NO L, MARTINO C, et al. Dual-targeted therapy with trastuzumab and lapatinib in treatment-refractory, KRAS codon 12/13 wild-type, HER2-positive metastatic colorectal cancer（HERACLES）: a proof-of-concept, multicentre, open-label, phase 2 trial［J］. Lancet Oncol, 2016, 17（6）: 738-746.

［56］MERIC-BERNSTAM F, HURWITZ H, RAGHAV KPS, et al. Pertuzumab plus trastuzumab for HER2-amplified metastatic colorectal cancer（MyPathway）: an updated report from a multicentre, open-label, phase 2a, multiple basket study［J］. Lancet Oncol, 2019, 20（4）: 518-530.

［57］SARTORE-BIANCHI A, MARTINO C, LONARDI S, et al. Phase II study of Pertuzumab and Trastuzumab-emtansine（T-DM1）in patients with HER2-positive metastatic colorectal cancer: the HERACLES-B Trial ［C］. ESMO 2019 Congress, Abstract LBA 35.

［58］NAKAMURA Y, OKAMOTO W, KATO T, et al. TRIUMPH: Primary efficacy of a phase II trial of Trastuzumab and Pertuzumab in patients with metastatic colorectal cancer with HER2 amplification in tumor tissue or circulating tumor DNA : A GOZILA Substudy（EPOC 1602）［C］. ESMO 2019 Congress, Abstract 526.

［59］STRICKLER J H, ZEMLA T, OU F S,
et al. Trastuzumab and tucatinib for the treatment of HER2 amplified metastatic colorectal cancer（mCRC）: Initial results from the MOUNTAINEER trial［C］. ESMO 2019 Congress, Abstract 527.

［60］SIENA S, BARTOLOMEO M D, RAGHAV KPS, et al. A phase II, multicenter, open-label study of trastuzumab deruxtecan（T-DXd; DS-8201）in patients（pts）with HER2-expressing metastatic colorectal cancer（mCRC）: DESTINY-CRC01［J］. Journal of Clinical Oncology, 2020, 38（Suppl. abstr 4000）.

［61］GATALICA Z, XIU J, SWENSEN J, et al. Molecular characterization of cancers with NTRK gene fusions［J］. Mod Pathol, 2019, 32（1）: 147-153.

［62］COCCO E, BENHAMIDA J, MIDDHA S, et al. Colorectal Carcinomas Containing Hypermethylated MLH1 Promoter and Wild-Type BRAF/KRAS Are Enriched for Targetable Kinase Fusions［J］. Cancer Res, 2019, 79（6）: 1047-1053.

［63］DRILON A, LAETSCH T W, KUMMAR S, et al. Efficacy of larotrectinib in TRK fusion-positive cancers in adults and children［J］. N Engl J Med, 2018, 378（8）: 731-739.

［64］DEMETRI G D, PAZ-ARES L, FARAGO A F, et al. Efficacy and safety of entrectinib in patients with NTRK fusion-positive tumours: pooled analysis of STARTRK-2, STARTRK-1 and ALKA-372-001［C］. Munich, Germany: 2018 ESMO Congress, 2018. Abstract LBA17.

［65］KLINGBIEL D, SARIDAKI Z, ROTH A D, et al. Prognosis of Stage II and III Colon Cancer Treated With Adjuvant 5-fluorouracil or FOLFIRI in Relation to Microsatellite Status: Results of the PETACC-3 Trial［J］.

Ann Oncol, 2015, 26（1）: 126-132.

［66］DUDLEY J C, LIN M T, LE D T, et al. Microsatellite Instability as a Biomarker for PD-1 Blockade［J］. Clin Cancer Res, 2016, 22（4）: 813-820.

［67］LE D T, URAM J N, WANG H, et al. PD-1 Blockade in Tumors With Mismatch-Repair Deficiency［J］. N Engl J Med, 2015, 372（26）: 2509-2520.

［68］MARCUS L, LEMERY S J, KEEGAN P, et al. FDA Approval Summary: Pembrolizumab for the Treatment of Microsatellite Instability-High Solid Tumors［J］. Clin Cancer Res,. 2019, 25（13）: 3753-3758.

［69］OVERMAN M J, MCDERMOTT R, LEACH J L, et al. Nivolumab in Patients With Metastatic DNA Mismatch Repair-Deficient or Microsatellite Instability-High Colorectal Cancer（CheckMate 142）: An Open-Label, Multicentre, Phase 2 Study［J］. Lancet Oncol, 2017, 18（9）: 1182-1191.

［70］OVERMAN M J, LONARDI S, WONG KYM, Et al. Durable Clinical Benefit With Nivolumab Plus Ipilimumab in DNA Mismatch Repair-Deficient/Microsatellite Instability-High Metastatic Colorectal Cancer ［J］. J Clin Oncol, 2018, 36（8）: 773-779.

［71］DIAZ L A JR, SHIU K K, KIM T W, et al. Pembrolizumab versus chemotherapy for microsatellite instability-high or mismatch repair-deficient metastatic colorectal cancer（KEYNOTE-177）: final analysis of a randomised, open-label, phase 3 study［J］. Lancet Oncol, 2022, 23（5）: 659-670.

［72］LENZ H J,CUTSEM E V,LIMON M L, et al. First-Line Nivolumab Plus Low-Dose Ipilimumab for Microsatellite Instability-High/Mismatch Repair Deficient Metastatic Colorectal Cancer: The Phase II CheckMate 142 study ［J］. J Clin Oncol, 2022, 40（2）: 161-170.

［73］ABDULLAEV S, ANDRÉ T, LEI M, et al. A phase III study of nivolumab（NIVO）, NIVO＋ipilimumab（IPI）, or chemotherapy（CT）for microsatellite instability-high（MSI-H）/mismatch repair-deficient（dMMR）metastatic colorectal cancer（mCRC）: Checkmate 8HW［J］. J Clin Oncol, 2020（Suppl 4）: abstr TPS266.

［74］CAIO MAX SAO PEDRO ROCHA LIMA, GREG YOTHERS, SAMUEL A. JACOBS, et al. Colorectal cancer metastatic dMMR immuno-therapy（COMMIT）study: A randomized phase III study of atezolizumab（atezo）monotherapy versus mFOLFOX6/bevacizumab/atezo in the first-line treatment of patients（pts）with deficient DNA mismatch repair（dMMR）or microsatellite instability high（MSI-H）metastatic colorectal cancer（mCRC）—NRG-GI004/SWOG-S1610［J］. J Clin Oncol,2022（Suppl 16）: abstr TPS3647.

［75］ENG C, KIM T W, BENDELL J, et al. Atezolizumab with or without cobimetinib versus regorafenib in previously treated metastatic colorectal cancer（IMblaze370）: a multicentre, open-label, phase 3, randomised, controlled trial［J］. Lancet Oncol, 2019, 20（6）: 849-861.

［76］CHEN E X, JONKER D J, KENNECKE H F, et al. CCTG CO. 26 trial: A phase II randomized study of durvalumab（D）plus tremelimumab（T）and best supportive care（BSC）versus BSC alone in patients（pts）with advanced refractory colorectal carcinoma（rCRC）（abstsract）［J］. J Clin Oncol, 37, 2019（Suppl 4）: abstr 481.

第九章

多学科病例讨论

宝剑锋从磨砺出，梅花香自苦寒来
BRAF V600E肠癌病例

患者，女性，27岁。

主诉：反复腹痛、腹胀伴贫血4个月。

现病史：患者2020年3月无诱因出现脐周绞痛伴恶心、腹胀，无发热、腹泻，就诊当地医院，血常规：HGB 86g/L，予以补铁、镇痛等治疗后腹痛缓解。2020年6月腹痛再发，复查血常规：HGB 77g/L；肿瘤标志物：CEA 13.79ng/ml。2020年7月就诊我院，行结肠镜检查（图9-1）：结肠肝曲环腔巨大占位，局部管腔狭窄，镜身不能通过。活检病理：（肝曲）结肠中分化腺癌。胸腹盆腔增强CT（图9-2）：左锁骨上、上纵隔气管左旁软组织密度影，肿大淋巴结可能；结肠肝曲肠壁不规则增厚强化，恶性病变可能，肠系膜、腹膜后多发肿大淋巴结。PET-CT：结肠肝曲代谢增高灶（SUVmax 20.0），考虑恶性；病灶周围多发代谢增高结节（SUVmax 7.9），考虑转移灶；左锁骨上下区（SUVmax 14.3）、腹主动脉周围（L$_{1-3}$椎体水平下缘）多发淋巴结代谢增高灶（SUVmax 11.0）。2020年7月21日行超声引导下颈部淋巴结活检，病理：找到瘤细胞，腺癌。肿瘤标志物：CEA 13.5ng/ml，CA19-9 217U/ml。血常规：HGB 99g/L。2020年7月22日起间断出现不完全性肠梗阻，对症治疗后恢复排气、排便。

既往史：体健。

个人史、婚育史、月经史：无特殊。

家族史：外祖父患结肠癌。

入院查体：BSA 1.77m^2，ECOG评分0分。轻度贫血貌，左锁骨上淋巴结肿大，大小约1cm×2cm，质地偏硬，活动度不佳，轻压痛，其余全身浅表淋巴结未触及肿大。心肺（-）。腹软，脐周轻压痛，无反跳痛，肠鸣音3次/分，肝脾肋下、剑下未及，移动性浊音（-）。

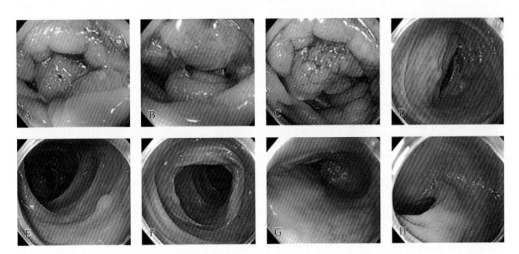

图9-1 结肠镜检查

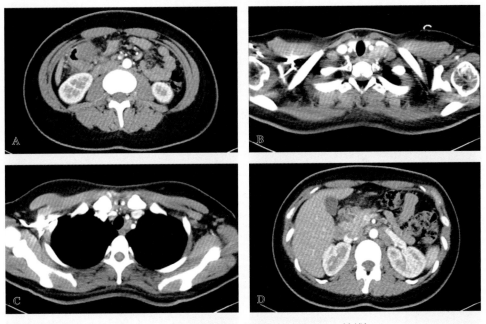

图9-2 胸腹盆增强CT（2020年7月7日，基线）

A.结肠肝曲肿物；B.左锁骨上淋巴结；C.上纵隔气管旁淋巴结；D.腹膜后淋巴结

初步诊断：

升结肠中分化腺癌（cTxNxM1b，ⅣB期）

左锁骨上、上纵隔气管左旁、腹膜后多发淋巴结转移

轻度贫血

不完全性肠梗阻

2020年7月24日行第1周期XELOX方案化疗：奥沙利铂200mg，第1天；卡培他滨早1.5g/晚2.0g，第1～14天。3周为1个周期。治疗后左锁骨上淋巴结明显缩小，HGB稳定，肠梗阻好转，体重增加2kg。

2020年8月基因检测（NGS）回报：MSS，TMB-L，2.4个突变/Mb，*BRAF*第15号外显子错义突变（V600E）；*EP300*第31号外显子错义突变（R1830K）；*H3F3C*第1号外显子错义突变（L48F），*KRAS*、*NRAS*野生型，无*ERBB2*扩增。

2020年8月15日至11月18日行7周期贝伐珠单抗＋FOLFOXIRI治疗：贝伐珠单抗300mg，第1天；伊立替康200mg→240mg（第2周期起加量），第1天；奥沙利铂120mg→150mg（第2周期起加量），第1天；亚叶酸钙350mg，第1天；5-FU 3.6g，持续输注46小时。2周为1个周期。

2020年9月11日及11月9日病情评估：CEA 13.5ng/ml→0.8ng/ml，CA19-9 217U/ml→15.9U/ml，CA242 30.5U/ml。胸腹盆增强CT复查（图9-3）：PR。左锁骨上、上纵隔气管左旁及腹膜后淋巴结均较前减小，原发灶肠壁增厚、肠腔狭窄较前好转。

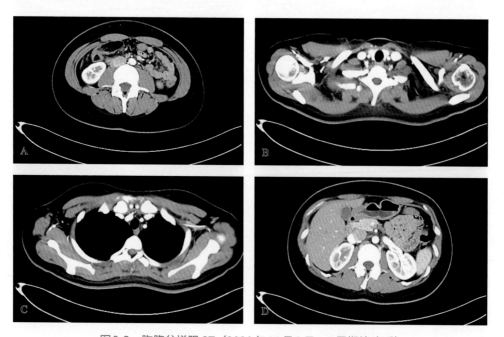

图9-3　胸腹盆增强CT（2020年11月9日，8周期治疗后）

A.结肠肝曲肿物；B.左锁骨上淋巴结；C.上纵隔气管旁淋巴结；D.腹膜后淋巴结

结直肠MDT讨论:

化疗有效，可继续目前治疗，维持治疗期间可考虑原发灶切除。

患者第7周期贝伐珠单抗＋FOLFOXIRI化疗后出现3级呕吐。因不耐受三药化疗方案，换为XELOX方案化疗，继续联合贝伐珠单抗。

2020年12月2日至12月24日行2周期贝伐珠单抗＋XELOX治疗：贝伐珠单抗500mg，第1天；奥沙利铂230mg，第1天；卡培他滨早1.5g/晚2g，第1～14天。3周为1个周期。

2021年1月8日行PET-CT病情评估：原结肠肝曲高代谢病变、周围肠系膜及左锁骨上下区、腹主动脉周围多发淋巴结，现均已不明显，仅左锁骨上仍有残留的无活性小淋巴结。评估为临床完全缓解（cCR）（图9-4）。

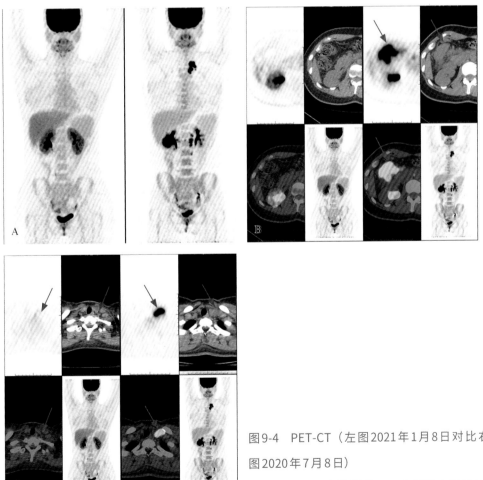

图9-4　PET-CT（左图2021年1月8日对比右图2020年7月8日）

A.MIP图；B.结肠肿物；C.左锁骨上淋巴结

2021年1月26日行腹腔镜根治性右半结肠切除术（CME＋D3，回肠－横结肠overlap吻合），术后病理：（右半结肠及肿物）结肠浅溃疡，溃疡周肠壁全层纤维组织增生，少许炎症细胞浸润，未见癌细胞残留，肿瘤治疗完全反应（CAP 0级）；两断端、环周切缘未见癌细胞；网膜组织未见特殊；淋巴结显慢性炎症（小肠周0/2；结肠周0/16；胃网膜血管弓0/1），肠周见脂肪坏死结节伴泡沫细胞聚集；慢性阑尾炎。

术后治疗：

患者术后切伤口延迟愈合，复查胸腹盆增强CT：左锁骨上、上纵隔气管旁淋巴结大致同前，腹膜后小淋巴结大致同前，余未见新发转移。

2021年3月2日起行2周期卡培他滨治疗：卡培他滨1.5g，每天2次，第1～14天，3周为1个周期。

2021年5月8日至2022年7月1日行贝伐珠单抗＋卡培他滨维持治疗：贝伐珠单抗500mg，第1天；卡培他滨1.5g，每天2次，第1～14天。3周为1个周期。

其间因TBil及IBil反复升高（2级），间断减量或停用卡培他滨。减量或停用卡培他滨后胆红素可恢复至正常。

术后复查：

2021年5月7日PET-CT：新见左侧髂总动脉代谢轻度增高淋巴结，性质待定，左中腹肠系膜代谢增高小淋巴结，建议随访。肿瘤标志物、ctDNA结果阴性。

2021年8月16日PET-CT：原左侧髂总动脉旁代谢轻度增高的淋巴结本次未见；左中腹肠系膜代谢稍高的小淋巴结大致同前，考虑炎性病变可能（图9-5A）。CA242 24.1U/ml。

2022年2月17日结肠镜：乙状结肠见一枚0.3cm息肉，直肠见一枚0.2cm息肉，活检钳除，病理：增生性息肉。

2022年7月14日PET-CT：与2021年8月16日PET-CT比较，未见明确肿瘤复发及转移灶；原左中腹肠系膜代谢稍高的小淋巴结未显示（图9-5B）。CA242 26.9U/ml，ctDNA结果阴性。停药休疗，定期复查。

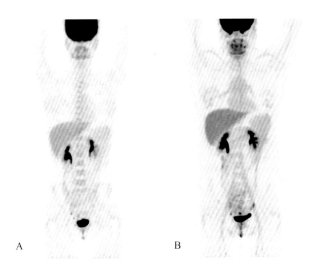

A   B

图9-5　复查PET-CT未见代谢增高灶

A.2021年8月16日复查；B.2022年7月14日复查

总结：

本例为青年女性，体力良好，治疗意愿强烈。初始诊断为晚期右半结肠癌伴多发远处淋巴结转移，合并不完全性肠梗阻及贫血，基因检测提示*BRAF* V600E突变。通过积极的靶向联合三药化疗的转化治疗，最终获得肿瘤的完全缓解。

1. 治疗目标选择　患者初始诊断右半结肠癌，同时性多发远处淋巴结（左锁骨上、上纵隔、腹膜后）转移，属于传统意义上的不可切除范畴。但患者年轻、体力情况良好，治疗意愿积极，可否尝试转化治疗，寻找潜在局部治疗机会呢？在伴有不完全性肠梗阻及不除外肿瘤出血的情况下，我们先进行了一次XELOX化疗，初次化疗后患者左锁骨上淋巴结明显缩小，肠梗阻缓解，血红蛋白稳定，提示治疗有效，不良反应可耐受，为后续治疗创造了机会。此后基因检测回报提示*BRAF* V600E突变，依据CSCO及NCCN指南，对于*BRAF*突变的患者，若体力可耐受，可考虑贝伐珠单抗联合FOLFOXIRI三药化疗方案，以期取得更高的客观缓解率，争取局部治疗机会。幸运的是，患者对该强治疗方案反应和耐受均较好，影像学评估完全缓解（CR），最终在进入维持治疗阶段中进行了手术治疗，取得了病理pCR的良好结局。

2. MDT治疗　对于初始评估为Ⅳ期、转移部位相对较少的结肠癌患者，在一线诱导化疗达到最大疗效、病情相对稳定、进入维持治疗的阶段，应积极寻找局部治疗机会，争取达到无疾病状态（NED），以尽可能延长患者的总生存期。这一过程依赖外科、放疗科、放射介入科等与肿瘤内科一起商讨治疗策略。本例患者在肿瘤内科系统治疗后全身病灶明显缩小，PET-CT提示cCR之后，MDT团队制订了由外科实施原发灶手术切除的方案。一方面考虑到影像cCR并不能完全等同于病理pCR；另一方面，对于转移灶无法切除的mCRC，若原发灶无急症并不建议预防性切除，但对于这类患者经过积极有效的全身治疗后，原发灶切除是否会带来生存获益，目前尚无定论。本例患者手术顺利完成，此后患者继续转入肿瘤内科进行维持治疗，体现了MDT诊治的优势。

3. 治疗的终点选择　该患者在原发灶切除术后，虽多次转移灶影像评估均为CR，但波动的肿瘤标志物让我们对停药存在一定顾虑。目前已有多项研究证实ctDNA可用于晚期结直肠癌微残留灶的检测，在术后维持治疗随访期间，虽然PET-CT曾出现代谢增高灶和肿瘤标志物波动，多次ctDNA阴性为临床停用维持治疗提供了支持性证据。

本例患者的治疗过程虽然总体顺利，但也存在一些波折，包括三药化疗后期的剧烈呕吐、切口延迟愈合、维持治疗期间的反复肝损伤等。经过及时的治疗策略调整及对病情变化的精准判断，最终患者在经历2年治疗后，PET-CT未见复发转移，停药休疗，获得临床治愈，回归正常生活。

（耿瑞璇）

沉舟侧畔千帆过，病树前头万木春
MSI-H肠癌病例

患者，女性，78岁。

主诉：腹痛伴呕吐1月余。

现病史：患者2020年10月初无明显诱因出现腹部绞痛，始于右下腹，随后逐渐扩展至脐周，伴呕吐、排便减少。2020年11月初患者腹痛再次加重、性质同前，伴呕吐10余次，为胃内容物及胆汁，伴排气、排便较前减少。就诊于我院急诊，腹部立位平片（图9-6）示：中腹部肠管积气。腹盆CT平扫（图9-7）示：回盲部肠壁增厚，末段回肠受累可能，近端回肠肠腔扩张。肿瘤标志物：血CEA、CA19-9在正常范围。急诊考虑"不完全性肠梗阻"，保守治疗后好转。结肠镜（图9-8）：回盲部附近巨大环

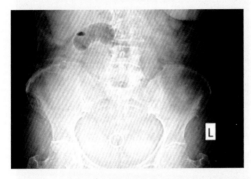

图9-6 腹部立位平片

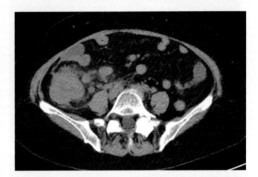

图9-7 腹盆CT平扫

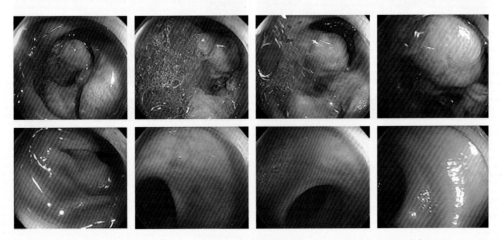

图9-8 结肠镜检查

腔占位性病变，考虑恶性可能。活检病理：（回盲部）恶性肿瘤，结合免疫组化，考虑为分化差的癌。

　　既往史：胆结石、慢性胆囊炎30余年。40年前行宫内节育器置入术。

　　家族史：父亲78岁左右患"直肠癌"。

初始诊断： 　　回盲部结肠癌

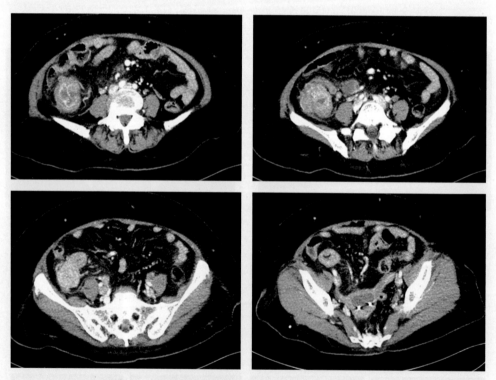

图9-9　腹盆增强CT（基线影像，2020年11月10日）

2020年11月17日于基本外科行腹腔镜回盲部结肠癌根治术（升结肠–回肠功能性端–端吻合，D3）。

术中探查肝、胃、小肠未见异常，盲肠、升结肠起始段见巨大肿物，直径约10cm，周围肠系膜内多发肿大融合淋巴结，直径约3cm。

术后病理：右半结肠低分化腺癌，部分黏液腺癌，侵透肠壁全层并累及浆膜，侵及回盲瓣和小肠；淋巴结转移癌（6/18）；可见脉管内瘤栓及神经侵犯，另可见结肠管状腺瘤2枚，阑尾广基锯齿状病变（SSL）。

免疫组化：MLH-1（–），PMS-2（–），MSH-2（＋），MSH-6（＋），HER2（0）。

术后病理分期：$pT_{4b}N_{2a}M_0$，ⅢC期。

结合患者及家属意愿，术后未行化疗。

患者逐渐出现背痛，影响睡眠，可进流食，进食后仍有腹痛、腹胀，伴恶心，间断呕吐胃内容物，有排气、排便，诉左侧颈部可触及结节。

2021年2月复查血清肿瘤标志物：CA125 91.3U/ml，CEA、CA19-9均在正常范围。胸腹盆增强CT（与2020年12月18日比较，图9-10）：新见左侧颈根部、锁骨上窝多发肿大淋巴结；腹部术区周围、肠系膜区、腹膜后、左侧腹壁多发软组织密度肿块，部分血管受包绕，较前明显增大、增多；新见盆腔积液。

手术病理基因检测（NGS）：

肠癌41基因检测：*BRAF*第15号外显子V600E突变，丰度30.68%；高度微卫星不稳定型（MSI-H）。

2021年2月完善免疫治疗前检查：补体2项＋免疫球蛋白3项：IgA 5.71g/L，余（–）；抗核抗体谱（17项）：Ro-52弱阳性（＋），余（–）。

2021年3月开始行第1周期帕博利珠单抗治疗，可瑞达200mg，静脉注射，每3周1次。患者诉第1周期治疗后，腹痛即出现好转，未再出现呕吐、排气排便减少等表现。第2周期免疫治疗后（2021年4月），患者颈部淋巴结较前明显缩小，腹部包块较前缩小，评估SD缩小。第6周期后颈部淋巴结、腹部包块、髂血管旁淋巴结均较前进一步缩小，总直径缩小37.2%，总评为PR。第10周期治疗后复查胸腹盆腔增强CT（图9-11），病灶进一步缩小，评估为持续PR，此后评估病灶稳定，末次评估2022年7月。

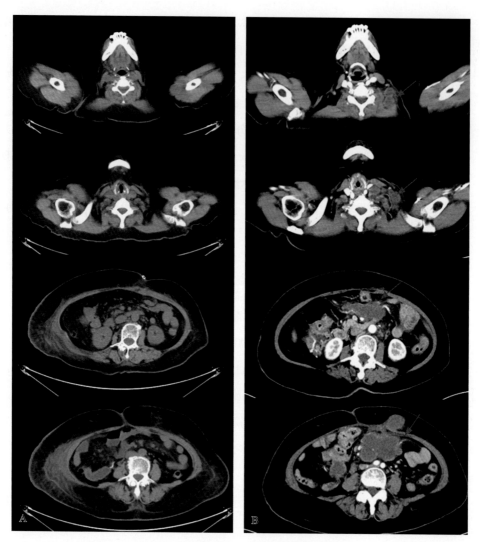

图9-10　术前及术后胸腹盆CT平扫对比

A.2020年12月胸腹盆CT平扫；B.2021年2月26日胸腹盆增强CT

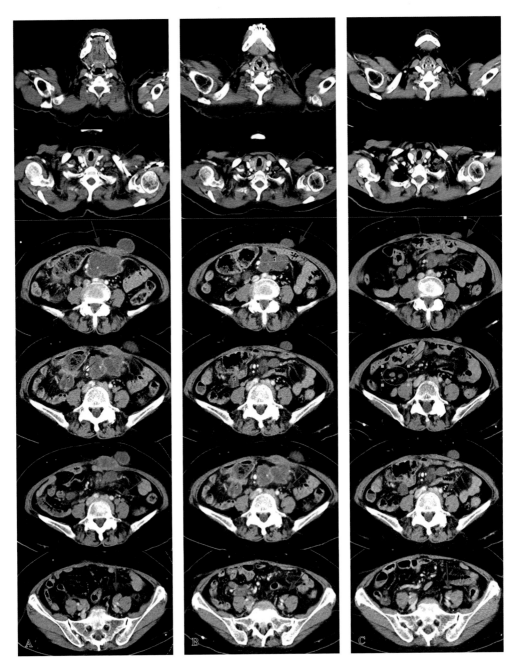

图9-11 免疫治疗过程中胸腹盆增强CT

A.2021年4月（第2周期免疫治疗后）；B.2021年7月（第6周期免疫治疗后）；C.2022年1月（第10周期免疫治疗后）；前两行为颈部淋巴结变化，中间两行为腹部包块变化，后两行为髂血管旁淋巴结变化

免疫治疗不良反应：甲状腺功能减退

基线甲状腺功能正常，第2周期免疫治疗后复查甲状腺功能，游离三碘甲状腺原氨酸（FT_3）正常，游离甲状腺素（FT_4）0.75ng/dl（正常参考值为0.81～1.89ng/dl），促甲状腺激素（TSH）6.327μIU/ml（正常参考值为0.38～4.34μIU/ml）。

2021年4月开始加用左甲状腺素钠（优甲乐）50μg，每天1次，1个月后复查甲状腺功能：FT_3、FT_4正常，TSH 0.02μIU/ml。后患者自行将左甲状腺素钠（优甲乐）减量至25μg，每天1次。

2021年8月复查甲状腺功能：FT_3、FT_4明显下降，TSH上升至大于100μIU/ml。甲状腺超声：甲状腺弥漫性变，多发甲状腺囊实性结节，TI-RADS 3级；颈部多发小淋巴结，考虑增生。

内分泌科会诊：可将左甲状腺素钠（优甲乐）加量至100μg，每天1次，2周后复查甲状腺功能，如免疫治疗耐受良好，无其他明显食欲减退、恶心等不良反应，可按期行免疫治疗。

2021年9月复查甲状腺功能：FT_3、FT_4在正常范围，TSH下降至23μIU/ml。

此后左甲状腺素钠（优甲乐）维持在100μg，每天1次，甲状腺功能大致正常。

复查及随访：

患者目前已完成18周期免疫治疗，体力明显好转，进食、排便正常，体重较前增加5kg，继续免疫维持治疗，于门诊定期随访。

总结：

本例患者为高龄老年女性，体力较差，体形瘦小。以肠梗阻起病，确诊回盲部低分化腺癌、部分黏液腺癌，先行手术治疗，病理分期为局部晚期，侵及浆膜伴肠周淋巴结多发转移，分子分型为MSI-H型。因患者体力情况及个人意愿，术后未接受辅助化疗。术后3个月即出现复发及广泛淋巴结转移。对于这样一例典型的 *BRAF* V600E 突变的MSI-H型右半结肠癌，其特殊的临床特征及治疗策略值得深入思考。

1. 从临床特征看分子分型　*BRAF* 突变CRC具有独特的临床特征。*BRAF* 突变CRC更好发于老年女性、右半结肠，病理特征为黏液性肿瘤，细胞分化较差，其中20%～50%为MSI-H型。*BRAF* 突变CRC患者比 *BRAF* 野生型更易发生腹膜和淋巴结转移。本例老年患者，无论从肿瘤部位、病理类型、转移部位，都提示*BRAF* V600E突变的可能性，对于有这些临床特征的患者更应重视基因检测，以为后续治疗提供更加精准的分子生物学信息，实现个体化精准治疗。

2. 免疫先锋 患者右半结肠癌，以肠梗阻起病，病灶局部侵犯深，手术病理提示低分化腺癌、部分黏液腺癌，符合MSI-H型肠癌的常见表现。目前指南对于Ⅱ期MSI-H型肠癌推荐术后观察，而对于Ⅲ期MSI-H型肠癌指南仍推荐常规化疗作为术后辅助治疗，关于这一特殊亚群术后辅助免疫治疗的研究正在进行。患者因体力不佳，术后拒绝常规化疗。但术后3个月即出现复发转移，对于MSI-H/dMMR晚期结直肠癌（mCRC），根据KEYNOTE-177研究，帕博利珠单抗一线单药治疗PFS 16.5个月*vs*化疗组8.2个月，HR 0.59，生存显著改善。2021年NCCN指南和我国CSCO指南均已推荐免疫治疗作为MSI-H型mCRC的一线治疗。本患者单药免疫治疗疗效明显，6周期后达到PR，后续维持PR，PFS目前已超过18个月。

3. *BRAF*突破 本患者病理免疫组化：MLH-1（-），PMS-2（-），MSH-2（+），MSH-6（+），基因检测提示存在*BRAF*基因第15号外显子V600E突变，丰度30.68%，属于散发型MSI-H型肠癌。*BRAF*突变患者预后差。对于*BRAF* V600E突变的结肠癌，目前NCCN指南和我国CSCO指南一线治疗首先推荐贝伐珠单抗联合奥沙利铂、伊立替康、氟尿嘧啶三药方案，高龄、体力较差、不适合强化疗方案的患者一般仍选择两药或单药联合贝伐珠单抗的方案。根据KEYNOTE-177研究的亚组数据，*BRAF*突变的MSI-H型患者免疫治疗疗效远优于传统化疗。本例患者免疫单药获得良好疗效。

4. 免疫相关不良反应（immune-related adverse event, irAE）良好管理 本例患者免疫单药治疗过程中出现甲状腺功能减退，加用左甲状腺素钠（优甲乐）替代治疗，其间患者自行左甲状腺素钠减量，再次出现甲状腺功能减退的加重，调整左甲状腺素钠剂量后，甲状腺功能逐步恢复正常。目前多个非小细胞肺癌免疫治疗的小规模回顾性研究提示，免疫治疗相关的甲状腺功能异常，包括临床和亚临床的甲状腺功能减退、临床和亚临床甲状腺功能亢进，与免疫治疗可取得更好的疗效相关，属于免疫治疗良好预后的预测因子。

本例患者是一例高龄、以肠梗阻起病的MSI-H型右半结肠癌，先行手术治疗，术后3个月即出现复发转移，后进行单药免疫治疗，疗效明显，生活质量明显改善；虽出现免疫相关不良反应，但监测密切、管理及时，获得安全控制，最终达到长期部分缓解的疗效。对于此类起病较晚的 MSI-H 型结肠癌，术后是否可以更早期介入免疫辅助治疗，或术前完善基因检测确诊 MSI-H 型肠癌选择新辅助化疗，获得更好的无进展生存期，还有待进一步的临床研究证实。

（张智旸）

精感石没羽，岂云惮险艰
直肠癌合并巨大肝转移病例

患者，男性，36岁。

主诉：体重下降1个月。

现病史：患者于2018年7月无明显诱因出现体重进行性下降（82kg→75kg），无发热、腹痛、腹泻，无大便性状改变。就诊于当地医院，血常规：HGB 91g/L。2018年8月4日于我院就诊，查血肿瘤标志物：CEA 247.00ng/ml（↑），CA19-9 48.5U/ml(↑)，AFP(−)。腹盆腔增强CT：肝右叶及肝左内侧叶巨大占位，考虑恶性病变；门静脉右前支显示欠清，受累可能；下腔静脉局部受压变扁；直肠壁增厚、毛糙伴异常强化，直肠系膜内多发饱满淋巴结，直肠占位可能。未见其余部位远处转移。直肠MRI：直肠中段肠壁不规则增厚，考虑直肠癌可能（$T_{4b}N_{1b}$），请结合临床；左侧肛提肌受累；直肠系膜筋膜受侵。结肠镜（图9-12）：直肠距肛门约6cm以远可见隆起−凹陷性病变，环腔约2/3周，周围黏膜可见白色淋巴管样扩张改变，窄带成像观察黏膜下血管增粗、紊乱，黏膜腺管开口部分消失；余所见结直肠多发各型息肉。活检病理：（升结肠）结肠腺管状腺瘤，伴淋巴滤泡形成；（横结肠）结肠绒毛腺管状腺瘤；（直肠）高分化腺癌。

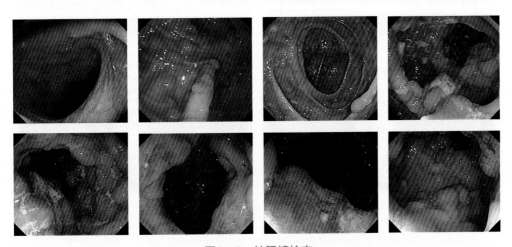

图9-12　结肠镜检查

肝占位穿刺病理：（肝肿物）纤维组织中见高分化腺癌浸润，结合形态及免疫组化，考虑直肠腺癌转移。免疫组化：CK20（＋），CK7（－），CDX-2（＋），CK19（＋），Ki-67（index 50%）。

既往史：其父30余岁时死于肝癌。

基线影像：见图9-13、图9-14。

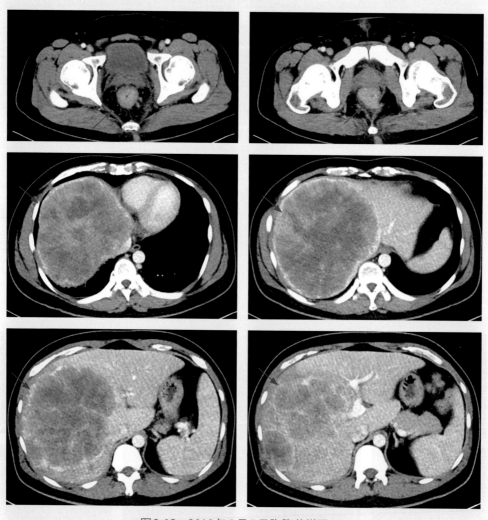

图9-13　2018年8月7日胸腹盆增强CT

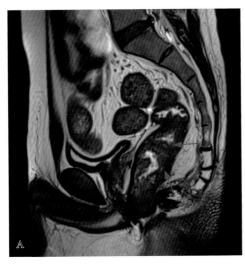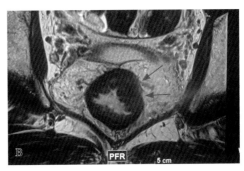

图9-14　2018年8月直肠MRI

A.矢状面；B.冠状面

全身骨显像：未见骨转移征象。

头颅MRI增强＋弥散加权成像：未见明显异常。

初步诊断：

直肠高分化腺癌同时性肝转移（$cT_{4b}N_{1b}M_{1a}$，ⅣA期）

外科评价：肝转移灶不可切除（残肝体积不足30%）

原发灶局部侵犯重（MRF阳性），切除困难（ESMO极高度风险）

结直肠多发息肉

治疗经过：

2018年8月19日起行第1周期XELOX方案化疗（ECOG 0分，BSA 1.83m²）：奥沙利铂230mg，第1天；卡培他滨3.5g/d，第1～14天，3周为1个周期。

化疗后出现1级食欲减退，1级腹泻。

2018年9月（肝肿物）基因检测（NGS）回报：*KRAS*、*NRAS*及*BRAF*均为野生型；微卫星稳定型（MSS）。

2018年9月7日至11月22日行6周期mFOLFOX6＋西妥昔单抗治疗（ECOG 0分，BSA 1.74m²）：西妥昔单抗870mg，第1天；奥沙利铂150mg，第1天；左亚叶酸钙0.7g，第1天；氟尿嘧啶0.7g，第1天静脉注射4.2g，持续输注46小时。每2周1个周期。

化疗过程中出现3级白细胞和中性粒细胞减少，2级皮疹（初始额面部脓疱疹及双上肢风团，逐步扩展至腹部及背部，伴瘙痒，口服盐酸西替利嗪后瘙痒缓解）。

4周期后评估病情：大PR。肿瘤标志物：CEA 10.81ng/ml↑，CA19-9 31.4U/ml↑。胸腹盆增强CT（图9-15）：对比治疗前摄片，直肠壁增厚、毛糙伴异常强化较前减轻，直肠系膜内多发淋巴结较前缩小；肝内多发占位，考虑恶性病变，较前明显缩小，请结合临床；门静脉右前支显示欠清，较前略好转，受累可能；原下腔静脉局部受压变扁，本次未见。

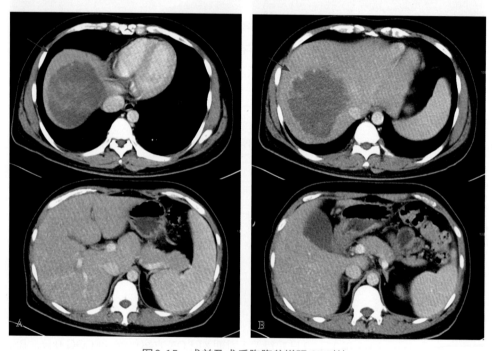

图9-15　术前及术后胸腹盆增强CT对比

A.2018年10月24日胸腹盆增强CT；B.2018年8月CT同层面胸腹盆增强CT

4周期西妥昔单抗联合mFOLFOX6治疗效果良好，肝再次评估为可切除，遂行直肠MRI评估直肠局部病变（图9-16）：与治疗前摄片对比，直肠下段病灶较前明显变小，符合直肠癌新辅助治疗后改变，$T_{3b}N_0$期，mrTRG3级，CAP2级；原左侧肛提肌受累，本次似见病灶-左侧肛提肌间脂肪间隙；原MRF受侵，本次显示欠清。

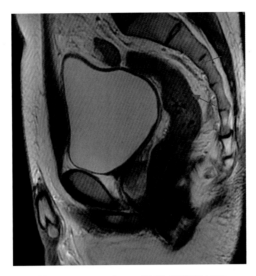

图9-16　2018年11月23日直肠MRI

结直肠癌MDT讨论：

前期西妥昔单抗联合mFOLFOX6疗效达到大PR，直肠原发灶也明显降期，考虑直肠原发灶和肝转移灶均转化为可切除性。下一步治疗建议改为同步放化疗，因肝转移灶瘤负荷仍较大，化疗方案选择XELOX。

2018年11月30日起予2周期减量XELOX方案化疗（ECOG 0分，BSA 1.79m²）：奥沙利铂180mg，第1天；卡培他滨1.5g，每天2次，第1～14天。3周为1个周期。

2018年12月4日起开始直肠局部放疗，具体靶区剂量：①CTV（包括GTV、部分直肠、直肠系膜区、髂内、部分髂外、闭孔、骶前淋巴结引流区），剂量45Gy/25f。②GTV（直肠病变），剂量56Gy/25f。③GTVnd（淋巴结），剂量56Gy/25f。

2019年1月22日于我院肝外科行开腹探查、右肝联合肝段切除术，术中探查：肝肿胀，花斑样改变，考虑之前化疗所致；肝Ⅶ段、Ⅷ段之间可及一实性灰白肿物，质硬，直径约9cm，与膈肌粘连，紧邻第二肝门，其旁另见一直径约2cm质硬结节，其余肝实质内未及明确结节。

术后病理：（右肝肿物）肝组织中可见腺癌浸润，结合病史肠道转移癌可能性大，伴纤维化，肝被膜处可见大片凝血，离断面未见特殊。

免疫组化：CAM5.2（＋），CDX-2（＋），CEA（＋），CK20（＋），CD34（血管

+），CK7（＋），Hepatocyte（−），CK19（＋），MUC1（散在＋），Ki-67（index 70%），CD10（＋），Arg-1（−）。术后恢复良好。

2019年2月21日复查直肠常规MRI（图9-17）：直肠下段后壁局部增厚，符合直肠癌新辅助治疗后改变，$T_{3b}N_0$期，大致同前，请结合临床；新见盆腔积液；直肠中上段及乙状结肠肠壁增厚，较前明显。建议外科予切除直肠原发灶。

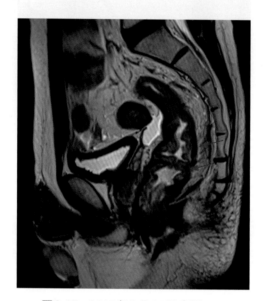

图9-17　2019年2月21日直肠MRI

2019年3月6日全麻下行经肛门内镜联合腹腔镜直肠癌扩大根治＋全结肠切除、回肠−肛管吻合、回肠造口术。

术后病理：（全结直肠）直肠黏膜下见多灶中分化腺癌残留，伴纤维组织增生及钙化，侵及深肌层，肿瘤治疗部分反应（CAP2级）；符合家族性息肉病；肠管两断端未见特殊，距环周切缘最近约1mm；阑尾未见特殊；淋巴结显慢性炎症（0/100）。

原位杂交结果：EBER ISH（−）。

免疫组化：MLH-1（＋），MSH-2（＋），MSH-6（＋），PMS-2（＋），HER2（1＋）。

术后治疗：

患者术后恢复良好，2019年4月复查胸腹盆CT，直肠及肝术后改变，余未见新发转移。2019年4月22日给予1周期XELOX方案化疗（ECOG 1分，BSA 1.75m^2）：奥沙利铂200mg，第1天；卡培他滨3.5g/d，第1～14天，3周为1个周期。化疗期间出现1级恶心、便秘，1级手足综合征。

复查及随访：

目前主诉轻度乏力，进食、排便正常，继续于门诊定期随访。

总结：

本例患者为青年男性，治疗意愿强烈。诊断为直肠腺癌同时性肝转移。我们的治疗目标是无瘤生存。在实现这一目标的过程中，根据患者实际情况和治疗反应不断调整治疗策略，最终达到了理想的治疗效果。

1. 稳扎稳打　患者直肠局部侵犯重，肝转移灶为初始不可切除。因此，我们采取了稳扎稳打的策略。先针对病变最重的远处转移器官——肝进行全身系统性治疗，目的是将肝转移灶由不可切除转化为可切除，为最终争取NED创造条件。根据结直肠癌肝转移转化治疗的原则，选择有效率高、低肝毒性的方案。原发灶位于左半结肠，基因检测中*KRAS*、*NRAS*及*BRAF*均为野生型。根据NCCN指南，双药（奥沙利铂＋氟尿嘧啶类药物）联合西妥昔单抗方案为标准治疗。经过6个周期治疗，取得大PR的良好效果。

2. 顺时而变　本例患者经过化疗联合西妥昔单抗治疗，肝转移灶缩瘤（转化为可切除性）和原发灶降期（mrT$_{3b}$N$_0$）的阶段性目标达到，通过手术切除原发灶和转移灶以取得NED的条件已经成熟。根据2019年CSCO指南，我们将治疗模式转变为术前新辅助同步放化疗：①长程放疗。相比于术前短程放疗，长程放疗的降期率、R0切除率更高。②双药联合化疗。因为同时远处转移，瘤负荷仍较大，不同于普通局部晚期直肠癌，放疗时同步联合双药化疗。根据目前探讨单药氟尿嘧啶类还是联合奥沙利铂的6个研究看，虽然仅有AIO-04研究中联合奥沙利铂组无病生存有获益，但联合组安全性得到验证。

3. 乘胜追击　患者最后分别进行了肝多发转移灶和直肠原发灶的R0切除，术后恢复顺利。术前应用靶向药物，转化成功后是否继续靶向药物治疗目前尚存争议。本例因经济原因，术后仅选择使用标准化疗，完成围手术期6个月的治疗疗程。

患者直肠癌同时性肝转移，采取转化性治疗—新辅助同步放化疗—手术的模式进行治疗，稳扎稳打、顺势而变，最终达到了NED的良好效果，后续继续定期随访。临床情况有时是复杂多变的，需要不断评估病情变化并及时调整治疗措施，才能达到良好的效果。

（葛郁平）

咬定青山不放松，任尔东南西北风
肠癌腹膜转移病例

患者，女性，39岁。

主诉：腹痛、腹泻1月余。

现病史：2017年7月患者在不洁饮食后出现水样泻，伴恶心、呕吐，脐周痛，2017年7月下旬患者腹痛加重，出现腹胀、呕吐，伴排气、排便停止。我院查CEA 8.49ng/ml。2017年7月24日胸腹盆增强CT（图9-18）：结肠脾曲及部分降结肠肠壁不规则增厚伴明显强化，周围肿大淋巴结，考虑恶性病变可能；腹盆部肠管扩张积气伴液平，肠梗阻可能。2017年8月2日结肠镜（图9-19）：进镜至降结肠，见环腔生长巨大肿物堵塞肠腔，表面溃烂，考虑癌。病理：（降结肠）结肠腺管状腺瘤，伴高级别

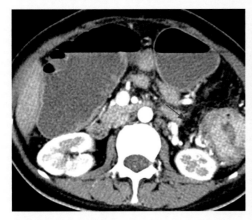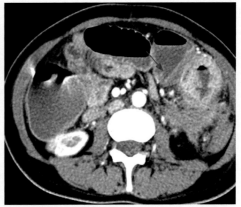

图9-18　2017年7月24日胸腹盆增强CT

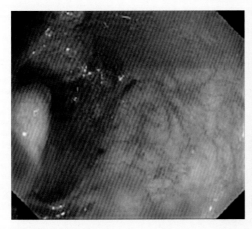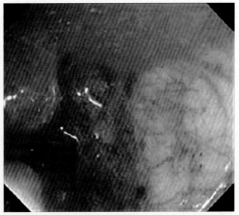

图9-19　2017年8月2日结肠镜检查

上皮内瘤变，癌变（中分化腺癌）。

2017年8月8日我院外科在全麻下行腹腔镜转开腹左半结肠癌根治术。病理结果：左半结肠高－中分化腺癌，侵透肌壁全层达周围脂肪，未累及浆膜，可见神经侵犯，两侧断端、系膜切缘及网膜组织未见特殊，淋巴结转移癌（左半结肠血管根部0/0，结肠周围组织0/1，肠周5/25）。免疫组化结果：MLH-1（＋），MSH-2（＋），MSH-6（＋），PMS-2（＋）。

既往史：既往体健。

婚育史：已婚未育。

家族史：否认肿瘤家族史。

入院诊断：

左半结肠高－中分化腺癌（$pT_3N_{2a}M_0$，ⅢB期）

左半结肠癌根治术后

诊疗经过：

辅助治疗：

2017年9月至2018年2月行术后8周期XELOX方案辅助化疗：奥沙利铂150mg，第1天（1～3周期）/200mg，第1天（4～8周期）；卡培他滨1.5g，每天2次，第1～14天。3周为1个周期。

评估：4周期辅助治疗后结肠镜（－）；8周期辅助治疗后胸腹盆增强CT（－）（图9-20），PET-CT（－），肿瘤标志物CEA 2.43ng/ml。之后休疗。

评估：（休疗6个月）2018年8月8日胸腹盆增强CT（图9-21）：新见右侧附件区囊性病变（6.2cm×5.1cm）。肿瘤标志物：CEA 6.06ng/ml↑；B超：左侧附件（－），右侧附件区囊性为主囊实性包块（6.5cm×6.8cm×6.4cm，透声欠佳，可见细密点状低回声，壁上见中高回声，2cm×1.3cm，CDFI：未见明确血流信号）。

2018年9月3日复查B超：左侧附件（－）；右侧附件区包块较前增

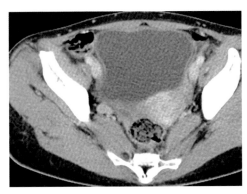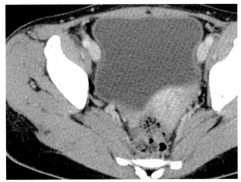

图9-20 2018年2月胸腹盆增强CT

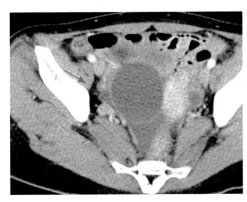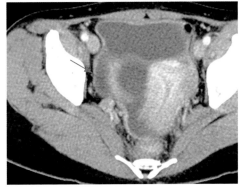

图9-21 2018年8月胸腹盆增强CT示右侧附件包块

大（7.2cm×7.4cm×6.7cm）。

为明确诊断，建议行手术探查。我院于2018年10月11日在全麻下行经腹右侧附件切除术。病理：（腹腔积液）找到瘤细胞，腺癌；（右侧附件）输卵管系膜表面及卵巢可见腺癌浸润，结合病史及免疫组化，符合结肠转移性腺癌；输卵管系膜囊肿。免疫组化结果：CDX-2（+），CK20（+），CK7（-），PAX-8（-）。

术后1个月复查胸腹盆增强CT（2018年11月8日）：左侧附件区囊性灶5cm×4.7cm，内见分隔（图9-22）。

MDT讨论意见：患者已行右侧附件切除，术后1个月发现左侧附件转移可能，伴腹膜转移。可以先行全身化疗，判断药物疗效，达到治疗最佳疗效后可考虑再次行手术切除左侧附件。

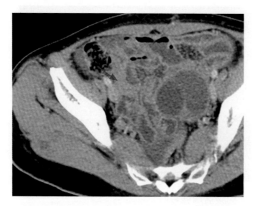

图9-22　2018年11月8日胸腹盆增强CT

左侧附件区囊性灶5cm×4.7cm

晚期一线治疗:

2018年11月10日行第1周期FOLF-IRI方案化疗:伊立替康240mg,第1天;亚叶酸钙0.6g,第1天;氟尿嘧啶0.6g第1天＋3.6g持续输注46小时。2周为1个周期。

基因检测报告:肿瘤突变负荷(TMB)4个突变/MB;微卫星稳定型(MSS),*KRAS*、*NRAS*、*BRAF*均未检测到突变。

2018年11月25日至2019年4月20日行第1～11周期西妥昔单抗＋FOLFIRI方案化疗:西妥昔单抗700mg,第1天;伊立替康240mg,第1天;亚叶酸钙0.6g,第1天;氟尿嘧啶0.6g第1天＋3.6g持续输注46小时。

不良反应:前胸及后背多发散在红色痤疮样皮疹,手足干裂。

评估:2周期化疗后CEA 8.89ng/ml;胸腹盆增强CT:左侧附件区囊性灶3.6cm×3.2cm,较前减小(图9-23)。评估PR。12周期化疗后CEA 3.8ng/ml;胸腹盆腔增强CT:左侧附件区可见多个囊性低密度影,囊壁较厚,部分囊内见分隔,大者大小约2.8cm×1.9cm(图9-24)。评估继续PR。

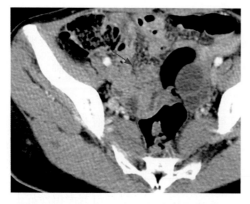

图9-23　2018年12月21日胸腹盆增强CT

左侧附件区囊性灶3.6cm×3.2cm

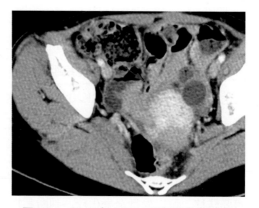

图9-24　2019年4月24日胸腹盆增强CT

左侧附件区可见多个囊性低密度影,囊壁较厚,部分囊内见分隔,大者大小约2.8cm×1.9cm

2019年5月5日开始第1周期维持治疗：西妥昔单抗700mg，卡培他滨1.5g，每天2次，第1～10天，2周为1个周期。

再次MDT讨论意见：

肿瘤内科：患者有卵巢转移＋腹膜转移，化疗＋靶向治疗后PR，且疗效维持半年，考虑患者较年轻，可否考虑手术减瘤。外科：患者卵巢转移，手术难度不大；但患者同时存在腹膜转移，有一定手术风险，预后较单纯卵巢转移差；需和患者及家属充分沟通风险。

手术：2019年5月20日PET-CT提示：左侧附件区囊性低密度灶，FDG摄取未见增高。2019年5月27日行开腹探查术＋肠粘连松解术＋左侧卵巢切除术＋经泵腹腔灌注＋大网膜切除术。术中见小肠系膜、右侧膈肌、腹膜等多处存在较小质韧结节，大小约1mm，部分以粘连带形式存在。左侧卵巢明显增大，大小约3cm×4cm。

病理：（左侧卵巢）卵巢及输卵管切除标本，囊性腺癌。输卵管伞端可见钙化，外膜可见癌侵犯，系膜囊肿；（小肠表面结节、小肠回盲部、子宫表面结节、膈肌腹膜结节）可见腺癌浸润；（腹膜小结节）纤维脂肪组织，未见癌；（大网膜）纤维脂肪组织，可见沙砾样钙化，可见腺癌侵犯。免疫组化染色结果：CK7（－），CK20（散在＋），CDX-2（＋）。

术中行经泵腹腔灌注，速度为600ml/min，维持腹腔内液体约3000ml，建立稳定循环后在循环液体中加入脂质体紫杉醇100mg，持续灌注60分钟。术后3天、5天、7天行腹腔热灌注治疗，用药方案为紫杉醇、顺铂、顺铂，耐受情况好。

治疗：

2019年6月28日至9月13日行第1～6周期西妥昔单抗＋FOLFIRI方案巩固化疗：西妥昔单抗700mg，第1天；伊立替康240mg，第1天；亚叶酸钙0.6g，第1天；氟尿嘧啶0.6g第1天＋3.6g持续输注46小时。2周为1个周期。

2019年9月16日出现肠梗阻，于急诊对症处理后仍反复发作。

手术：2019年9月27日行空肠切除术，术中见粘连带起于横结肠下缘至空肠中段，充分探查腹腔，见小肠肠壁、结肠肠壁、盆腔壁、小肠系膜根部后腹壁结节，大小约5mm，病理：后腹膜结节符合腺癌，余肠壁结节均为炎症，小肠（－），肠周淋巴结（0/4）。

治疗：

考虑患者术后病情稳定，少量腹膜转移残留，建议继续维持治疗。2019年10月28日至2020年4月27日行第1～14周期维持治疗：西妥昔单抗700mg第1天＋卡培他滨1.0g，每天2次，第1～10天。2周为1个周期。

复查及随访：

2019年10月至今，每3个月行病情评估，均评估病情稳定。末次评估时间为2020年3月16日。患者精神体力好，于门诊行规律随访。

总结：

患者为青年女性，已婚未育，治疗意愿强烈，经济条件好。患者以肠梗阻起病，明确诊断为左半结肠癌，术后分期为ⅢB期，*KRAS*、*NRAS*及*BRAF*野生型。化疗后半年出现卵巢转移和腹膜转移。考虑患者较年轻，我们仍以无瘤生存为目标，为实现这一目标，根据患者的实际情况及治疗反应不断调整治疗策略，通过规范治疗下的个体化治疗，最终达到了较为理想的效果。

1. 第1次手术——规范治疗　患者明确诊断后行左半结肠癌根治术，术后按照指南，行规范的辅助化疗共6个月，采用的是奥沙利铂联合卡培他滨的方案。

2. 第2次手术——个体化治疗　患者在辅助化疗后休疗半年时评估发现右侧附件及腹膜转移。

对于某些局限性转移的患者，外科手术可能是一种根治性方法，通过切除转移灶，多达50%的患者可以获得长期生存，需要针对原发灶和转移灶进行积极的外科手术，同时联合全身化疗。来自美国安德森癌症中心的一项研究提示，2.9%的女性结直肠癌患者发生卵巢转移，回顾性分析显示异时性转移患者71例（64.5%），行卵巢切除术患者的中位OS是50个月，未行卵巢切除术患者的中位OS为12个月；同时性转移患者39例（35.5%），行卵巢切除术患者的中位OS为39.4个月，未行卵巢切除术患者的中位OS为18.2个月。这项回顾性研究的结果提示对结直肠癌卵巢转移患者行卵巢切除术会带来生存获益。晚期结直肠癌患者中，卵巢转移是一个不良预后因素，大块的卵巢转移灶通常会有症状，对全身化疗的反应也更差，且切除术的并发症发生率低，完全切除可以提高生活质量，延长生存期。

患者发现时为单侧附件转移，应切除一侧还是双侧附件尚无明确的数据支持哪种更有优势，发生双侧转移的比例更高，临床上行双侧附件切除多见。此时患者已婚未育，尚有生育要求，故发现转移后第一次手术行右侧附件切除，保留了左侧附件。不幸的是患者在术后1个月发现左侧附件转移，患者的生育要求不能实现。

一线化疗方案上考虑奥沙利铂治疗效果不佳，更换化疗药物。因患者 *KRAS*、*NRAS* 及 *BRAF* 野生型，根据NCCN、ESMO、CSCO等多种相关指南，对于左半结肠 *RAS/BRAF* 野生型晚期肠癌，优选两药化疗联合西妥昔单抗。一线方案采用了西妥昔单抗联合伊立替康及氟尿嘧啶，治疗时间6个月。治疗后评估疗效达到部分缓解（PR）。

3. 第3次手术——继续治疗　患者治疗上已经达到最佳疗效，转移灶比较局限，切除左侧附件可以达到减瘤的目的，适合再次行手术切除。患者行左侧卵巢切除术＋大网膜切除术。对于无远处转移的腹膜转移患者，积极手术减瘤有可能使少数患者长期存活。也有数据表明，手术后行腹腔内热灌注化疗可以延长生存期，但一项法国的试验将晚期结直肠癌孤立性腹腔内转移瘤患者随机分配至减瘤手术联合或不联合腹腔内热灌注，初步报告显示腹腔内热灌注并未带来明显的获益。目前腹腔内热灌注不被推荐为标准疗法。

术后因患者体力好、治疗意愿强烈、经济条件好，继续行西妥昔单抗＋FOLFIRI方案6周期。

4. 第4次手术——维持治疗　患者病程中出现肠梗阻，内科治疗后症状反复，考虑肠梗阻原因主要是粘连。外科行空肠切除术，仅少量腹膜转移残留。结合其病史，一线治疗用西妥昔单抗联合化疗后疗效好，之后未出现明确的疾病进展，考虑患者从西妥昔单抗中可以继续获益，故维持治疗选择西妥昔单抗联合卡培他滨方案，至今已超过6个月，病情稳定。

患者晚期结肠癌伴双侧附件及腹膜转移，采用手术—化疗—手术—化疗—手术—化疗—手术—化疗的治疗模式，基本达到了无瘤生存的状态。对于肿瘤患者，个体化治疗非常重要，不断地评估患者的病情，根据患者本人的情况及病情的变化及时调整治疗措施，才能最终达到满意的治疗效果。

（公小蕾）

山重水复疑无路，柳暗花明又一村
KRAS G12C肠癌病例

患者，男性，71岁。

主诉：乏力、大便不成形9个月。

现病史：2017年6月患者自觉乏力，大便不成形，便质较前稀薄。2017年10月常规体检发现肿瘤标志物升高，具体不详，未进一步诊治。2018年2月于外院行结肠镜：直乙交界距肛门15cm隆起凹陷病变，侵及全周，表面糜烂、坏死，内镜不能通过；病理提示中分化腺癌。2018年3月14日于我院查肿瘤标志物：CEA 82.13ng/ml。PET-CT：直乙交界肠壁增厚，符合恶性病变，其周围代谢稍高淋巴结，不除外转移可能，左腹壁下肠道表面代谢增高结节，考虑种植转移可能。

既往史：冠心病10余年，感冒后诱发心绞痛发作，服用"速效救心丸"等药物后好转。40余年前发现肺门结核，自诉已治愈。

基线影像：见图9-25。

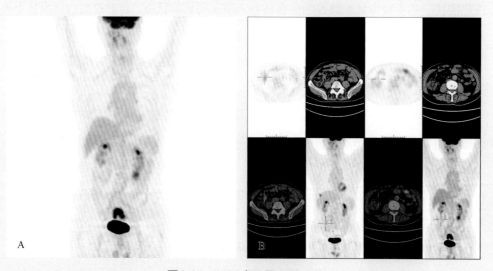

图9-25　2018年3月PET-CT

初步诊断：

乙状结肠癌（$cT_3N_1M_1$，Ⅳ期）

　腹膜转移可能性大

冠心病

诊治经过：

2018年3月起行第1～7周期XELOX方案化疗（ECOG 0分，BSA 1.72m^2）：奥沙利铂200mg，第1天；卡培他滨3.0g/d，第1～14天。3周为1个周期。

4周期、7周期化疗后评估病情：SD。肿瘤标志物：CEA逐渐降至26ng/ml（↑）。胸腹盆增强CT：乙状结肠癌，范围较前稍增大，原周围增大淋巴结较前略减小，双侧髂血管旁多发淋巴结，大致同前（图9-26）。

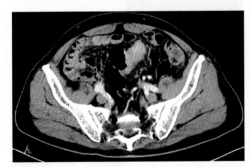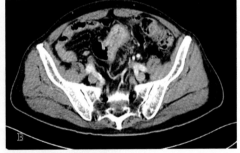

图9-26　2018年5月14日 *vs* 2018年8月16日胸腹盆增强CT

2018年8月30日我院行乙状结肠癌切除术＋网膜结节切除术。术中见：乙状结肠远端5cm肿物，侵及浆膜，网膜可见转移结节；术后病理：乙状结肠中分化腺癌，侵透肠壁肌层达周围纤维脂肪组织并形成癌结节，未累及浆膜；未见明确脉管内瘤栓；环周切缘及两端未见癌细胞；（大网膜）纤维脂肪组织中见中分化腺癌浸润；淋巴结显慢性炎症（肠系膜下0/1、直肠上动脉旁0/0、肠周0/12）；（系膜结节）脂肪坏死结节。免疫组化：MLH-1（＋），MSH-2（＋），MSH-6（＋），PMS-2（＋）。术后病理分期：$ypT_3N_{1c}M_0$，Ⅲ期。

术后患者恢复可，肿瘤标志物降至正常范围：2018年9月CEA 3.50ng/ml。

2018年9月27日起行第8周期XELOX方案化疗，具体剂量同术前。

8周期化疗后休疗，但监测肿瘤标志物逐渐升高：CEA 8.05ng/ml（2018年11月5日）→38.13ng/ml（2018年12月10日），其间再次尝试卡培他滨口服2周期。

2018年12月复查PET-CT：新见肝代谢增高灶，考虑为转移；新见右侧髂血管旁代谢增高淋巴结，考虑为转移；原左腹壁下肠道表面代谢增高结节，现未见显示；新见回盲部及回肠壁代谢增高结节，考虑为转移。考虑疾病进展明确（图9-27）。

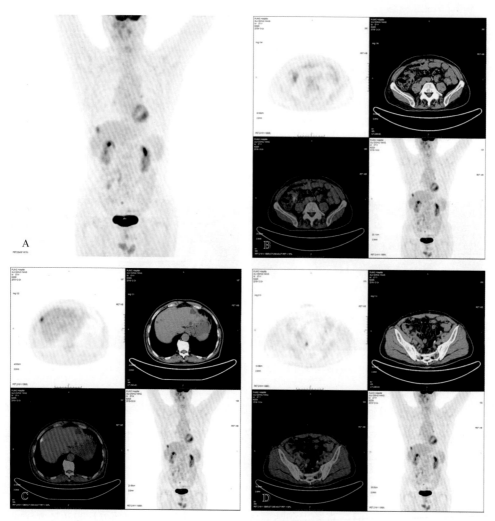

图9-27 2018年12月PET-CT

手术病理NGS回报：MSS，*KRAS*第2号外显子错义突变G12C。

2018年12月起行贝伐珠单抗＋伊立替康方案4周期治疗（ECOG 0分，BSA 1.78m^2）：贝伐珠单抗300mg，每2周1次；伊立替康280mg→240mg，每2周1次。

化疗后出现胸闷发作，伴ECG胸前导联ST压低较前明显，心肌酶（-），考虑心绞痛不除外。

4周期化疗后评估病情：SD。CEA 37ng/ml→22ng/ml。其间仅复查CT，原PET-CT所示肝转移灶在CT上不显示。

2019年3月至5月因心绞痛未用贝伐珠单抗，继续行伊立替康单药5周期：伊立替康240mg，每2周1次。

5周期治疗后评估病情：PD（CT上新见肝转移灶，进一步行肝区动态MRI符合转移）（图9-28）。CEA 22ng/ml→59.8ng/ml。

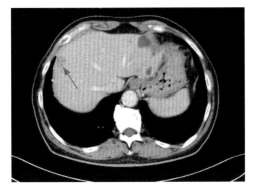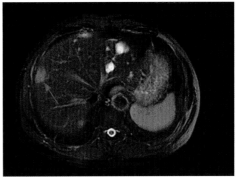

图9-28　2019年5月28日增强CT与5月30日肝区动态MRI

2019年6月至2020年2月行瑞戈非尼6周期治疗：瑞戈非尼80mg→120mg，每天1次，第1～21天。4周为1个周期。治疗期间再次出现心电图改变（ST段压低），但患者无临床症状。3周期后评估病情：SD缩小，CEA 59.8ng/ml→137ng/ml，CA19-9 30.4U/ml→71.8U/ml。6周期后评估病情：PD，CEA 137ng/ml→155.1ng/ml，CA19-9 71.8U/ml→186.9U/ml（图9-29）。

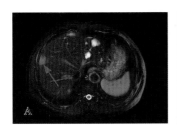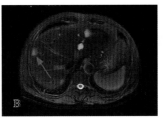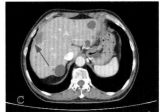

图9-29　治疗期间影像随访

A.2019年5月30日肝区动态MRI；B.2019年8月23日肝区动态MRI；C.2020年3月13日增强CT

2020年3月至12月行Regonivo方案治疗：瑞戈非尼120mg，每天1次，第1～21天。4周为1个周期。纳武利尤单抗180mg，2周1次。

纳武利尤单抗用药近半年后（2020年9月）出现无症状性胰腺炎，具体表现为血清胰功指标异常：血清AMY 160U/L，LIP 505U/L，CT示胰腺周围渗出，伴周围淋巴结增大，给予糖皮质激素等处理后好转（图9-30）。

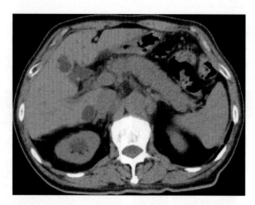

图9-30　2020年9月10日CT平扫

8周期后评估病情：SD缩小，CEA 278ng/ml→42.5ng/ml；CA19-9 326U/ml→48.5U/ml（图9-31）。

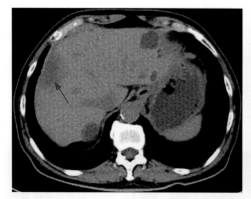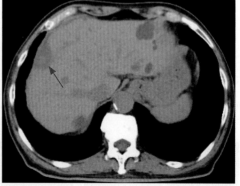

图9-31　2020年3月13日CT平扫 *vs* 2020年11月9日CT平扫

2020年11月起肿瘤标志物较前进行性升高：CEA 42.5ng/ml（2020年9月10日）→93.6ng/ml（2020年11月6日）→171ng/ml（2020年12月3日）；CA19-9 48.5U/ml（2020年9月10日）→81.6U/ml（2020年11月6日）→95.9U/ml（2020年12月

3日)。

　　2020年12月25日CT新见肝顶部转移灶,改为纳武利尤单抗联合呋喹替尼治疗:呋喹替尼5mg,每天1次,第1~21天,4周为1个周期;纳武利尤单抗180mg,2周为1个周期。

　　2021年3月复查评估病情:PD,CEA 161ng/ml→220ng/ml,CA19-9 121U/ml→343U/ml,遂停用该方案(图9-32)。

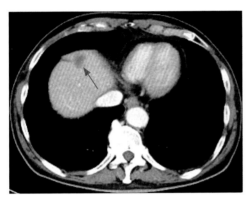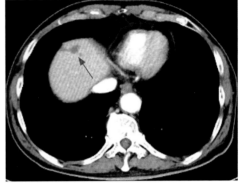

图9-32　2021年3月21日增强CT *vs* 2020年12月25日增强CT

　　2021年3月至2021年8月再次挑战贝伐珠单抗＋XELOX方案8周期:贝伐珠单抗400mg;奥沙利铂180mg;卡培他滨1.5g,每天2次,第1~14天。3周为1个周期。4周期后评估病情:SD,CEA 220ng/ml→99.4ng/ml。8周期后评估病情:PD(肝、肺转移灶均增大),CEA 99.4ng/ml→248ng/ml,CA19-9 343U/ml→652U/ml(图9-33)。

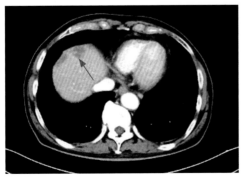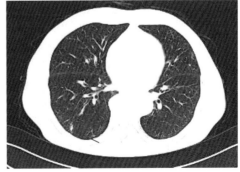

图9-33　2021年8月16日增强CT

2021年9月至2022年1月行贝伐珠单抗＋TAS102方案治疗10周期：贝伐珠单抗300mg，第1天；TAS102 40/60→40，每天2次，第1～5天。2周为1个周期。

10周期后评估病情：PD（肝转移灶SD，肺转移灶增大增多）（图9-34），CEA 248ng/ml→218ng/ml，CA19-9 652U/ml→806U/ml。

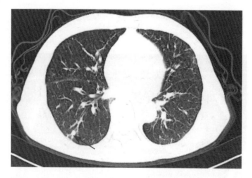 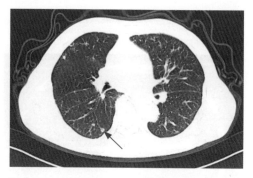

图9-34 2022年1月6日增强CT见原肺转移灶增大 · 图9-35 2022年1月6日增强CT新见肺转移灶

2022年1月至2022年4月西妥昔单抗＋AMG510方案治疗6周期：西妥昔单抗700mg，每2周1次；AMG510 480mg→960mg，每天1次。4周期后评估病情：肺转移灶PR（图9-36），CEA 218ng/ml→28ng/ml，CA19-9 806U/ml→89U/ml。

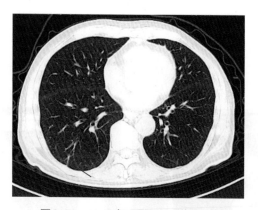

图9-36 2022年3月16日增强CT

随访：

患者于2022年4月25日突发视野缺损、步态不稳，至我院急诊行CT示多发颅内转移，未再行抗肿瘤治疗，于2022年5月3日离世。

总结：

本例患者为老年男性，基础有冠心病，但治疗意愿强烈，经济条件良好。诊断为乙状结肠癌，伴腹膜转移，基因检测示 *KRAS* G12C 突变，提示对常规治疗反应不佳。经多线程治疗，最终总生存期达4年余，达到了理想的治疗效果。

1. 腹膜转移是否对该手术"判死刑" 患者确诊时肠道局部病变侵犯重，伴周围淋巴结转移及可疑腹膜转移。故初始选择了先化疗的策略。经过7周期XELOX方案治疗，控制疾病稳定。对于腹膜转移患者，可否像肝肺转移的晚期结直肠癌患者一样，通过系统治疗和手术以达到减低瘤负荷、改善预后的目的，目前尚有争议。本例腹膜转移可疑、化疗后肿瘤标志物水平下降、影像学稳定、患者手术意愿强烈，因此手术探查并切除了原发灶和腹膜转移灶，为后续药物治疗的顺利进行创造了条件，延长了患者生存期。

2. *KRAS* G12C 从无药可用到联合疗法交百分答卷 近年来，不同类型*KRAS*突变的结直肠癌已成为研究的热点。其中，*KRAS* G12C 突变仅约占全部结直肠癌的3%，较非G12C突变者对标准治疗的反应更差。在*KRAS* G12C 抑制剂成药前，此类患者仅可选择抗血管靶向治疗联合化疗。特别是对于有心脑血管基础病的患者，抗血管靶向治疗常有较大顾虑。本例患者在对心脏不良反应的严密监测下，使用了多线抗血管靶向联合化疗的组合。KRYSTAL-1研究中首次报道了西妥昔单抗联合抗*KRAS* G12C 靶向治疗方案，其ORR达43%，DCR达100%。与之相符，本例患者后线使用西妥昔单抗联合AMG510（*KRAS* G12C 抑制剂）方案时已为多线治疗失败后，仍获得了较好的疗效。

3. 免疫治疗虽陷困局，探索不止 本患者三线先后使用瑞戈非尼→瑞戈非尼联合纳武利尤单抗→呋喹替尼联合纳武利尤单抗方案的治疗，共获得了近2年的疾病控制时间，显著优于各标准三线治疗的研究数据。其可能的原因是免疫治疗与抗血管TKI药物组合，所带来的疗效提高。2021年已有研究显示，在非小细胞肺癌中，*KRAS* G12C突变者的PD-L1表达更高，对免疫检查点抑制剂治疗的反应似乎更好。但在结直肠癌中尚缺乏相应的数据。

（刘 媛）